Dr. Michaela Axt-Gadermann
Prof. Dr. Peter Axt

SkinFood

Dr. Michaela Axt-Gadermann
Prof. Dr. Peter Axt

SkinFood

Schlemm dich schön

Jugendliche, gesunde Haut durch
typgerechte Ernährung

HERBiG

Die Informationen, Tipps und Ratschläge in diesem Buch sind von den Autoren nach bestem Wissen und Gewissen zusammengestellt und geprüft worden. Sie ersetzen aber bei bestehenden Beschwerden nicht die Konsultation eines Arztes oder einer anderweitigen medizinischen Betreuung. Die Dosierungen für Nahrungsergänzungsmittel beziehen sich auf gesunde Erwachsene. Für Kinder oder Personen mit Vorerkrankungen gelten andere Werte.

Foto S. 70 Hieronymus Pauli
Illustrationen: Claudia S. Sanna, München

Umschlag: Wolfgang Heinzel
Umschlagfoto: getty-images, München
Lektorat und Bildredaktion: Gabriele Berding
Herstellung und Satz:
VerlagsService Dr. Helmut Neuberger
& Karl Schaumann GmbH, Heimstetten
Druck und Binden: Těšínská Tiskárna, a. s.
Printed in the Czech Republic
ISBN 3-7766-2466-3
Neue ISBN 978-3-7766-2466-3

Inhaltsverzeichnis

Einleitung: Schöne Haut kommt nicht (alleine) aus der Tube 9

Entzündungen lassen Sie früh alt aussehen 13

Inflammaging – die neue Sichtweise der Hautalterung 13 · »Schwelbrände« unter der Haut 14 · Faltenbeschleuniger auf dem Teller und in der Umwelt 17 · Der Entzündungskampf um die »Hautburg« 19 · Werden Sie Ihr eigener Entzündungsdetektiv: Bestimmung des hs-CRP 22

Skin-Food – Hautpflege zum Essen 26

Lass Nahrung deine Medizin sein 26 · Anti-Entzündungs-Restaurants 28 Skin Food kann mehr als Hautcreme 29 · Stoppen Sie das Entzündungsaltern mit Messer und Gabel 31

Öle und Fettsäuren – der richtige Treibstoff für eine junge Haut 33

Das japanische 2:1-Ideal 33 · Entzündungsfette sind überall 34 · Wir essen, was unsere Tiere fressen 38 · Machen Sie den Ölwechsel 39 · Werden Sie Ihr eigener Entzündungsdetektiv: Bestimmung des Fettsäurequotienten und individuelle Testauswertung 42

Freie Radikale und Entzündungsstress 47

Unser Lebensstil steht uns ins Gesicht geschrieben 47 · Freie Radikale sind überall! 48 · Was machen freie Radikale mit unserer Haut? 49 · Verzehnfachen Sie Ihr persönliches Schutzpotenzial 50 · Essen Sie mehr davon – Nahrungsmittel, Gewürze und Getränke mit entzündungshemmender Wirkung 54 · Werden Sie Ihr eigener Entzündungsdetektiv: Bestimmung des TAS-Werts und individuelle Testauswertung 62

Zuckersüße Falten 64

Warum das Krümelmonster keine Kekse mehr essen darf 64 · Zucker macht Falten 66 · Die Insulingefahr 68 · Glyx-Gefühle auf dem Teller 70 Werden Sie Ihr eigener Entzündungsdetektiv: Überprüfung des Zuckerstoffwechsels und individuelle Testauswertung 72

Stellen Sie Ihre Haut auf die Probe 75

Kennen Sie das Pflege-Etikett Ihrer Haut? 75 · Die europäische Vier-Klassen-Gesellschaft 76 · Sind Sie der Heidi-Klum-Typ oder kommen Sie eher nach Boris Becker? – Bestimmen Sie Ihren Sonnentyp 77 · Test-Auswertung »Sonnentyp«. Vorzüge und Probleme 80 · Alles beim Alten? Bestimmen Sie Ihren aktuellen Hauttyp (Test) 89 · Test-Auswertung »aktueller Hauttyp«. Pflege- und Reinigungsempfehlungen 92

Das Skin-Food-Ernährungsprogramm für schöne Haut 105

Das Skin-Food-Basisprogramm 105 · Das individuelle Skin-Food-Programm für Ihren Sonnen- und Hauttyp *(Ernährungsempfehlungen für Menschen mit heller Haut (Sonnentyp 1 und 2)* 109 · *Ernährungsempfehlungen für Menschen mit dunkler Haut (Sonnentyp 3 und 4)* 114 · *Ernährungsempfehlungen bei trockener Haut* 120 · *Ernährungsempfehlungen bei Mischhaut* 122 · *Ernährungsempfehlungen bei fettiger Haut)* 124

Ernährungsempfehlungen bei Hautproblemen 127

Hautgesundheit essen 127 · Sonnenschutz zum Essen – die richtige Ernährung bei Sonnenallergie und Lichtempfindlichkeit 127 *(Lichtschutzfaktor auf dem Teller 127 · Tomatenmark statt Sonnencreme? 128 · Lycopin lässt Tomaten erröten 130 · Tomatensoße besser als Tomatensalat 130 · Ein Sonnenbad für die Wissenschaft 131 · Besser gekocht als roh 135 · Ihre Urlaubsvorbereitung aus dem Gemüsegarten 136)* · Den Pickeln keine Chance geben – die richtige Ernährung bei Neigung zu Akne, Pusteln und unreiner Haut 137 *(Die üblichen Verdächtigen: Schokolade, Chips und Würstchen 137 · Macht der Milchbart Pickel? 138 · Mikronährstoffe bei Akne 141 · Wenn »Hautvitamine« der Haut schaden 142)* · Rosazea – Nahrungsmittel, die den »Fluch der Kelten« anlocken 144 *(Schon Falten und noch Pickel? 144 · Vorsicht, heiß und scharf! 145)* · Schuppenflechte – die überstürzte Zellteilung beruhigen 147 *(Was die Krankheit ausbrechen lässt 147 Vollwertkost und Fischöl 148 · Hier ist Vorsicht geboten 150 · Zink und Selen sind einen Versuch wert 154)* · Neurodermitis – dem Juckreiz Paroli bieten 155 *(Die Haut von innen fetten 155 · Neurodermitis und Nahrungsmittelallergien 158 · Vorsicht, Kreuzallergie 159)* · Herpesbläschen keine Chance geben 160 *(Auf Arginin und Lysin achten 161· · Die Abwehr stärken 162)*

Nutricosmetik – Nahrungsergänzung für schöne Haut 165

Mikronährstoffe und deren Bedeutung für Haut und Haare 165 *(Vitamin A [Retinol, Carotinoide] 165 · Vitamin B_1 [Thiamin] 168 · Vitamin B_2 [Riboflavin] 169 Vitamin B_3 [Niacin] 170 · Vitamin B_6 [Pyridoxin] 170 · Vitamin B_{12} [Cobalamin] 172 Vitamin C [Ascorbinsäure] 174 · Vitamin E [Tocopherol] 176 · Vitamin H [Biotin] 178 Zink 180 · Kupfer 182 · Coenzym Q10 183)*

Die Zukunft der Hautpflege 185

Anhang 186

Literatur 186 · Nahrungsergänzung für Ihre Haut 191 · Adressen 192 ·

Register 194

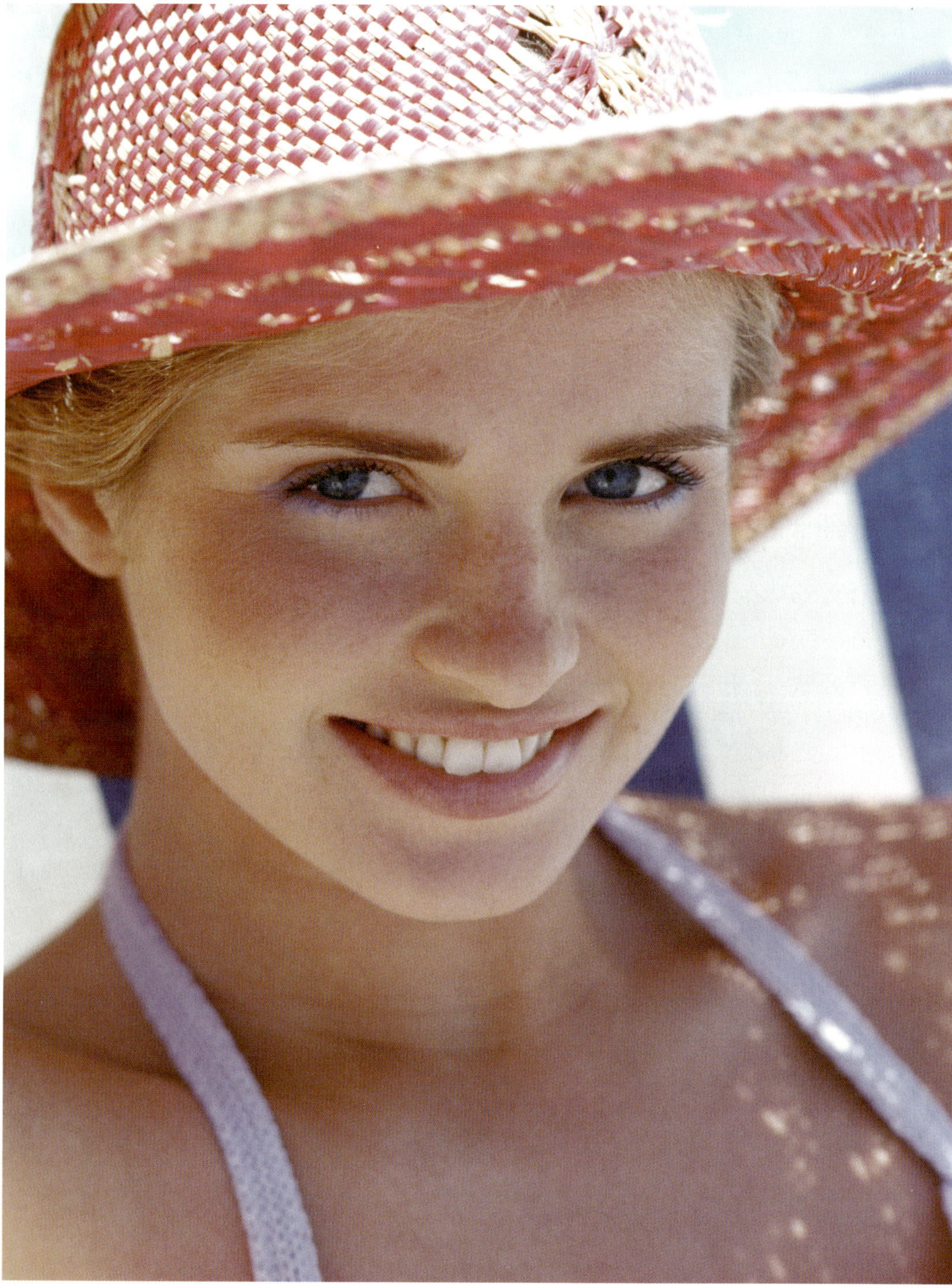

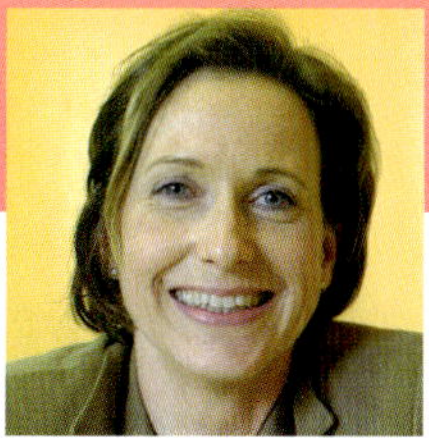

Einleitung

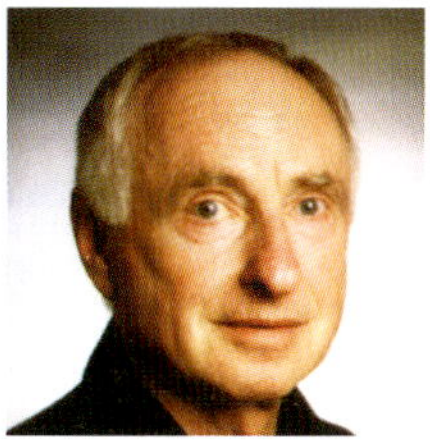

Schöne Haut kommt nicht (alleine) aus der Tube

Mango statt Maske, Papaya statt Peeling, Soja statt Salbe – das klingt für viele zunächst gewöhnungsbedürftig. Vielleicht haben Sie sich bisher tatsächlich noch keine großen Gedanken über den Zusammenhang zwischen Ernährung und Hautzustand gemacht. Möglicherweise haben Sie im Kampf gegen die Zeichen der Zeit ausschließlich auf eine Pflege von außen gesetzt und gehofft, eine teure Creme mit zahlreichen wissenschaftlich klingenden Inhaltsstoffen könnte alleine Ihre Haut ausreichend ernähren und sie mit allem versorgen, was sie braucht. So geht es vielen. Nach einer Umfrage von Reader´s Digest (10/2004) verlässt sich etwa jede(r) Dritte auf die positive Wirkung von Hautcremes im Kampf gegen Falten. Sicherlich weiß Ihre Haut eine regelmäßige typgerechte Pflege zu schätzen. Doch das alleine reicht nicht aus. Die Haut ist vor allem ein Spiegelbild Ihrer Ernährung und Ihres Lebensstils. Wenn Sie sich überwiegend von Chips, Bratwürstchen und Schokolade ernähren, werden Sie selbst mit den besten Kosmetikprodukten nicht gegen die Voralterung der Haut »ancremen« können.

Mango statt Maske, Papaya statt Peeling, Soja statt Salbe – das klingt für viele zunächst gewöhnungsbedürftig

Andererseits gibt es mittlerweile zahlreiche wissenschaftliche Belege für die hautverjüngende Wirkung einer gezielten Ernährung. Das, was Sie täglich essen, wirkt sich auf Zustand und Aussehen Ihrer Haut aus.

Das, was Sie täglich essen, wirkt sich auf Zustand und Aussehen Ihrer Haut aus

Wir erklären Ihnen deshalb in unserem Buch »Skin Food«, welche Nahrungsmittel und Mikronährstoffe Sie häufig auf Ihren Speiseplan setzen sollten, wenn Sie Schönheit und Attraktivität Ihrer Haut möglichst lange erhalten wollen, und auf welche Nahrungsmittel Sie aus demselben Grund lieber

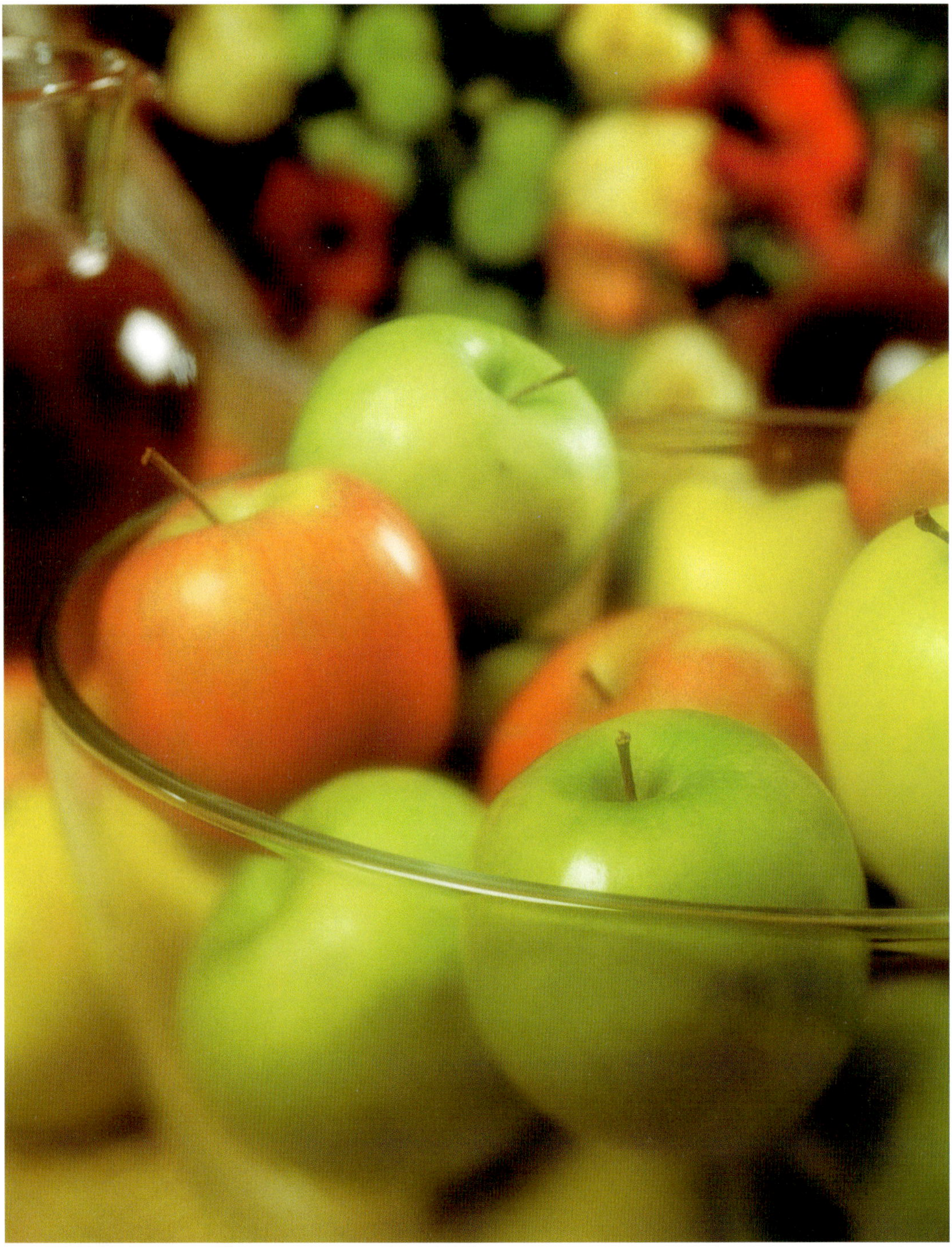

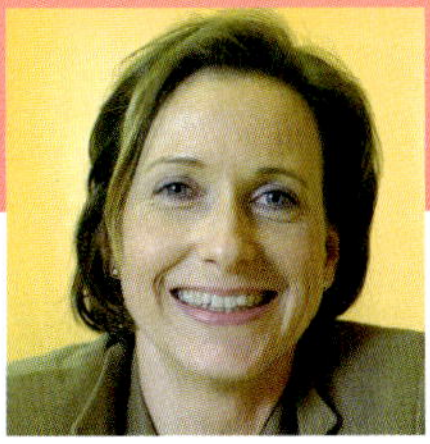

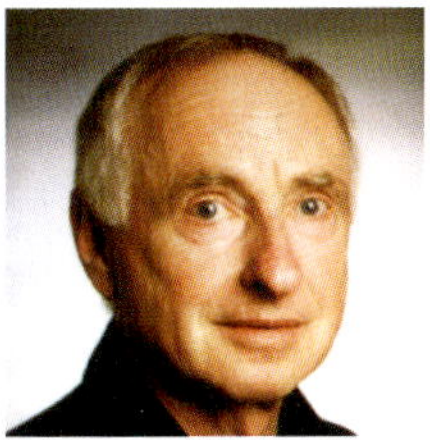

verzichten sollten. Bei unseren Empfehlungen geht es nicht nur um allgemeine Hinweise für eine schöne Haut. Jeder von uns weiß, dass unsere Haut auf Umwelteinflüsse und Ernährungsfehler unterschiedlich stark reagiert. Deshalb geben wir Ihnen in unserem Buch individuelle, auf die einzelnen Sonnen- und Hauttypen abgestimmte Ernährungsempfehlungen, die Sie leicht in die Praxis umsetzen können. Weiter ist bekannt, dass einige Hautkrankheiten auf eine Umstellung der Ernährung positiv reagieren. In einem gesonderten Kapitel (»Hautgesundheit essen«) finden Sie daher für alle relevanten Hautkrankheiten entsprechende Ernährungs- und Nährstoffempfehlungen.

Wir wünschen Ihnen viel Freude beim Lesen und eine schöne Haut ein Leben lang.

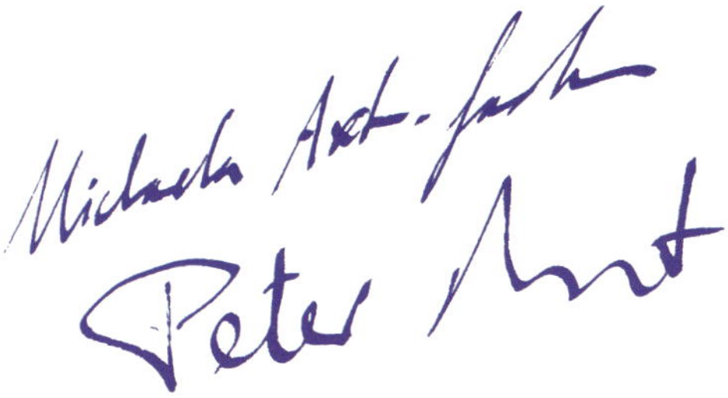

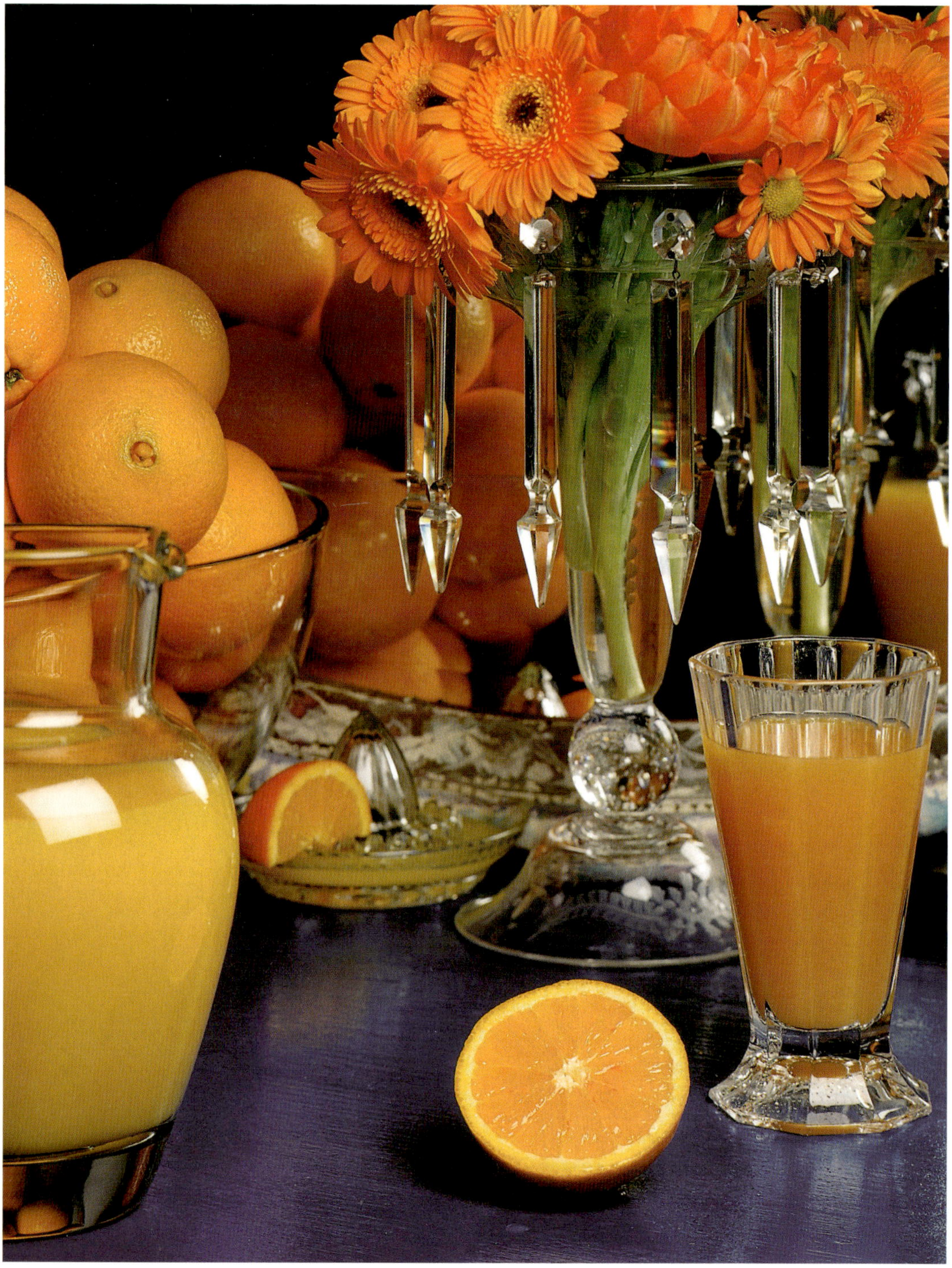

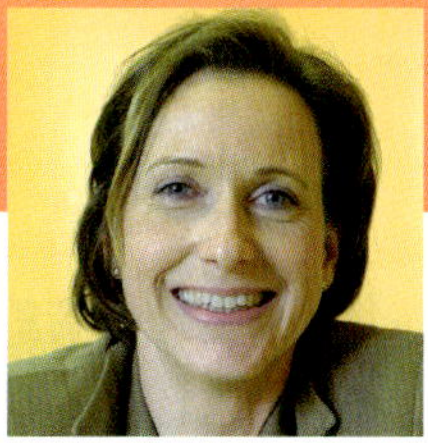

Entzündungen lassen Sie früh alt aussehen

Inflamm-Aging – die neue Sichtweise der Hautalterung

Sicher waren Sie auch schon öfters in der peinlichen Situation, das Alter eines Menschen schätzen zu müssen. Peinlich deshalb, weil die »Spielregeln« es erfordern, diese Person jünger und nicht älter einzuschätzen. Jeder von uns hat Bilder in seinem Kopf, wie zum Beispiel Vierzig-, Fünfzig- oder Sechzigjährige auszusehen haben. Damit vergleichen wir den Fragenden, ziehen vorsichtshalber noch mal fünf Jahre ab und nennen dann zaghaft eine Zahl. Häufig liegen wir mit dieser Schätzung richtig, oft aber auch total daneben. Woran liegt das? Warum sehen manche Menschen wesentlich jünger aus, als sie sind, während bei anderen die Jahre schon sehr früh ihre Spuren hinterlassen haben?

Nicht alle Menschen altern gleich schnell. Während sich die einen eine glatte Haut, volles Haar und ein attraktives Äußeres bis ins hohe Alter bewahren können, scheinen bei anderen Menschen die Jahre doppelt zu zählen. Auch wenn zwei Menschen laut Ausweis gleichaltrig sind, so kann doch das »biologische Alter« ihrer Haut um zehn und mehr Jahre voneinander abweichen.

Schöne Haut, ein Leben lang – unser Lebensstil trägt entscheidend dazu bei

Bisher ging man davon aus, dass diese Unterschiede vor allem auf die Erbanlagen zurückzuführen sind. Doch Wissenschaftler sind inzwischen einem ganz anderen Übeltäter auf der Spur. Die eigentlichen Ursachen für Fältchen, schlaffes Bindegewebe und hängende Gesichtskonturen scheinen minimale Entzündungen im Hautgewebe zu sein. Diese Erkenntnisse sind noch ganz neu. Zwar klagen Menschen mit

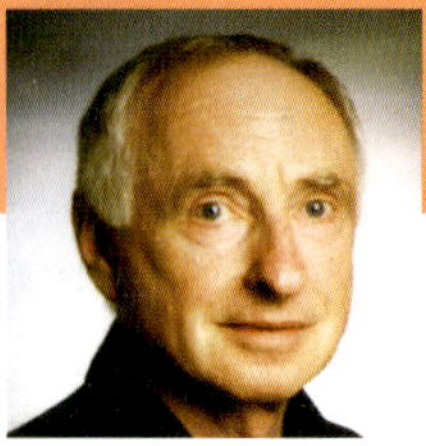

chronischen Entzündungen immer wieder darüber, dass sie nicht nur unter Schmerzen und Bewegungseinschränkungen leiden, sondern auch ihre Haut scheinbar schneller altert und schon frühzeitig Falten auftreten. Doch bisher fanden diese Zusammenhänge wenig Beachtung. Obwohl fast jeder Arzt hin und wieder mit diesen Schilderungen konfrontiert wird, ist die Verbindung zwischen Entzündung (englisch = Inflammation) und Alterung (englisch = Aging) erst seit kurzem bekannt und wird »Inflamm-Aging«, »Entzündungsaltern« genannt.

Wie aktuell dieses Thema ist, zeigte sich im September 2005 auf dem dritten Internationalen Bodensee-Kongress in Ermatingen, Schweiz. Hier diskutierten renommierte Wissenschaftler unterschiedlicher Fachrichtungen diese Zusammenhänge: Fast alle Alterungsvorgänge – sowohl in der Haut als auch im gesamten Körper – sind Folgen vonEntzündungen.

Seit kurzem bringt man chronische Entzündungen auch mit Hautalterung in Verbindung

Begünstigt werden diese »Schwelbrände« durch bestimmte genetische Vorgaben wie zum Beispiel den individuellen Sonnen- und Hauttyp. Eine wichtige Rolle spielt dabei aber auch unser Lebensstil, der zu einer Anhäufung von Schädigungen und Beeinträchtigungen in den einzelnen Hautschichten führen kann. Man kann also etwas gegen diese Entzündungs- und Alterungsvorgänge tun.

»Schwelbrände« unter der Haut

Wahrscheinlich denken Sie bei Entzündungen an Rötung, Brennen, Schmerzen und Schwellung, wie Sie sie von Sportverletzungen, Insektenstichen, Sonnenbrand oder Rheuma her kennen. Auch solche ausgeprägten Entzündungen können, wenn sie über Monate und Jahre bestehen bleiben, der

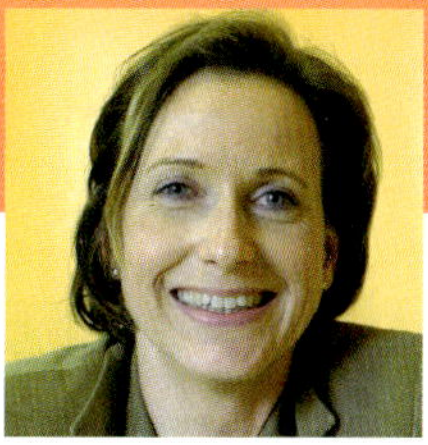

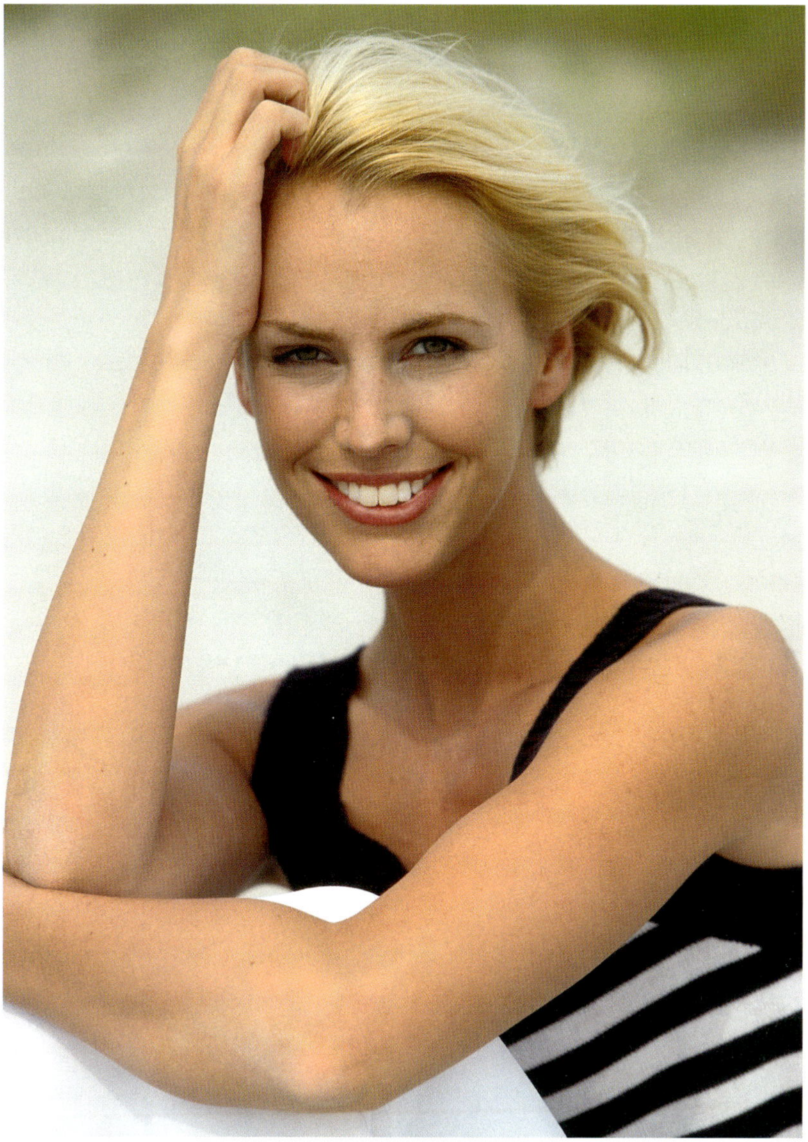

Ist diese Dame nun 30 oder 40? 40 – aber weil sie einen gesunden Lebensstil gepflegt hat mit gesunder und sogar hauttypgerechter Ernährung, sieht sie eher aus wie 30.

Haut und dem gesamten Organismus schaden. Doch bei der Hautalterung spielen sie nicht die Hauptrolle. Viel häufiger sind so genannte »subklinische« chronische Entzündungen schuld an einer vorzeitigen Alterung und Faltenbildung. Mit dem bloßen Auge lassen sich diese Veränderungen noch

Eine clevere Ernährung kann die Hautalterung verlangsamen und auch bei trockener Haut, fahlem Teint oder Unreinheiten manchmal wahre Wunder vollbringen.

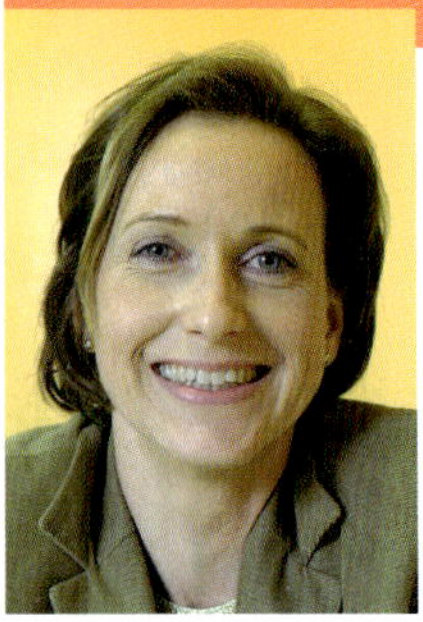

nicht erkennen, Beschwerden verursachen sie ebenfalls nicht. Aber unter dem Mikroskop kann man bereits eine verstärkte Ansammlung von Entzündungszellen nachweisen. Im Alter gewinnen die schleichenden Entzündungen dann fast immer die Oberhand, wenn wir nicht dagegen angehen. Im Laufe der Zeit wirken sich diese Schwelbrände im Gewebe fatal auf den Hautzustand aus, die Haut wird schlaff und die Elastizität geht nach und nach verloren. Fazit: Hautalterung ist zu einem großen Teil Folge einer fortgeschrittenen Hautentzündung, die wir durch unsere übliche Ernährung und unseren Lebensstil häufig fördern.

Mit unserer Ernährung können wir das Entzündungsgeschehen und somit auch die Hautalterung entscheidend beeinflussen

Natürlich gibt es auch verschiedene Medikamente, mit denen Entzündungen an der Haut oder im Organismus behandelt werden können wie Kortisontabletten oder Kortisonsalben, Aspirin oder verschiedene Rheuma- und Schmerzmittel. Doch diese hemmen nicht nur Entzündungen im Organismus, sondern beeinträchtigen auch andere wichtige Vorgänge in unserem Körper. Vor allem bei längerer Anwendung kann das zu nicht unerheblichen Nebenwirkungen führen.

Sowohl in der Medizin als auch in der Kosmetik wird ein ganz wichtiger und nebenwirkungsarmer Modulator des Entzündungsgeschehens meist vernachlässigt: unsere Ernährung. Denn inzwischen weiß man, dass sich Entzündungen durch die Art und Zusammensetzung unserer Ernährung sehr gut beeinflussen lassen. Die Natur liefert reichlich Nahrungsmittel und Gewürze, die entzündungshemmend wirken.

Auch hier spielen Entzündungen eine Rolle

Chronische Entzündungen schaden nicht nur der Haut. Sie können im gesamten Organismus Alterungsvorgänge beschleunigen und Krankheiten auslösen. Für Arterienverkalkung, Herzinfarkt, Bluthochdruck, Altersdiabetes (Zuckerkrankheit), Alzheimer-Demenz, Schlaganfall und Krebserkrankungen ist ein Zusammenhang mit chronischen Entzündungen inzwischen nachgewiesen. Mit der von uns entwickelten Anti-Entzündungs-Ernährung bleibt nicht nur die Haut lange jugendlich glatt, Sie können auch Ihr Risiko für zahlreiche Zivilisationskrankheiten verringern.

Faltenbeschleuniger auf dem Teller und in der Umwelt

Verantwortlich für die unterschwelligen Entzündungen in der Haut sind Stoffe und Vorgänge, die zunächst gefährlich klingende Namen haben wie Arachidonsäure, freie Radikale und Glykierung. Vielleicht meinen Sie nun, mit solchen Substanzen sind Sie noch nie in Ihrem Leben in Berührung gekommen. Das ist nicht ganz richtig. Sie machen jeden Tag mehrfach Bekanntschaft mit diesen »Faltenbeschleunigern«. Über diese Entzündungsförderer sollten Sie mehr wissen, wenn Sie die Hautalterung verstehen wollen.

»Faltenbeschleuniger« haben Sie fast täglich auf dem Teller

Arachidonsäure zum Beispiel ist eine natürliche Fettsäure, die Sie auf dem Teller haben, wenn Sie Fleisch, Wurst oder andere tierische Nahrungsmittel essen und die auch von unserem Körper täglich gebildet wird, wenn wir Omega-6-Fettsäure-haltige Nahrungsmittel wie Margarine oder Sonnenblumenöl verzehren. Doch in unserer Nahrung gibt es auch die Gegenspieler, die verhindern können, dass Arachidonsäure Schäden verursacht.

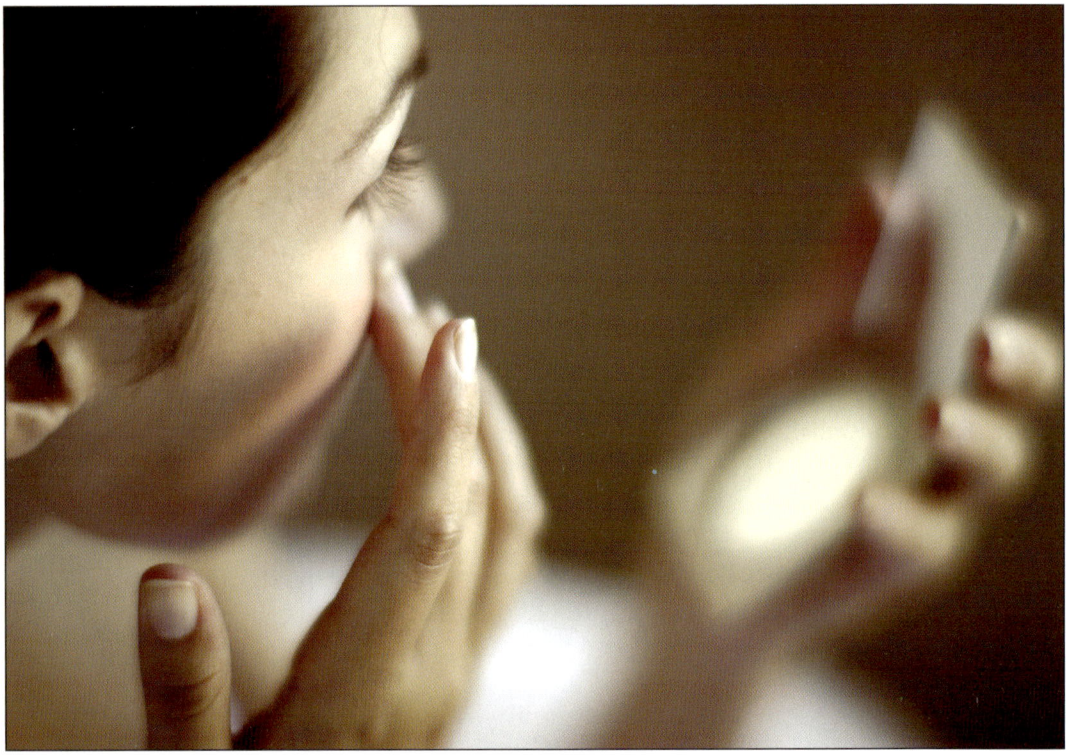

Mit dem bloßen Auge kann man noch keine Hautalterung erkennen, aber unter dem Mikroskop bereits eine verstärkte Ansammlung von Entzündungszellen nachweisen.

Der zweite Gegner, den Sie kennen müssen, sind die so genannten *freien Radikale.* Diese Wegelagerer ziehen durch unseren Körper immer auf der Suche nach Zellen, die sie angreifen und beschädigen können. Sonnenlicht, Rauchen und falsche Ernährung vermehren die Zahl und die zerstörerische Kraft der freien Radikale. Im Kühlschrank und in der Speisekammer finden Sie Lebensmittel, die mit einer geballten Ladung Schutzstoffe die Angriffe wirkungsvoll abwehren können.

Was Sie vielleicht bisher noch nicht gewusst haben: Auch *Zucker* und andere *Kohlenhydrate,* die schnell vom Körper aufgenommen werden, lassen die Haut vorzeitig ledrig werden, denn auch sie führen zu Entzündungen und lassen das Bindegewebe steif und unelastisch werden (Glykierung).

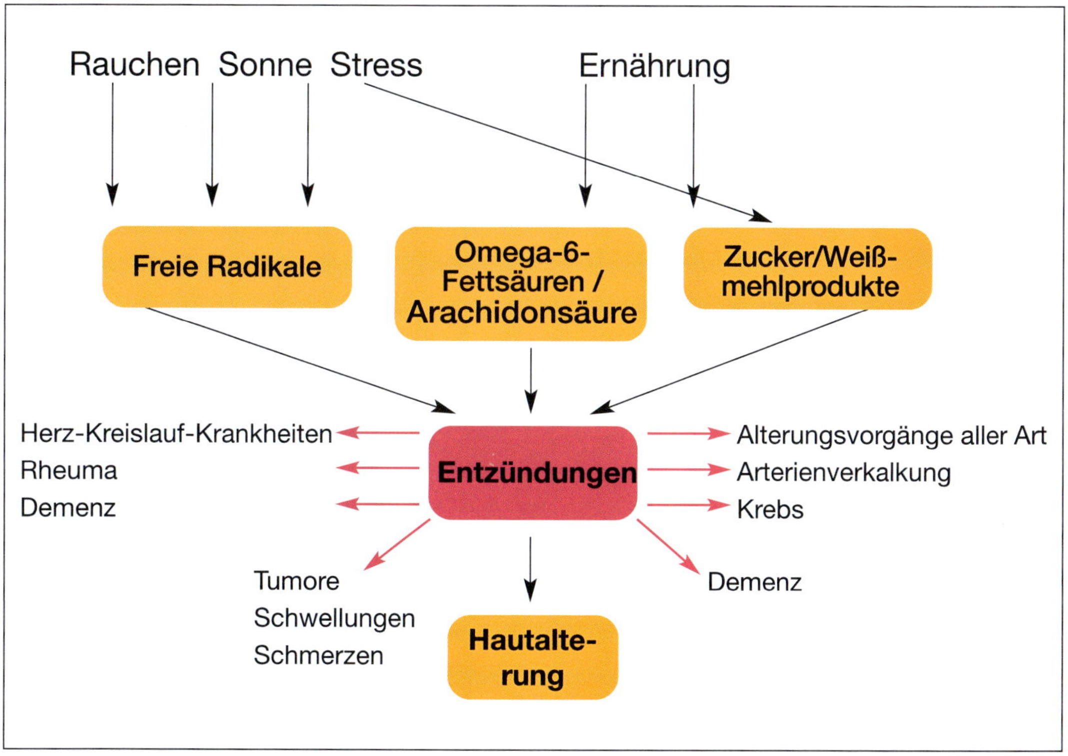

Auf Ihrem Speiseplan sollten vermehrt »gute« Kohlenhydrate stehen.

Die Hautalterung lässt sich durch die Art und Menge der Kohlenhydrate, die Sie zu sich nehmen, kontrollieren. Auf Ihrem Speiseplan sollten deshalb vermehrt »gute« Kohlenhydrate stehen, die Ihren Organismus mit Energie versorgen ohne Schäden anzurichten.

Egal, welche dieser Stoffe gerade am Werke sind, das Ergebnis ist immer das gleiche: Die Haut altert, weil Entzündungen die Hautstrukturen zerstören.

Der Entzündungskampf um die »Hautburg«

»Angriff« und »Verteidigung« lauten die Begriffe, mit denen sich das, was unter der Haut geschieht, am besten beschrei-

Die Haut, in der Sie stecken

Die Haut ist unser größtes Organ. Mit einer Oberfläche von fast zwei Quadratmetern ist sie etwa so groß wie ein Tischtuch. Der Zustand der Haut trägt ganz entscheidend zu unserem Aussehen bei. Etwa ab dem 35. Lebensjahr – je nach Ausmaß der Entzündung auch schon viele Jahre früher – machen sich die ersten feinen Linien bemerkbar, die sich im Laufe der Zeit zu Fältchen und Falten summieren können. Die Hautalterung findet vor allem in zwei Schichten statt: in der Oberhaut und im Bindegewebe.

Die Oberhaut (Epidermis): Sie besteht zum größten Teil aus *Hornzellen* (Keratinozyten). Daneben findet man hier auch pigmentbildende Zellen (Melanozyten) und Abwehrzellen der Haut. Der Zustand der Oberhaut entscheidet darüber, ob unsere Haut zart und rosig oder fahl und fleckig aussieht.

Was passiert nach dem 30. Lebensjahr in der Oberhaut?
Die obere Hautschicht wird mit den Jahren immer dünner, die regelmäßige Anordnung der Hornzellen geht verloren. Etwa ab dem 30. Lebensjahr bräunt auch die Haut nicht mehr so gleichmäßig. Es treten vermehrt Hyperpigmentierungen, im Volksmund Altersflecken genannt, auf. Schuld daran ist eine vermehrte Produktion und unregelmäßige Ablagerung von Hautpigment (Melanin).

Das Bindegewebe (Lederhaut, Dermis): Das Bindegewebe besteht vor allem aus faserbildenden Zellen (Fibroblasten) sowie kollagenen und elastischen Fasern. Die Kollagenfasern machen etwa 60% der Dermis aus. Sie sind das »Füllmaterial«, das die Haut auspolstert und zusammen mit den elastischen Fasern verantwortlich für ein straffes Hautbild. Der Zustand der Dermis entscheidet über Form und Festigkeit der Haut.

Was passiert nach dem 30. Lebensjahr im Bindegewebe?
Mit den Jahren bilden die Fibroblasten immer weniger Kollagen. Gleichzeitig nimmt die Aktivität der Kollagenase, einem Kollagen abbauenden Enzym, zu. Dadurch sinkt der Kollagengehalt der Haut pro Lebensjahr um etwa ein Prozent. Auch die Aktivität und Regenerationsfähigkeit der Zellen lässt nach. Die Haut verliert nach und nach die Fähigkeit, Feuchtigkeit zu binden. Durch eine geringere Aktivität der Talgdrüsen wird die Haut immer weniger von innen gefettet. Die Folge sind Trockenheit und nachlassende Widerstandskraft gegen Umwelteinflüsse.

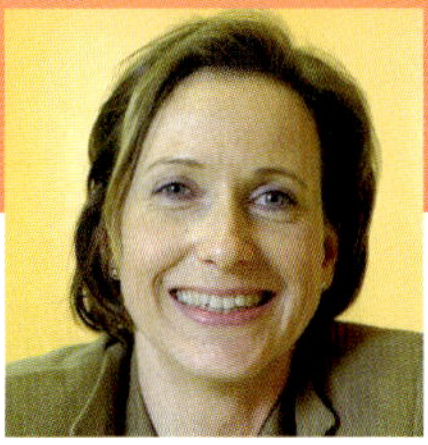

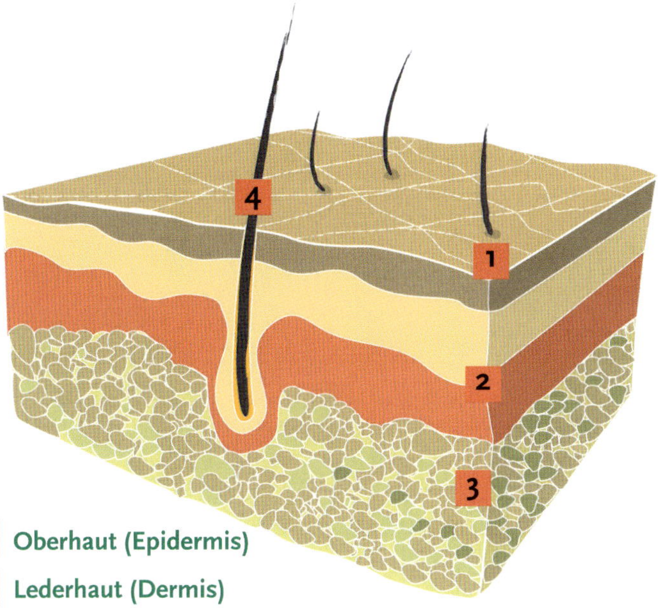

1 Oberhaut (Epidermis)
2 Lederhaut (Dermis)
3 Unterhaut (Subcutis = Fettgewebe)
4 Haar

ben lässt. Unsere Haut ist mit einer Burg vergleichbar, die den Bewohnern Schutz bietet. Diese Festung wird regelmäßig von Feinden mit unterschiedlichen Waffen angegriffen. Nur wenn die Verteidigung stark genug und gut aufeinander abgestimmt ist, kann sie verhindern, dass die Burg zerstört wird. Dennoch werden nach dem Kampf einige Mauern beschädigt sein. Je öfter die Burg attackiert wird, desto größer werden im Laufe der Zeit die Schäden.

Unsere Haut wird permanent von Entzündungsfeinden angegriffen

Ähnlich verhält es sich mit der Haut. Auch sie wird von Entzündungsfeinden permanent angegriffen. Diese ständigen Auseinandersetzungen hinterlassen Spuren. Denn nicht der Zahn der Zeit ist der Hauptfeind unserer Haut, sondern der tägliche Entzündungsstress. Deshalb raten wir Ihnen, wenn Sie sich möglichst lange über Ihr jugendliches und strahlendes Aussehen freuen möchten, die Entzündungen in Schach

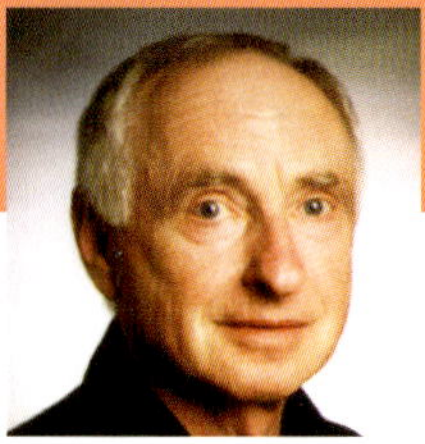

zu halten. Ihr zukünftiges »Hautalter« hängt entschieden davon ab, wie gut es Ihnen gelingt, die »Gegner« auf Distanz zu halten und gleichzeitig das Abwehrsystem der »Festung Haut« zu optimieren. Die unterschiedlichen Erfolge beim Kampf um die Hautalterung sehen Sie am ehesten auf Klassentreffen. Alle Klassenkameraden gehören in der Regel einem Jahrgang an. Dennoch würden Außenstehende oft zehn bis 15 Jahre Altersunterschied zwischen den einzelnen Teilnehmern des Klassentreffens annehmen.

Werden Sie Ihr eigener Entzündungsdetektiv: Bestimmung des hs-CRP und individuelle Testauswertung

Altern ist, wie Sie jetzt wissen, ein Entzündungsprozess. Die »Brandherde« können sich überall in Ihrem Körper verbergen. Oft gestaltet sich das Auffinden dieser Entzündungen wie die Suche nach der Stecknadel im Heuhaufen. Denn es sind meist nicht die starken, auf den ersten Blick sichtbaren Entzündungen, um die es hier geht. Diese würden wir mit entsprechenden Therapien normalerweise sofort behandeln. Für die Hautalterung sind vielmehr die kleinen chronischen Entzündungsherde entscheidend, von denen Sie im Alltag nichts spüren. Diese gilt es aufzuspüren. Jeder Kriminalbeamter weiß, dass es bei der Aufklärung eines Verbrechens oftmals auf kleinste Spuren und Hinweise ankommt. Ähnlich müssen Sie vorgehen, wenn Sie auf die Suche nach den »Brandstiftern« in Ihrem Körper gehen.

Für die Hautalterung sind die kleinen chronischen Entzündungsherde entscheidend, von denen Sie im Alltag nichts spüren

Bis vor einigen Jahren war es mit den zur Verfügung stehenden Tests und Untersuchungen nicht möglich, diese für das Auge unsichtbaren Reaktionen zu messen. Seit kurzem gibt es aber spezielle, hochempfindliche Untersuchungsmetho-

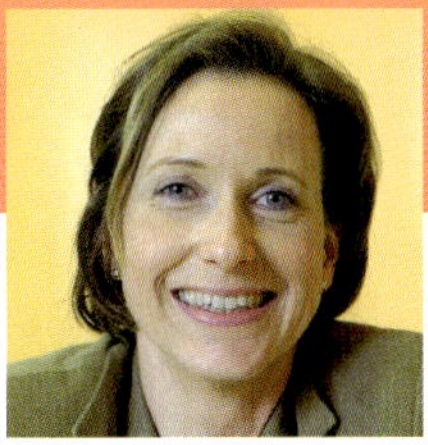

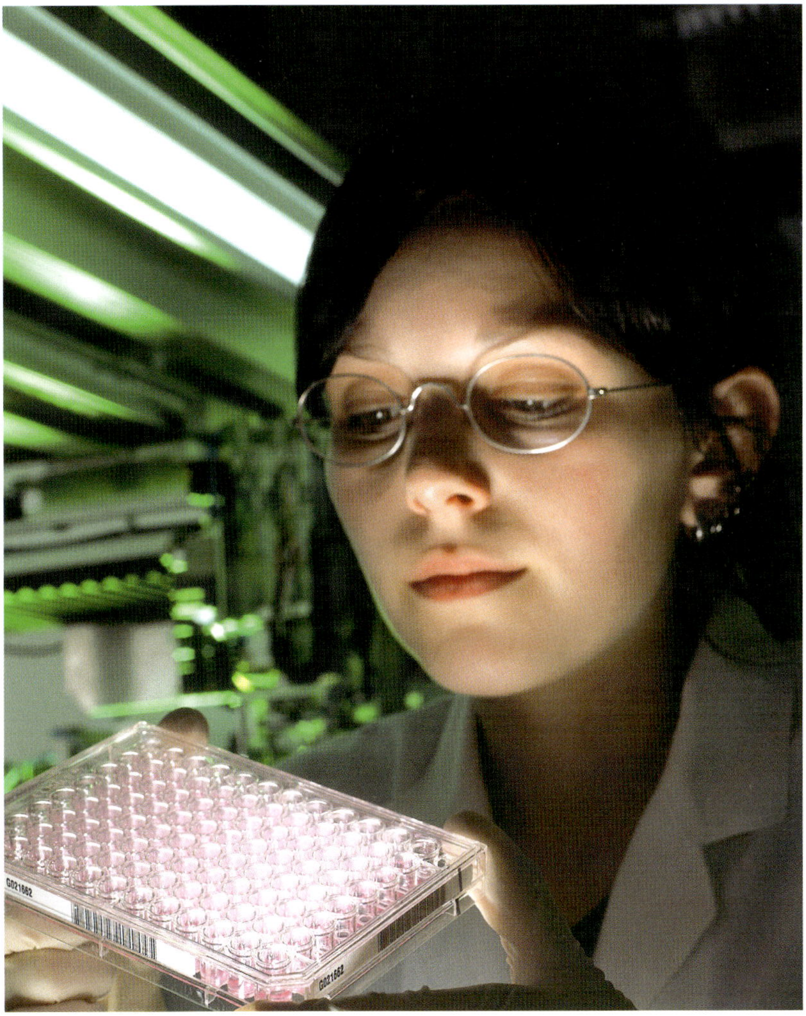

Laboruntersuchungen können Ihnen viel über die Zukunft Ihrer Haut verraten

den, mit deren Hilfe kleinste Entzündungsherde im Körper und unter der Haut aufgespürt werden können. Daneben gibt es neue Möglichkeiten herauszufinden, ob Sie mit Ihrer Ernährung große Mengen entzündungsfördernder »Brandstifter« oder hauptsächlich Nahrungsmittel, die Entzündungen eindämmen, zu sich nehmen. Aufgrund dieser sensationell neuen Untersuchungsmöglichkeiten kann man heute gut vorhersagen, wie stark Ihre Haut und Ihr gesamter Or-

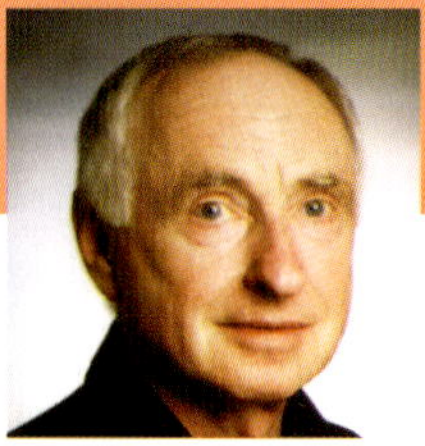

ganismus Faktoren ausgesetzt sind, die Alterungsvorgänge beschleunigen. Sie können dann selber entscheiden, ob Sie mit dem Tempo der Alterung zufrieden sind oder ob Sie durch Ernährung, Nahrungsergänzung und Lebensstil die Geschwindigkeit dieser Vorgänge bremsen möchten. Wie Sie das tun können, werden wir in den folgenden Kapiteln noch näher ausführen.
Zur Beurteilung des Entzündungsgeschehens und der Geschwindigkeit der Hautalterung stehen Ihnen 6 Tests zur Verfügung. Wir empfehlen Ihnen zunächst folgende Untersuchung bei Ihrem Arzt: Bestimmung des hs-CRP.

Hs-CRP – der hochempfindliche Entzündungsmarker
CRP (C-reaktives Protein) ist ein seit längerer Zeit bekannter Laborwert. Er wird zur Diagnostik immer dann herangezogen, wenn man den Verdacht hat, dass eine Erkrankung und Entzündung durch Bakterien hervorgerufen wird. Dieser Wert kann bei schweren Entzündungen um das mehr als 100fache innerhalb eines Tages ansteigen. Zur Bestimmung dieser starken Entzündungen sind die herkömmlichen Tests gut geeignet. Bisher war es aber nicht möglich, kleinste, schwelende Entzündungen, wie sie zum Beispiel für die Hautalterung von Bedeutung sind, mit diesem Test nachzuweisen. Dazu war er einfach nicht empfindlich genug.

Wenige Milliliter Blut geben Aufschluss über das Entzündungsgeschehen

Seit kurzem gibt es aber einen verfeinerten CRP-Test, der die Bezeichnung hs-CRP trägt. »Hs« bedeutet »hochsensitiv« (= sehr empfindlich). Mit dieser Untersuchung lassen sich erstmals auch minimale Entzündungen feststellen. Zur Bestimmung dieses Wertes müssen Sie sich bei Ihrem Arzt nur wenige Milliliter Blut abnehmen lassen. Achten Sie aber darauf, dass auch wirklich das hs-CRP und nicht nur das übliche CRP bestimmt wird. Anhand des hs-CRP-Wertes können Sie selbst Ihr Risiko für eine vorzeitige Hautalterung ab-

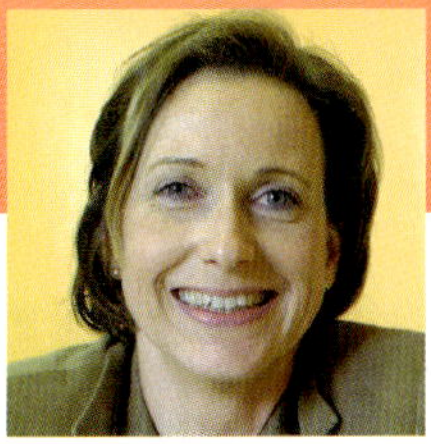

lesen. Ein erhöhter hs-CRP-Wert gilt auch als Risikofaktor für Gefäßverkalkung.

So interpretieren Sie Ihre Messwerte:

- Ihr hs-CRP beträgt weniger als 1 mg/l: Herzlichen Glückwunsch, Ihr hs-CRP-Wert ist sehr niedrig. Ihre Haut ist vor vorzeitiger Alterung relativ gut geschützt.
- Ihr hs-CRP beträgt zwischen 1 mg/l und 3 mg/l: Ihr hs-CRP-Wert liegt im mittleren Bereich. Ihre Haut altert, wenn Sie den Wert in diesem Bereich halten, durchschnittlich schnell. Versuchen Sie durch Ihren Lebensstil und durch Ihre Ernährung den Wert weiter zu senken.
- Ihr hs-CRP liegt zwischen 3 mg/l und 5 mg/l: Vorsicht! Die Gefahr einer frühzeitigen Faltenbildung ist bei Ihnen erhöht. Es ist aber möglich, durch Umstellung auf eine entzündungshemmende Ernährung und durch eine Änderung des Lebensstils (nicht rauchen, Sonnenschutz etc.) den Wert dauerhaft zu senken. Lassen Sie den Wert nach vier Wochen noch einmal kontrollieren.
- Ihr hs-CRP liegt dauerhaft deutlich über 5 mg/l: Sprechen Sie in diesem Fall mit Ihrem Arzt und lassen Sie sich beraten, ob eine weitere Diagnostik notwendig ist.

Ein niedriger Entzündungswert schützt nicht nur Ihre Haut, sondern bewahrt den gesamten Organismus vor Alterserscheinungen

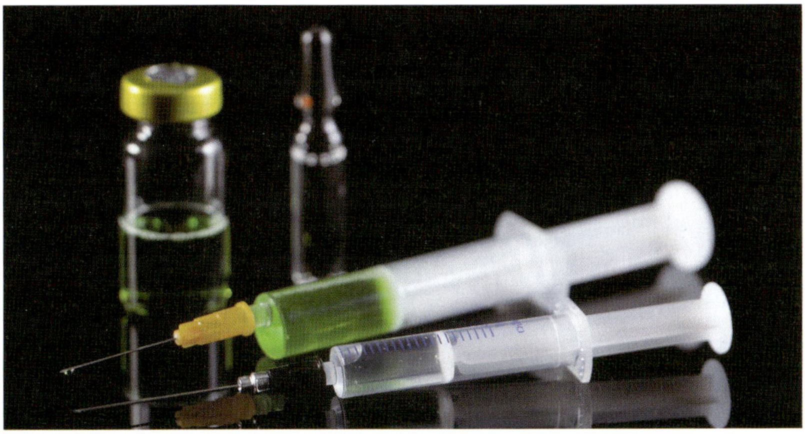

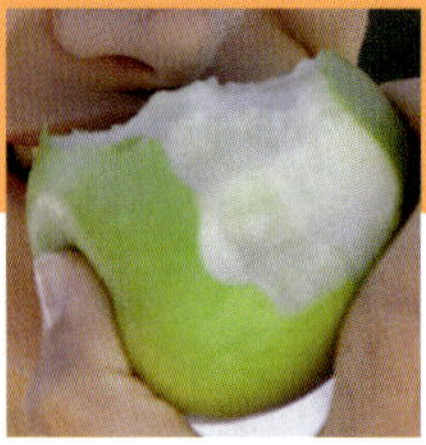

Skin-Food – Hautpflege zum Essen

Lass Nahrung deine Medizin sein

Menschen, die sich über viele Jahre eine jugendlich wirkende Haut erhalten konnten, haben – oft ohne es zu wissen – hauptsächlich Nahrungsmittel zu sich genommen, die Entzündungen mildern können und meistens auf Lebensmittel verzichtet, die entzündungsfördernd wirken.

Menschen, die sich über die Jahre eine jugendlich wirkende Haut erhalten konnten, haben hauptsächlich Nahrungsmittel zu sich genommen, die Entzündungen mildern können

An einem unserer Anti-Aging-Seminare nahm vor zwei Jahren auch eine ältere Dame teil. Als sie bei der ersten Vorstellungsrunde ihr Alter nannte, konnten wir es ebenso wenig glauben wie die übrigen Teilnehmer. Die Dame war vor kurzem 78 Jahre alt geworden, doch sie hätte sich auch als 65-Jährige ausgeben können. Natürlich wurde sie, noch bevor der Kurs richtig angefangen hatte, nach ihrem Geheimrezept für ihre glatte Haut und ihre straffe Figur gefragt. Während ihrer Berufstätigkeit hatte die Frau – nennen wir sie einmal Lioba Schneider – als Gymnastiklehrerin gearbeitet. Ihr Geheimrezept: »Einen Tag pro Woche esse ich nur Obst und Gemüse. Fisch steht bei mir oft auf dem Speiseplan, dagegen mache ich mir nichts aus Süßigkeiten. Aber ich glaube, ein wichtiges Erfolgsrezept für meine glatte Haut ist, dass ich nie ganz satt vom Tisch aufstehe.« Die Teilnehmer fanden das natürlich sehr spannend, waren aber auch ein bisschen enttäuscht, denn sie hatten darauf gehofft, dass Frau Schneider ihnen eine »Wundercreme« nennt oder das Rezept für eine »geheime Teemischung« oder einen Kräutersud verrät. So etwas zunächst scheinbar Banales wie Fisch, Pflanzenkost und sparsames Essen hatten sie eigentlich nicht erwar-

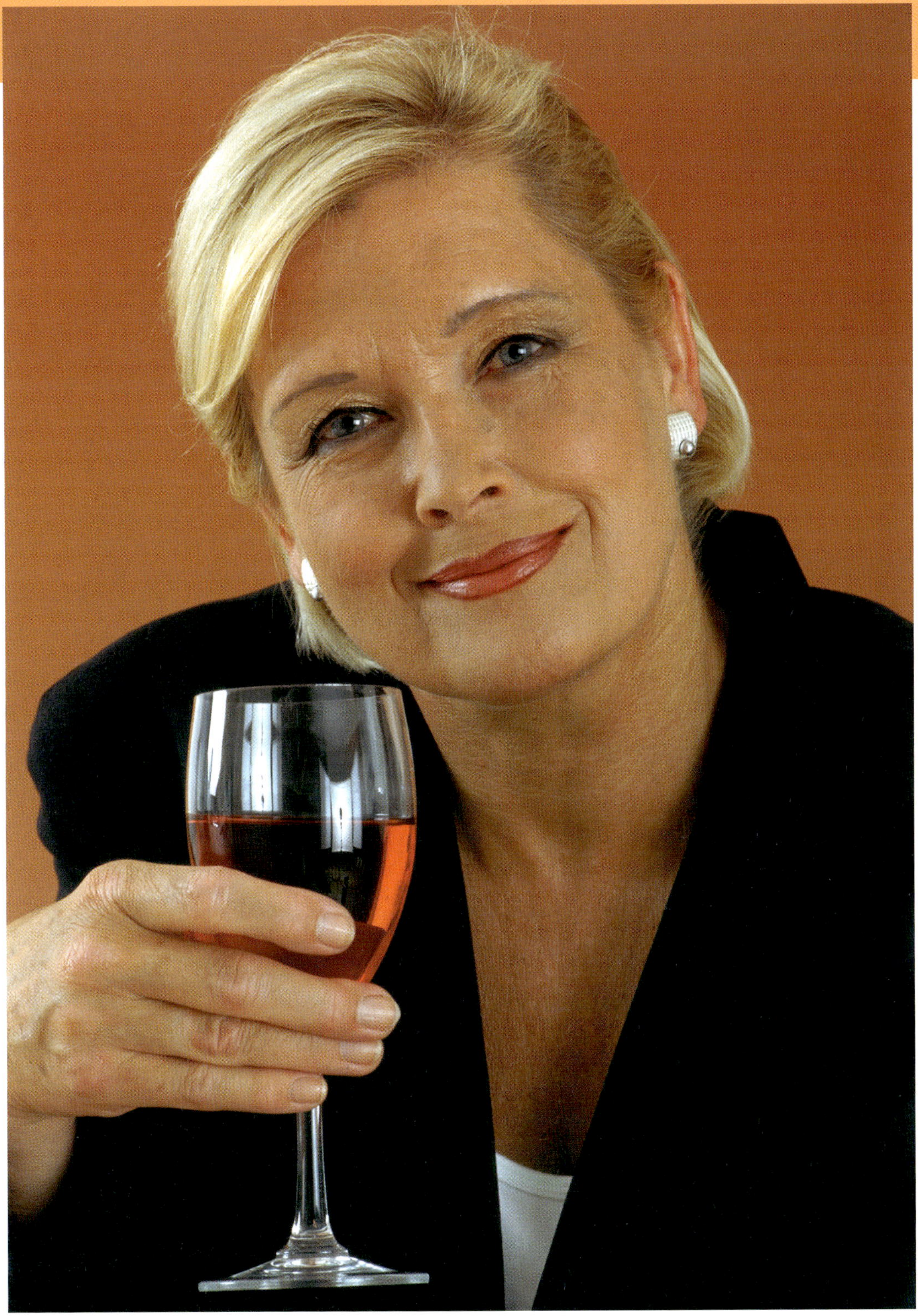

Rotwein enthält Schutzstoffe in hoher Konzentration.

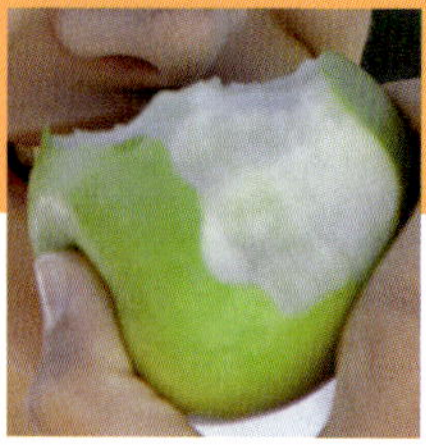

tet. Instinktiv, wahrscheinlich ohne die genauen Hintergründe zu kennen, hat die jung gebliebene Frau Schneider für Ihre Haut – und sicher auch für ihren gesamten Organismus – viele Jahre genau das Richtige gegessen.

Anti-Entzündungs-Restaurants

Anti-Entzündungs-Restaurants – ein neuer Trend in den USA

In unseren Augen ist die amerikanische Lebensweise nicht unbedingt ein Vorreiter in Sachen gesunder Ernährung. Immerhin sind drei Viertel aller Mahlzeiten, die Amerikaner in Restaurants zu sich nehmen, Fast-Food-Gerichte. Seit 1990 werden in den USA mehr Mahlzeiten außer Haus als in den eigenen vier Wänden verzehrt. Diese Schnellrestaurants haben im Allgemeinen den Ruf, ungesunde Nahrung anzubieten. Doch inzwischen besteht in den USA das Fast-Food-Geschäft nicht mehr nur aus Hamburgern und Pommes frites. Eine neue Generation von amerikanischen Schnellrestaurants hat sich mit zunehmendem Erfolg die Gesundheit ihrer Kunden zum Ziel gesetzt. Besonders erfolgreich scheint dabei die Zone-Café-Kette zu sein *(www.zonecafe.com)*. Das erste Fast-Food-Restaurant dieser Art besteht seit 2003. Inzwischen sind Restaurants dieser Kette in fast 20 amerikanischen Großstädten entstanden bzw. in der Planung. Dies ist die einzige Restaurantkette, die aufgrund neuester wissenschaftlicher Erkenntnisse den Gästen Mahlzeiten anbietet, mit denen sie ihren »Entzündungsstress« und damit das Risiko für zahlreiche Krankheiten und Alterungsvorgänge deutlich reduzieren können. Es werden nur Menüs aus naturbelassenen Nahrungsmitteln angeboten. Dass Gesundheit nicht langweilig schmecken muss, lässt sich an der Speisekarte ablesen. Da gibt es gegrillte Hähnchenbrust mit Zitrone und Rosmarin, Fruchtsalat mit Macadamianüssen

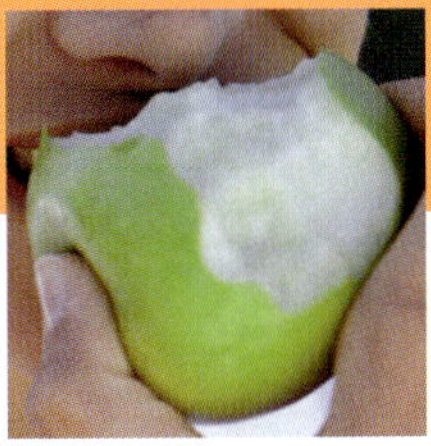

oder Salat mit geräuchertem Lachs. Die Restaurantkette verspricht – bei regelmäßigem Verzehr ihrer Gerichte – eine deutliche Besserung der Entzündungswerte innerhalb von sechs Wochen.
Bei uns gibt es diese Art von Gesundheitsrestaurants mit entzündungshemmenden Mahlzeiten noch nicht. Wahrscheinlich wird aber auch dieser Trend Europa in den nächsten Jahren erreichen. Doch so lange müssen Sie nicht warten. Wir erklären Ihnen jetzt schon, wie Sie mit der richtigen Ernährung Entzündungen eindämmen und Ihre Haut länger jung erhalten können.

Bei uns gibt es diese Art von Gesundheitsrestaurants noch nicht, aber wir erklären Ihnen jetzt schon, wie Sie mit der richtigen Ernährung Entzündungen eindämmen können

Skin Food kann mehr als Hautcreme

Was können Sie von Skin-Food erwarten? Natürlich wäre es falsch, zu behaupten, dass Sie alleine durch eine Ernährungsumstellung innerhalb kürzester Zeit alle Falten beseitigen und die Hautalterung komplett stoppen können.
Es wäre aber ebenso naiv zu denken, dass sich das, was Sie täglich essen, nicht auf Zustand und Aussehen Ihrer Haut auswirkt. Nutzen Sie deshalb die Möglichkeiten einer »Hautpflege zum Essen« – wenn Sie Ernährung gezielt einsetzen, kann Ihre Haut immens davon profitieren. Sie können mit dem Ernährungsprogramm nicht nur die schwelenden Entzündungen unter der Haut reduzieren, sondern auch die Widerstandskraft gegen UV-Strahlen erhöhen, trockene Haut »von innen eincremen«, Faltenbildung verzögern, Hautunreinheiten beseitigen und sogar bei einigen chronischen Hautkrankheiten gute Erfolge erzielen.
Den Effekt sehen Sie nicht schon am nächsten Tag. Die Hautregeneration benötigt 28 Tage, das heißt, Sie werden erste Erfolge nach etwa vier Wochen feststellen können. Set-

Setzen Sie Ernährung gezielt ein – zum Wohle Ihrer Haut

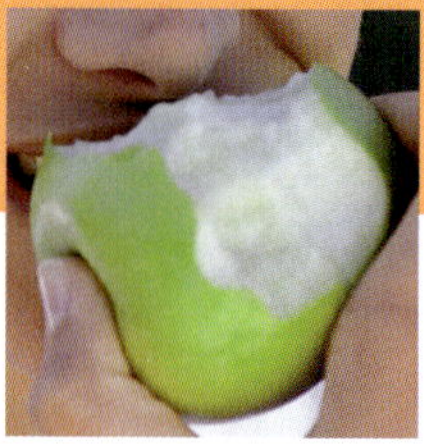

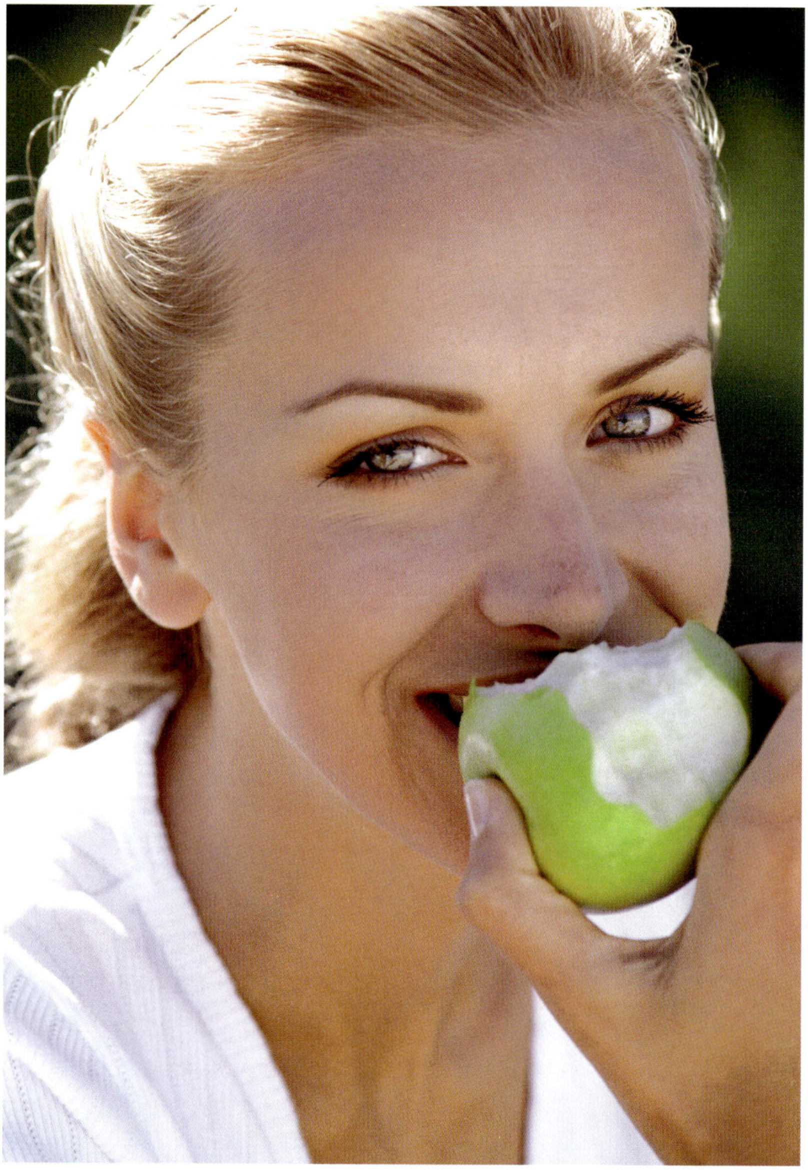

Frisches Obst liefert eine Vielzahl von Schutzstoffen für die Haut.

zen Sie deshalb unsere Empfehlungen langfristig um. Es lohnt sich.

Die Wirkung einer individuellen und typgerechten Ernährung ist in vielen Fällen sogar der Hautpflege von außen überlegen. Warum ist das so? Weil

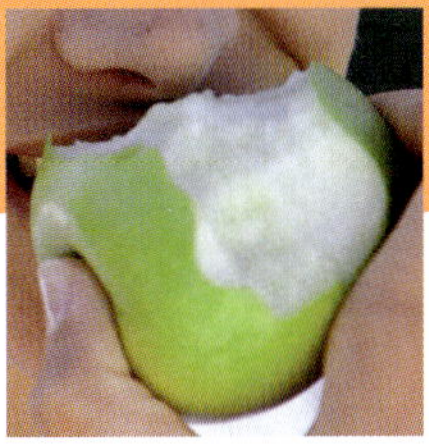

- alle Zellen Ihres Körpers und ganz besonders die sich schnell teilenden Hautzellen unzählige Nährstoffe benötigen, die in ihrer Komplexität nur in der Nahrung vorkommen. In wissenschaftlichen Untersuchungen konnte nachgewiesen werden, dass unsere Haut mehrere Dutzend Nährstoffe benötigt, um gesund und schön zu bleiben. Über die Nahrung erreichen diese Wirkstoffe jede Hautzelle, von der Kopfhaut bis zur kleinen Zehe. Keine Creme kann das Gleiche leisten.
- Haut, Haare und Nägel wichtige Indikatoren für Ernährungssünden und Mangelerscheinungen sind. Eine Fehlernährung macht sich schon frühzeitig mit grauer, müder Haut, Haarausfall, brüchigen Nägeln, Pickeln oder Falten bemerkbar. Keine Hautcreme kann Ernährungssünden ungeschehen machen.
- Ihre Haut kein Schwamm ist, der alles wahllos aufsaugt, sondern in erster Linie eine Barriere darstellt, die durch äußere Einflüsse nicht so leicht überwunden werden kann. Nicht alle Inhaltsstoffe, die in einer Creme enthalten sind, werden deshalb auch tatsächlich von der Haut aufgenommen.
- sich mit der richtigen Ernährung Entzündungen und Alterung im gesamten Organismus einschließlich der Haut beeinflussen lassen. Nahrungsmittel, die die Haut vor Falten schützen, tun auch dem ganzen Körper gut.

Falsche und einseitige Ernährung hinterlässt schon bald Spuren auf der Haut

Stoppen Sie das Entzündungsaltern mit Messer und Gabel

Gutes Aussehen und gutes Essen gehören zusammen. Bei Skin Food geht es nicht darum, weniger zu essen, sondern mehr. Mehr von den Nahrungsmitteln, die der Haut gut tun,

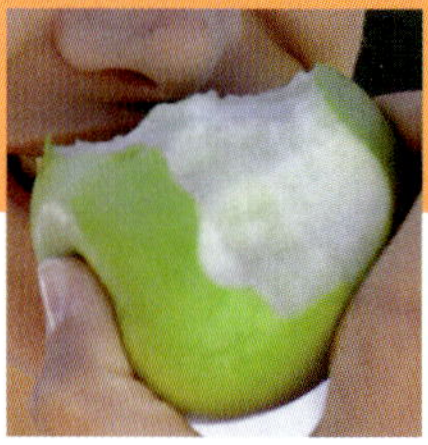

sie mit wichtigen Nährstoffen versorgen und antientzündlich wirken. Unsere Nahrungsmittel lassen sich nämlich ganz grob in drei Gruppen unterteilen. Die einen enthalten entzündungshemmende Stoffe in größeren Mengen. Sie wirken deshalb – bei regelmäßigem Verzehr – hautverjüngend und können Alterserscheinungen verzögern.

Die anderen Nahrungsmittel hingegen enthalten deutlich mehr entzündungsfördernde Substanzen und beschleunigen – wenn wir sie zu häufig essen – die Faltenbildung. Zur dritten Gruppe zählen »neutrale« Lebensmittel, die sich weder positiv noch negativ auf das Hautbild auswirken.

Schätzungen zufolge enthält unsere typische westliche Ernährung heute eine mindestens 30-mal höhere Dosis an pro-inflammatorischen (entzündungsfördernden) Stoffen als noch vor 100 Jahren. Eine Ernährungsumstellung auf entzündungshemmende Nahrungsmittel ist deshalb jedem anzuraten.

Die moderne Ernährung fördert Entzündungen

Hautfreundliche Faltenverzögerer in der Nahrung sind vor allem

- bestimmte Fettsäuren, die entzündungshemmend wirken,
- Nahrungsmittel, die den Schutzschild der Haut gegen freie Radikale stärken,
- Kohlenhydrate, die den Insulinspiegel nicht in die Höhe schnellen lassen (denn auch das zuckersenkende Hormon Insulin verursacht Entzündungsstress),
- Gewürze mit antientzündlichen Eigenschaften,
- Eiweiße, die unabhängig von der entzündungshemmenden Wirkung wichtig für den Aufbau und die Elastizität des Bindegewebes sind.

Öle und Fettsäuren – der richtige Treibstoff für eine junge Haut

Das japanische 2:1-Ideal

Durch unsere moderne Ernährung mit viel Fleisch und Wurst, häufigem Verzehr von Fertigprodukten und einem Mangel an naturbelassenen Nahrungsmitteln stören wir das ausgewogene Fettsäureverhältnis in unserem Körper – und das ist problematisch, denn Fettsäuren sind wichtige Bestandteile des körpereigenen Entzündungsschutzes und verantwortlich für die Produktion entzündungsfördernder oder entzündungshemmender Botenstoffe.

Durch unsere moderne Ernährung stören wir das ausgewogene Fettsäureverhältnis in unserem Körper

Inzwischen ist das Fettsäureverhältnis in unserer westlichen Ernährung in eine solche Schieflage geraten, dass manche Ernährungsexperten von einer »chronischen Entzündungsepidemie« sprechen.

In unserer Ernährung sind nämlich vor allem die entzündungsfördernden Omega-6-Fettsäuren im Überfluss enthalten, während die antientzündlichen Omega-3-Fettsäuren weitgehend fehlen.

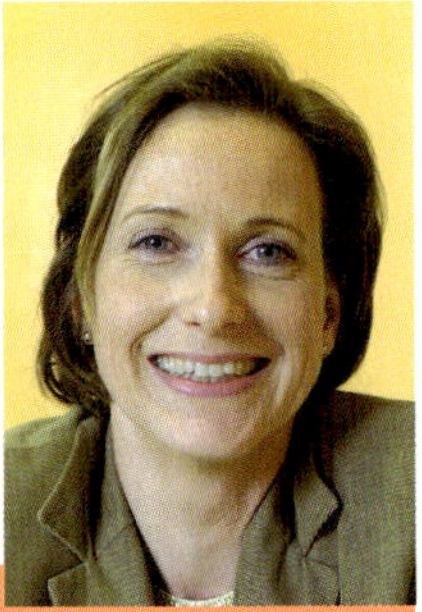

Die wichtigsten Omega-6-Fettsäuren sind die Arachidonsäure, die Linolsäure und die Gamma-Linolensäure. Zu den

Fisch enthält nicht nur wertvolle Fettsäuren. Vor allem Lachs und Wildlachs liefern auch den Schutzstoff DMAE (Dimethylaminoethanol). Dieser Wirkstoff verbessert nachweislich die Spannung der Haut – sowohl innerlich (Fisch oder Fischölkapseln) als auch äußerlich angewendet.

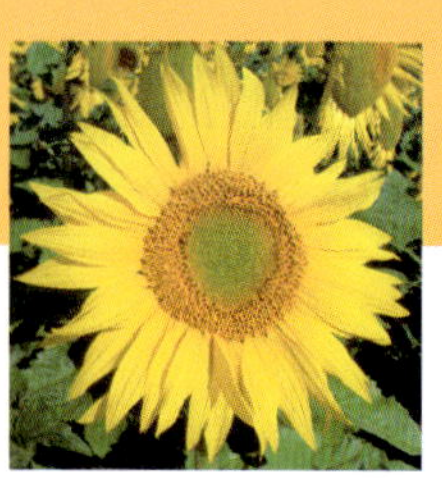

wichtigsten Omega-3-Fettsäuren zählen die Alpha-Linolensäure, die Eicosapentaensäure (EPA) und die Docosahexaensäure (DHA). Doch lassen Sie sich von den kaum auszusprechenden Namen nicht verwirren.

Wichtig für Ihre Haut ist vor allem das ausgewogene Verhältnis der Omega-6- zu Omega-3-Fettsäuren in der Nahrung. Zur Zeit des Neandertalers lag dieses Verhältnis noch bei 1:1, das heißt, in der Nahrung standen Omega-6- und Omega-3-Fettsäuren – die wir prinzipiell beide benötigen – in einem ausgewogenen Verhältnis zueinander.

Das Verhältnis zwischen Omega-3- und Omega-6-Fettsäuren muss stimmen – dann geht es auch der Haut gut

Auch die jung erhaltende japanische Ernährung weist noch ein hervorragendes Verhältnis von 2:1 auf. Doch unsere westliche Nahrung weicht teilweise dramatisch von diesem Idealwert ab. Wir nehmen viel zu viele entzündungsfördernde Omega-6-Fettsäuren und viel zu wenige entzündungshemmende Omega-3-Fettsäuren zu uns. In der westlichen Welt beträgt das Verhältnis etwa 15:1. Und das ist gefährlich: Omega-6-Fettsäuren werden im Organismus zu entzündungsfördernden Botenstoffen umgebaut. Im Übermaß stören Omega-6-Fettsäuren deshalb viele Körperprozesse und können Entzündungen in der Haut auslösen oder verstärken. Die Verschiebung des Quotienten zugunsten der entzündungsfördernden Fettsäuren führt zu chronischen Entzündungsprozessen in der Haut und beschleunigt die Hautalterung.

Entzündungsfette sind überall

Die Hauptursache für diese Veränderungen ist der übermäßige Verzehr von Fleisch, der reichliche Genuss von Weißmehlprodukten und die Verwendung der »falschen« Pflanzenöle, denn alle liefern reichlich Omega-6-Fettsäuren. So

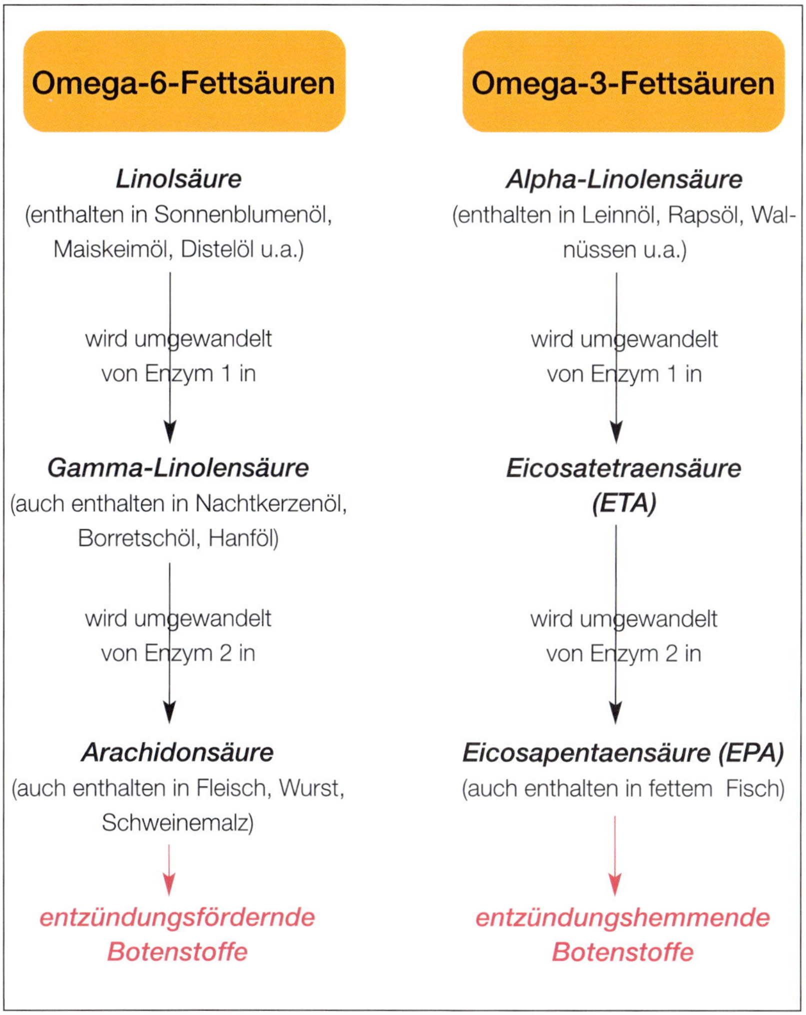

Omega-6-Fettsäuren werden in mehreren Schritten in entzündungsfördernde Botenstoffe umgewandelt. Omega-3-Fettsäuren werden durch den Stoffwechsel zu entzündungshemmenden Stoffen umgebaut

wurden Distel- oder Sonnenblumenöle und die aus diesen Ölen hergestellten Margarinen in der Vergangenheit für besonders gesund gehalten und der häufige Verzehr empfohlen – was so brav befolgt wurde, dass derzeit von der Verwendung dieser Öle wieder abgeraten werden muss. Lassen Sie deshalb die Finger von diesen Pflanzenölen. Vor allem Distel-, Sonnenblumen- und Traubenkernöl enthalten über 100-mal (!) mehr entzündungsfördernde Omega-6-Fettsäu-

Tabelle: Wirkungsweise der Omega-3- und Omega-6-Fettsäuren im Organismus	
Entzündungshemmende Botenstoffe (werden im Körper hergestellt aus Omega-3-Fettsäuren)	**Entzündungsfördernde Botenstoffe (werden im Körper hergestellt aus Omega-6-Fettsäuren)**
Hemmen Entzündungen	***Fördern Entzündungen***
Verhindern Blutverklumpungen	***Fördern Blutverklumpungen, wichtig für Gerinnung***
Verbessern die Durchblutung, wirken gefäßerweiternd	***Beeinträchtigen die Durchblutung, wirken gefäßverengend***
Stärken die Abwehrfunktionen	***Blockieren Abwehrreaktionen***
Wirken schmerzlindernd	***Fördern Schmerzen***

ren als entzündungshemmende Omega-3-Fettsäuren (siehe Tabelle). Andere Öle, vor allem Lein-, Raps- und Hanföl weisen ein hervorragendes Omega-6 : Omega-3-Fettsäureverhältnis auf und nehmen dadurch Ihre Haut in Schutz. Hier dürfen Sie öfters mal zur Ölflasche greifen.

In Ihrer »Ölbar« sollten vor allem Omega-3-reiche Öle stehen

Doch die Entzündungsfette und ihre Gegenspieler sind nicht nur in pflanzlichen Ölen enthalten. Ernährungsexperten empfehlen schon seit längerer Zeit, Menschen mit Entzündungen Schweinefleisch, Innereien und Wurst komplett vom Speisezettel zu streichen. Diese Empfehlungen haben durchaus ihre Berechtigung, denn bestimmte Fleischsorten und Innereien sind die bedeutendsten Arachidonsäure-Lieferanten. Auch die Arachidonsäure zählt zu den »Omega-6-Entzündungs-Fettsäuren«, die zu chronischen, unterschwelligen Entzündungen in unserer Haut beitragen. Mit der üblichen fleischhaltigen Ernährung nehmen wir täglich etwa 400 mg der Entzündungsfette auf – das ist deutlich

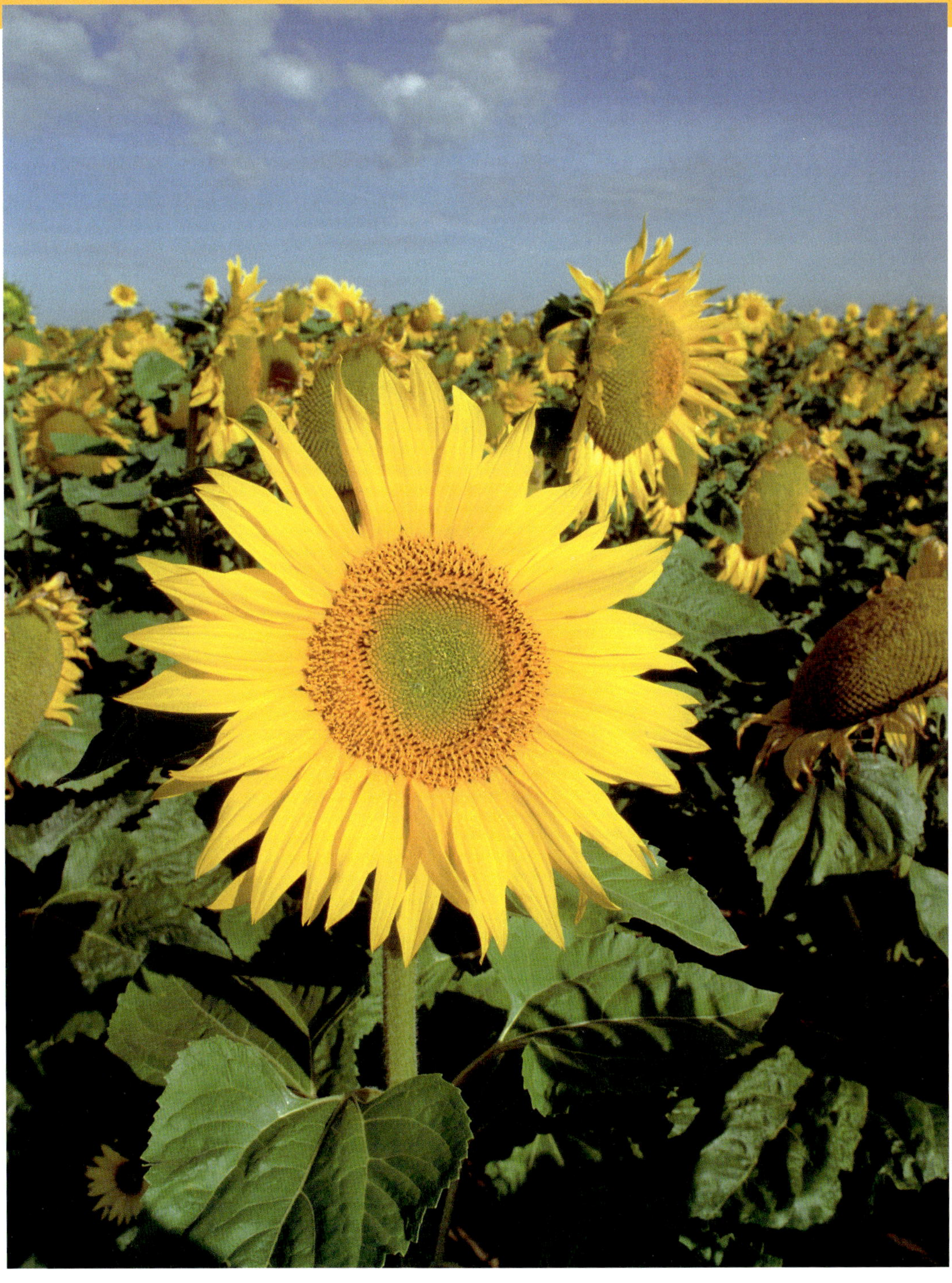

Der Anblick von Sonnenblumenfeldern erfreut unser Herz – von der Verwendung von Sonnenblumenöl ist dagegen abzuraten, denn es liefert reichlich Omega-6-Fettsäuren.

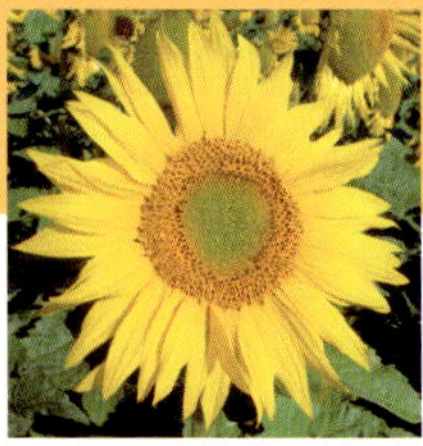

mehr, als wir benötigen. Immerhin kommt man mit 100 g Leberwurst schon auf mehr als 200 mg Arachidonsäure, in der gleichen Menge Schweineschmalz sind 1700 (!) mg Arachidonsäure enthalten.
Das »Gegenmittel« zur Arachidonsäure im Fleisch finden Sie auch in tierischen Nahrungsmitteln. Es sind die Omega-3-Fettsäuren im Fisch.

Wir essen, was unsere Tiere fressen

Nicht nur die menschlichen Ernährungsgewohnheiten haben sich in den letzten Jahrzehnten verändert. Auch die moderne Fütterung der Nutztiere wirkt sich negativ auf unsere Versorgung mit wichtigen Fettsäuren aus

Nicht nur die menschlichen Ernährungsgewohnheiten haben sich in den letzten Jahrzehnten verändert. Auch die moderne Fütterung der Nutztiere wirkt sich negativ auf unsere Versorgung mit wichtigen Fettsäuren aus. Früher enthielt das Fleisch der meisten Tiere wenig Omega-6-Fettsäuren und oft reichlich Omega-3-Fettsäuren. Doch da sich unsere Nutztiere ihr Futter nicht mehr selber suchen und überwiegend mit Omega-6-Fettsäure-haltigem Getreide und Kraftfutter versorgt werden, ist der Anteil der wertvollen Fettsäuren im Fleisch der Stalltiere und in deren Milch stark gesunken.
Erst kürzlich hat der bayerische Agrarwissenschaftler Daniel Weiß von der Universität Weihenstephan eine Studie zum Omega-3-Fettsäuregehalt von Milch und Käse erarbeitet. Das Ergebnis: Bergkäse von Kühen, die den ganzen Sommer auf der Alm grasen dürfen, enthält doppelt so viele Omega-3-Fettsäuren wie Käse von Stalltieren. Doch auch Käse und Milch von »Flachlandkühen« könnte mehr Omega-3-Fette enthalten, wenn die Tiere öfters auf der Weide grasen dürften. Ein günstiges Fettsäureverhältnis mit wenig Omega-6-Fettsäuren (Arachidonsäure) und mehr Omega-3-Fettsäuren weisen aus diesem Grund auch Wildtiere (Reh, Hirsch,

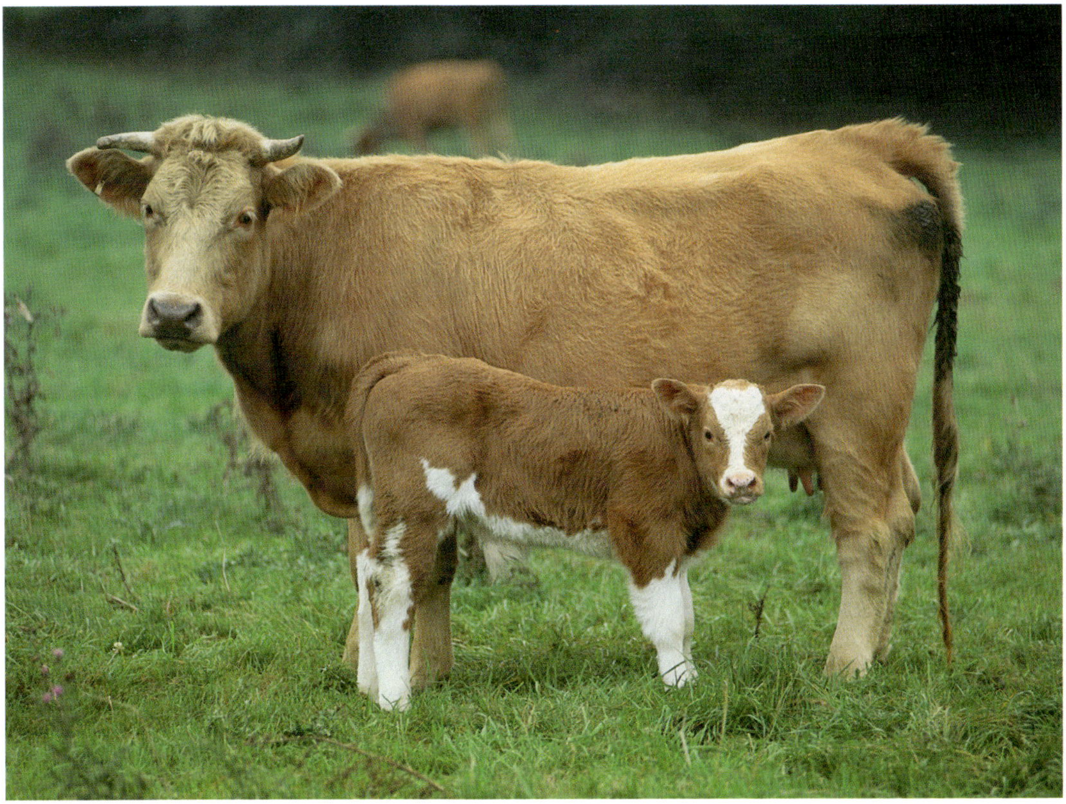

Milch von Kühen, die auf der Weide grasen dürfen, weist ein günstigeres Fettsäureverhältnis auf als Milch von Stallkühen.

Wildschwein) auf. Selbst beim Fisch lässt sich der Einfluss des Futters auf die spätere Nährstoffzusammensetzung nachweisen: So weist Wildlachs einen deutlich höheren Gehalt an Omega-3-Fettsäuren auf als die in Fischfarmen gezüchteten Lachsarten.

Machen Sie den Ölwechsel

Wenn Sie Ihre Haut lange jung und faltenfrei halten wollen, sollten Sie in Ihrer Ernährung die entzündungsfördenden gegen entzündungshemmende Fette austauschen. Wenn Sie täglich nicht mehr als 200 mg Arachidonsäure aufnehmen,

Auch Eiweißmangel lässt die Haut altern

Viele Menschen, vor allem figurbewusste Frauen, die ständig Diät halten, nehmen in der Regel eher zu wenig als zu viel Eiweiß (Proteine) auf. Beim Fasten oder bei einseitigen Diäten werden schon nach wenigen Tagen die körpereigenen Eiweißreservoirs angegriffen. Menschen, die sich eiweißarm ernähren, altern unverhältnismäßig schnell. Proteine bzw. die daraus gewonnenen Aminosäuren sind nämlich wichtige Bestandteile der elastischen und kollagenen Fasern der Haut, sie sind notwendig für den Aufbau und die Erneuerung der Körperzellen und für die Hormonproduktion.

Eine ausreichende Eiweißzufuhr zusammen mit den richtigen Fettsäuren und ausreichend Schutzstoffen kann Alterungsprozesse nicht nur stoppen, sondern sogar umkehren und Hautschäden reparieren. Dazu ist 1 Gramm Eiweiß pro Kilogramm Körpergewicht notwendig. Eine 60 kg schwere Frau sollte deshalb eine Eiweißaufnahme von etwa 60 Gramm täglich anstreben. Ein Mann mit 80 kg benötigt etwa 80 Gramm Proteine.

Gute Eiweißlieferanten sind Fisch, mageres Fleisch, Nüsse und Hülsenfrüchte (Bohnen, z.B. auch Sojabohnen, Erbsen).

lässt sich die Bildung entzündungsfördernder Stoffe bereits deutlich reduzieren. Da Arachidonsäure nur in tierischen Lebensmitteln enthalten ist, dürfte diese Empfehlung für Vegetarier kein Problem sein. Dennoch ist eine rein vegetarische Ernährung nicht unbedingt die beste, wenn es um die Hautalterung geht. Denn – das darf nicht vergessen werden – Fleisch und auch Fisch sind wichtige Eiweißlieferanten (siehe Kasten). Alle, die auf Fleisch nicht völlig verzichten

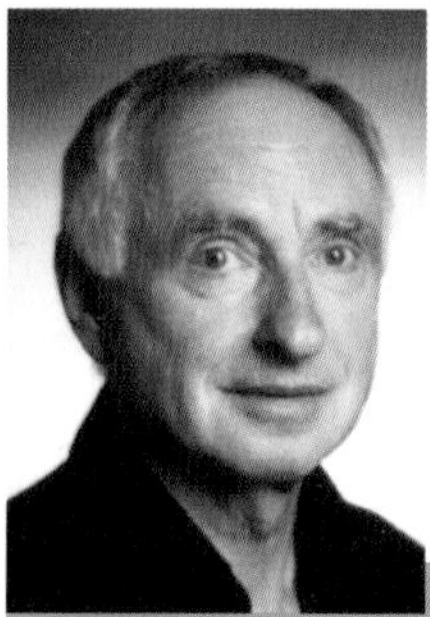

Wenn Sie in Ihrer Nahrung den Anteil an lebenswichtigen ungesättigten Fettsäuren erhöhen und die Zufuhr gesättigter Fette senken, werden Haut- und Körperzellen geschmeidiger und die Aufnahmefähigkeit für andere Vitalstoffe und Sauerstoff verbessert.

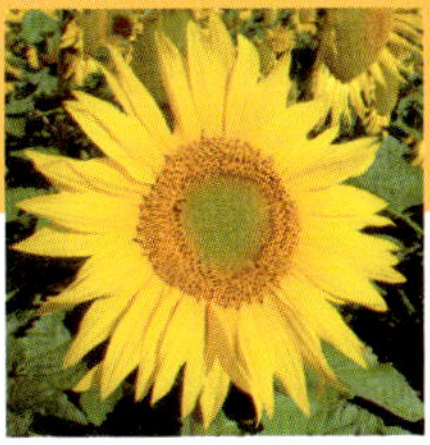

Finger weg! Die 12 gefährlichsten Brandstifter

Tierische Nahrungsmittel mit hohem Arachidonsäuregehalt

Lebensmittel (100 g)	*Arachidonsäuregehalt in mg*
Schweineschmalz	*1700*
Schweineleber	*870*
Kalbsleber	*350*
Eigelb	*297*
Schinken (durchwachsen)	*250*
Leberwurst	*230*
Rinderleber	*210*
Hühnerkeule	*190*
Truthahnkeule	*190*
Geräucherter Schinken (mager)	*130*
Fleischwurst, Würstchen	*120*
Mageres Schweinefleisch	*120*

Quelle: www.journalmed.de

Tierische Nahrungsmittel mit geringem Arachidonsäuregehalt

Lebensmittel (100 g)	*Arachidonsäuregehalt in mg*
Molke	*0*
Speisequark	*0–5*
Buttermilch 1% Fett	*1*
Milch	*0–4*
Joghurt	*4*
Camembert	*10–30*
Tilsiter 45 % Fett i. Tr.	*27*
Gekochter Schinken	*50*
Truthahnbrust	*50*
Mageres Kalbfleisch	*53*
Mageres Rindfleisch	*70*
Hühnerei	*70*
Butter	*80*
Hühnerbrust	*100 – 110*

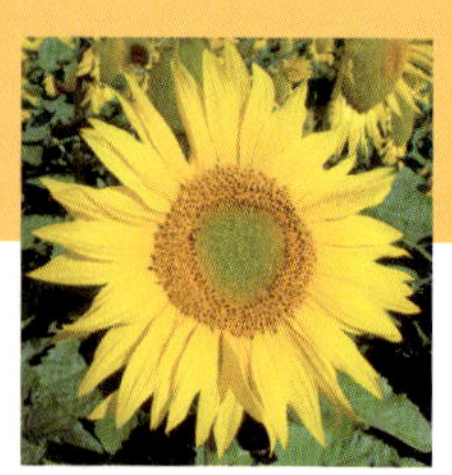

Fische mit hohem Gehalt an Omega-3-Fettsäuren

Fisch	*Omega-3-Fettsäure g/100 g*
Makrele	*2,7*
Lachs	*1,8*
Hering	*1,7*
Thunfisch	*1,6*
Sardine	*1,3*

möchten, sollten auf jeden Fall Fleischsorten mit hohem Arachidonsäuregehalt meiden und solche mit geringem Arachidonsäureanteil bevorzugen.

Benutzen Sie überwiegend Sonnenblumen-, Distel- und Maiskeimöle und die daraus hergestellten Margarinesorten? Dann machen Sie einen Ölwechsel!

Schauen Sie sich auch einmal in Ihrer Küche um. Finden Sie hier überwiegend Sonnenblumen-, Distel- und Maiskeimöle und die daraus hergestellten Margarinesorten? Dann machen Sie einen Ölwechsel und tauschen Sie diese Omega-6-Fettsäurelieferanten aus gegen Omega-3-Öle. Eröffnen Sie in ihrer Küche eine »Ölbar« mit einer Auswahl hochwertiger »Beauty-Öle«. Hierzu zählen vor allem Lein-, Raps- und Hanföle.

Werden Sie Ihr eigener Entzündungsdetektiv: Bestimmung des Fettsäurequotienten und individuelle Testauswertung

AA/EPA – der Fettsäurequotient:

Wir haben in diesem Kapitel darüber gesprochen, dass die so genannten Omega-6-Fettsäuren Entzündungsprozesse in unserem Körper anheizen, während Omega-3-Fettsäuren das Entzündungsgeschehen günstig beeinflussen und den Entzündungsstress der Haut reduzieren. Wichtig für die

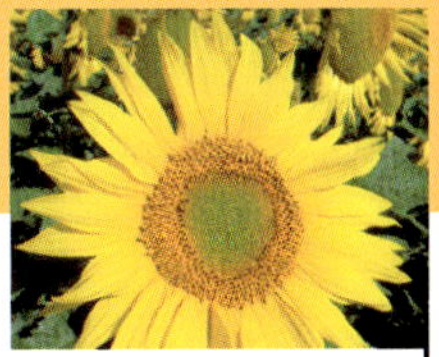

Hautalterung ist das Verhältnis zwischen der entzündungsfördernden Arachidonsäure (AA) – (wird aus Omega-6-Fettsäuren gebildet oder mit der Nahrung aufgenommen) und der entzündungshemmenden Eicosapentaensäure (EPA)– (wird aus der wertvollen Omega-3-Fettsäure gebildet). Der Quotient aus den beiden Fettsäuren (AA/EPA) sollte möglichst niedrig liegen.

Der Fettsäurequotient wird durch eine Blutuntersuchung ermittelt. Das Verhältnis der beiden Fettsäuren im Blut spiegelt die Anteile der Fettsäuren in unserer Nahrung wider.

Der Fettsäurequotient wird durch eine Blutuntersuchung ermittelt

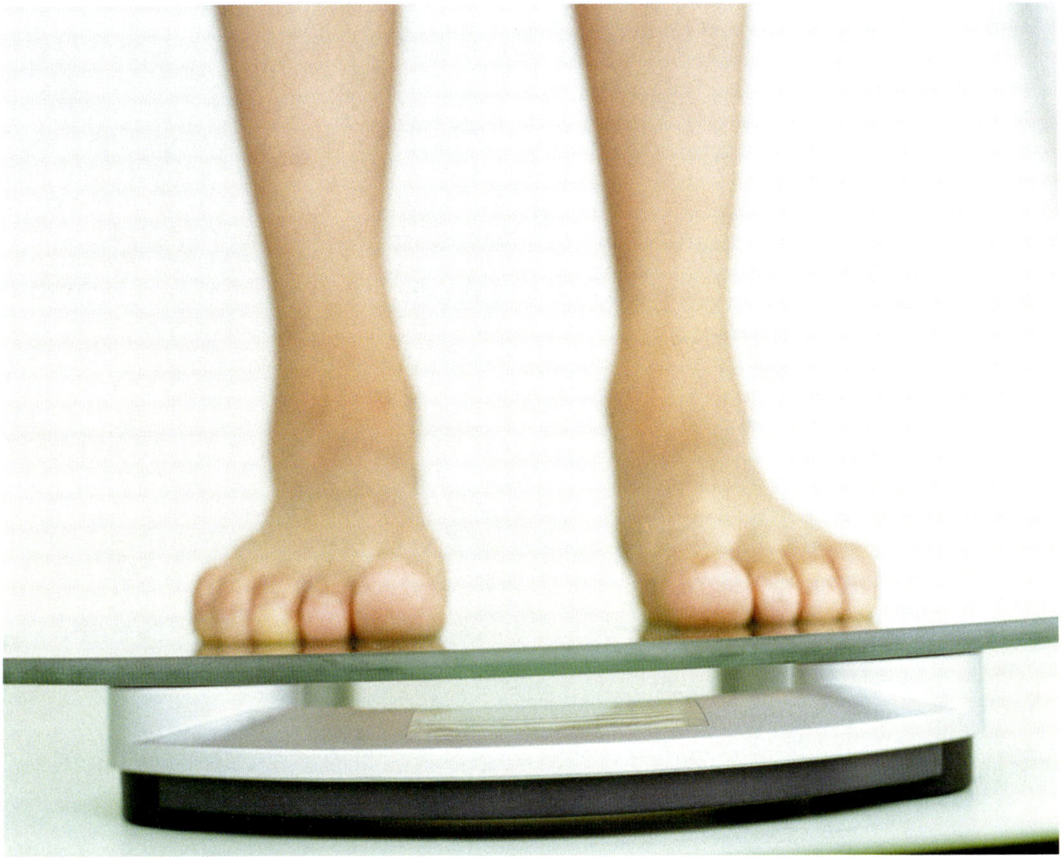

Achten Sie auf Ihr Gewicht. Bei Übergewicht werden vermehrt entzündungsfördernde Botenstoffe produziert.

Omega-6- und Omega-3-Fettsäuren in Pflanzenölen (Alle Angaben in g pro 100g Lebensmittel)			
Pflanzenöle	*Omega 6*	*Omega 3*	*Omega 6 : Omega 3*
Distelöl	*73,9*	*0,5*	*148:1*
Traubenkernöl	*69,2*	*0,5*	*138:1*
Sonnenblumenöl	*61,0*	*0,5*	*122:1*
Margarine, Linolsäure >50%	*41,1*	*0,5*	*82:1*
Sesamöl	*41,4*	*0,7*	*59:1*
Maiskeimöl	*54,3*	*1,0*	*54:1*
Erdnussöl	*25,8*	*0,8*	*32:1*
Olivenöl	*8,6*	*0,8*	*11:1*
Weizenkeimöl	*54,2*	*7,1*	*8:1*
Sojaöl	*49,5*	*7,0*	*7:1*
Walnussöl	*57,3*	*10,1*	*6:1*
Rapsöl	*20,4*	*9,3*	*2:1*
Hanföl	*60,3*	*20,2*	*3:1*
Leinöl	*15,1*	*61,5*	*1:4*

Quelle: Mod. nach: Ernährungs-Informations-System der Uni Hohenheim, 2005

So interpretieren Sie Ihre Messwerte:

Sie haben einen idealen Fettsäurequotienten

- Ihr AA/EPA-Quotient liegt zwischen 2 und 3: Sie haben einen idealen Fettsäurequotienten, der einer vorzeitigen Hautalterung wirksam vorbeugt. Etwa in diesem Bereich liegt der AA/EPA-Quotient bei den meisten Japanern, die sich nicht nur durch Gesundheit und besondere Langlebigkeit auszeichnen, sondern häufig auch über eine beneidenswerte Haut verfügen.
- Ihr AA/EPA-Quotient liegt zwischen 3 und 6: Ihr Fettsäurequotient liegt noch im Toleranzbereich. Durch einfache Umstellung der Ernährung, wie wir sie in den folgen-

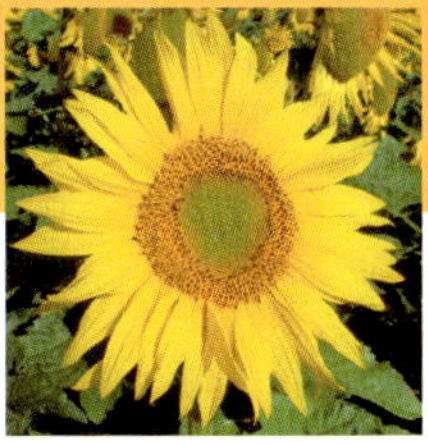

den Kapiteln noch weiter beschreiben werden, lässt sich dieser Quotient noch verbessern.

- Ihr AA/EPA-Quotient liegt zwischen 6 und 10: Achtung: Bei Ihnen überwiegen die entzündungsfördernden Fettsäuren deutlich. Wahrscheinlich verzehren Sie relativ häufig Fleisch und Fleischprodukte und nur selten Fisch und pflanzliche Öle. Für Sie sind die Ernährungsempfehlungen in diesem Buch sehr wichtig. Sie sollten durch eine Umstellung der Ernährung sowie durch Nahrungsergänzungsmittel den Fettsäurequotienten in den sicheren Bereich bringen.
- Ihr AA/EPA-Quotient liegt über 10: Vorsicht! Durch Ihren Lebensstil forcieren Sie Entzündungen und somit die Alterung Ihrer Haut und Ihres gesamten Organismus. Es ist höchste Zeit, dass Sie Ihr Ernährungsverhalten gründlich überdenken.

Für Sie sind die Ernährungsempfehlungen in diesem Buch sehr wichtig!

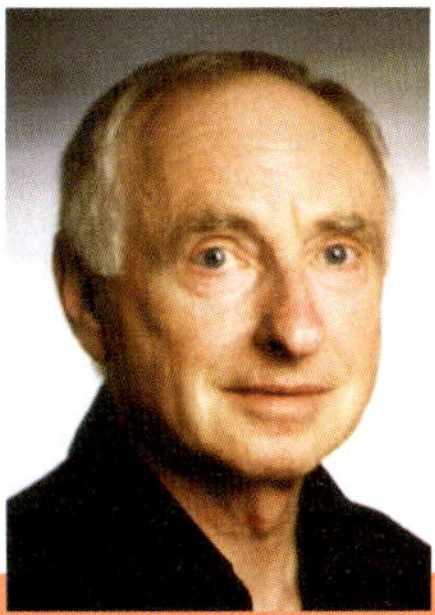

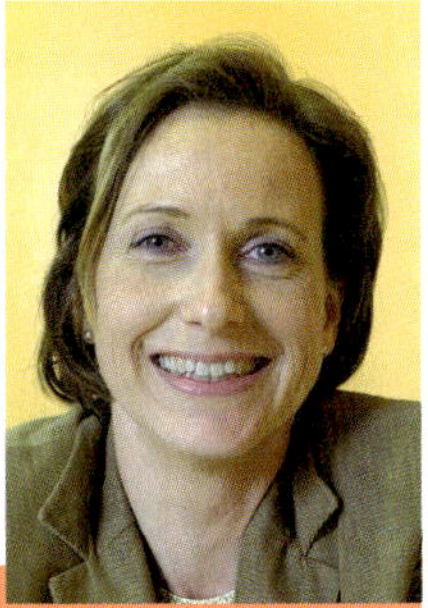

Eine reichliche Zufuhr von Pflanzenhormonen (Phytoöstrogene) können während und nach den Wechseljahren fehlende körpereigene Hormone ausgleichen und so den Abbau von Kollagen- und Elastin-Fasern in der Haut verringern. Gute Phytoöstrogenquellen sind vor allem Sojaprodukte (Sojamilch, Sojabohnen, Tofu). Zur Unterstützung der körpereigenen Hormone täglich mindestens eine Portion davon verzehren, z.B. Sojamilchshake mit frischen Beeren. Vorsicht bei Neigung zu Pigmentstörungen (Melasma).

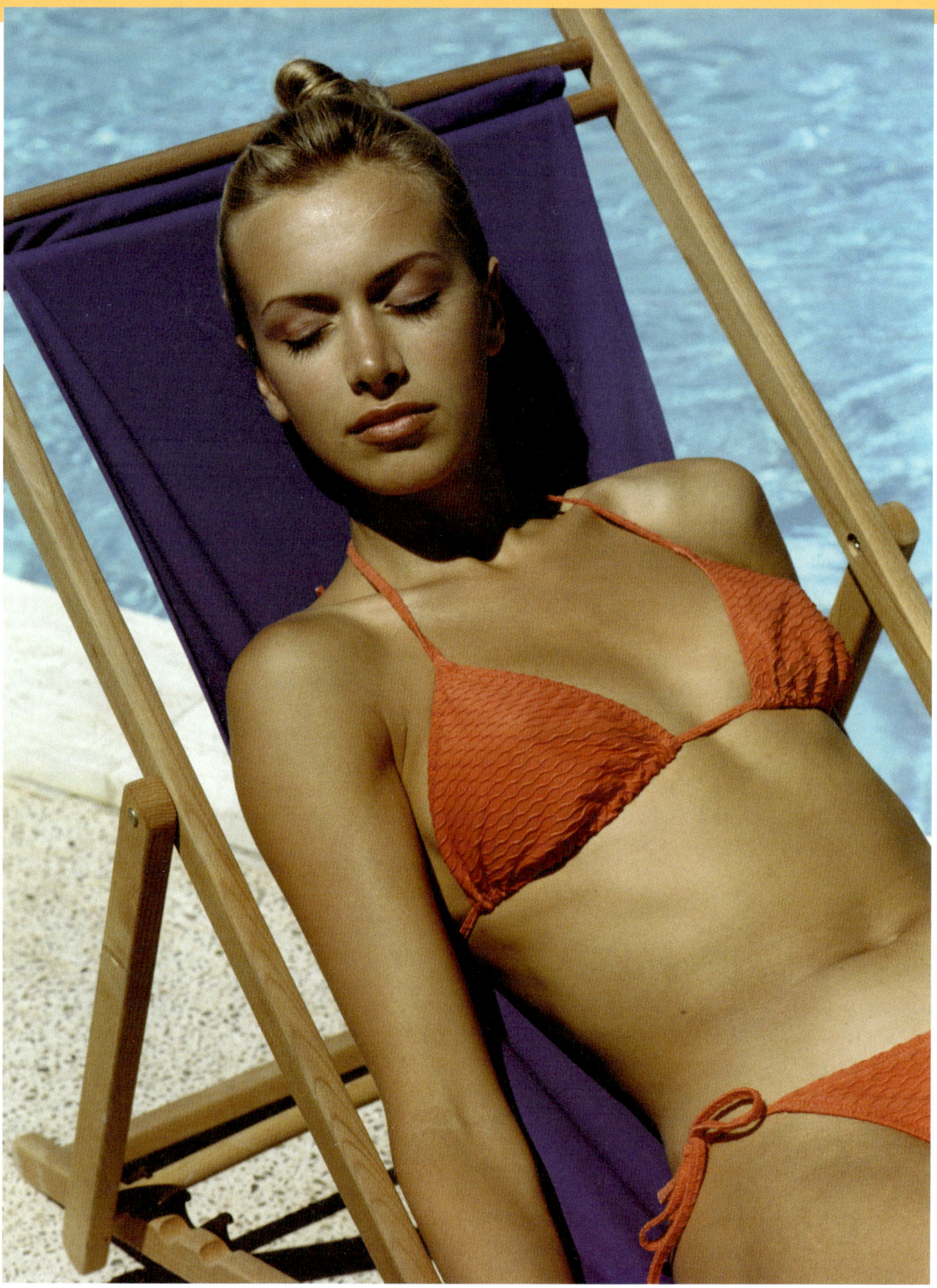

Wer die Sonne genießen möchte, sollte auf Sonnenschutz von innen und von außen achten.

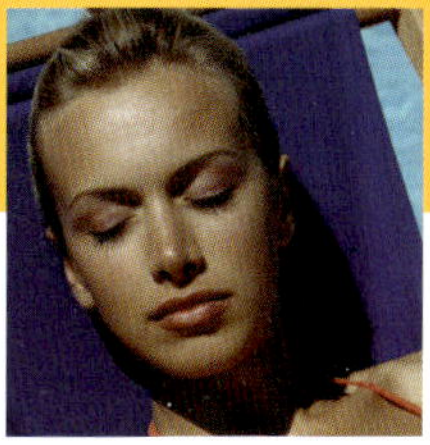

Freie Radikale und Entzündungsstress

Unser Lebensstil steht uns ins Gesicht geschrieben

»Raucher oder Nichtraucher?« – für die meisten Airline-Mitarbeiter erübrigt sich diese Frage, wenn ein Reisender an den Schalter kommt. Ein Blick ins Gesicht des Kunden genügt, um die Antwort mit einer hohen Trefferquote schon im Voraus zu kennen. Rauchern sieht man ihre Leidenschaft tatsächlich an der Haut an, denn diese ist verdickt, oft gelblich verfärbt und vor allem deutlich faltiger als die Haut von gleichaltrigen Nichtrauchern. Kein Wunder, denn während der Raucher genüsslich an seiner Zigarette zieht, überflutet er seinen Körper Zug um Zug mit 10^{13} so genannten »Radikalen«. Ausgeschrieben bedeutet das 10 000 000 000 000 aggressive Teilchen, die den Entzündungsprozess in der Haut anheizen, Körperzellen schädigen und damit den Alterungsprozess beschleunigen.

Sonne und Rauchen beschleunigen die Hautalterung um ein Vielfaches

Doch auch wer sich regelmäßig in die Sonne legt oder ins Solarium begibt, um stets eine attraktive Bräune zeigen zu können, muss zehn Jahre später mit weniger attraktiven Falten und Pigmentflecken rechnen, denn auch hier sind die freien Radikale besonders aktiv. Wenn es um die Hautalterung geht, dann summieren sich die Schwächen und Nachlässigkeiten im Lebensstil.

Das belegt auch eine japanische Studie. Wer sich regelmäßig mehr als zwei Stunden täglich sonnt und gleichzeitig stark raucht, altert danach deutlich schneller. Das Risiko für Faltenbildung ist dann 11,4-mal (!) höher als bei Nichtrauchern, die sich nur selten in der Sonne aufhalten. (Lei Yin 2001)

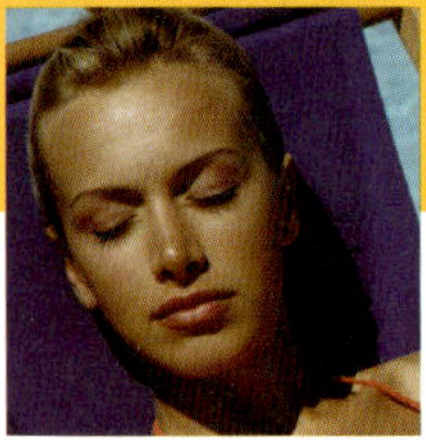

Freie Radikale sind überall!

Auch in unserer Haut werden kontinuierlich freie Radikale gebildet und wieder abgebaut

Entdeckt wurden die freien Radikalen bereits vor gut 50 Jahren von Dr. Denham Harman, einem Professor für Medizin und Biochemie an der Universität von Nebraska. Der »Vater der freien Radikale« entwickelte 1956 die Theorie, dass die meisten Veränderungen im Laufe des Alterungsprozesses vor allem durch die Angriffe der aggressiven Teilchen ausgelöst und beschleunigt werden. Auch in unserer Haut werden kontinuierlich freie Radikale gebildet und wieder abgebaut. So lange eine ausgewogene Balance besteht, nimmt unser Organismus keinen Schaden. Ist jedoch das empfindliche Gleichgewicht gestört, beschleunigen die freien Radikale die Hautalterung ganz dramatisch. Denn auch die für die Elastizität der Haut verantwortlichen kollagenen und elastischen Fasern werden durch freie Radikale geschädigt. Durch die Angriffe der freien Radikale reißen die Fasern im Bindegewebe. Die Haut wird dadurch schlaff und faltig.
Jede Körperzelle und somit auch jede Hautzelle wird täglich etwa 10.000- bis 15.000-mal von diesen »Wegelagerern« überfallen. Entkommen können wir ihnen nicht, sie sind überall und werden jeden Tag aufs Neue produziert: Durch Sonnenlicht, Stress und Zigarettenrauch, wenn wir intensiv Sport treiben oder uns falsch ernähren, bei der Verdauung oder Atmung.

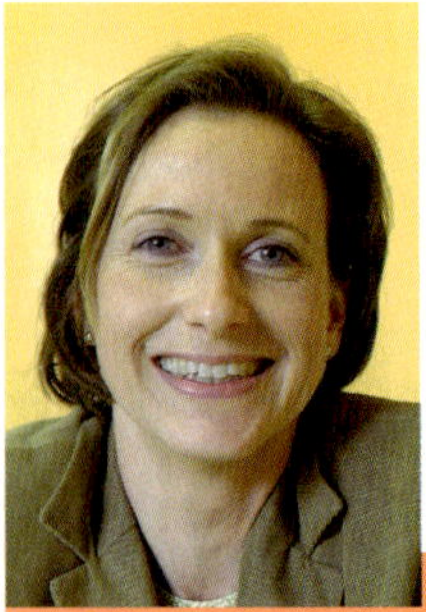

Früchte und Beeren, die erst spät und reif geerntet werden, weisen deutlich höhere Schutzwerte (ORAC-Werte) auf, als Obst, das unreif gepflückt wird und dann beim Transport nachreift. Bevorzugen Sie deshalb möglichst Früchte aus biologischem Anbau, die in Ihrer Region und der jeweiligen Jahreszeit wachsen.

Tonnenweise freie Radikale

Die wichtigste Quelle für freie Radikale ist Sauerstoff. Innerhalb von etwa 75 Jahren atmet ein Mensch etwa 17 Tonnen Sauerstoff ein. Daraus entsteht fast eine Tonne freier Radikale, vor der wir uns schützen müssen.

Was machen freie Radikale mit unserer Haut?

Ein Eisenstab, der längere Zeit Wind und Wetter ausgesetzt ist, beginnt bald zu altern, sprich zu rosten. Geschälte Äpfel werden rasch braun und unansehnlich, sobald sie mit Sauerstoff in Berührung kommen – diese Vorgänge werden in der Chemie auch als »Oxidation« bezeichnet. Doch was haben Metall und Obst mit der Hautalterung zu tun? Rosten von Metallteilen und Verfärbung von geschältem Obst wer-

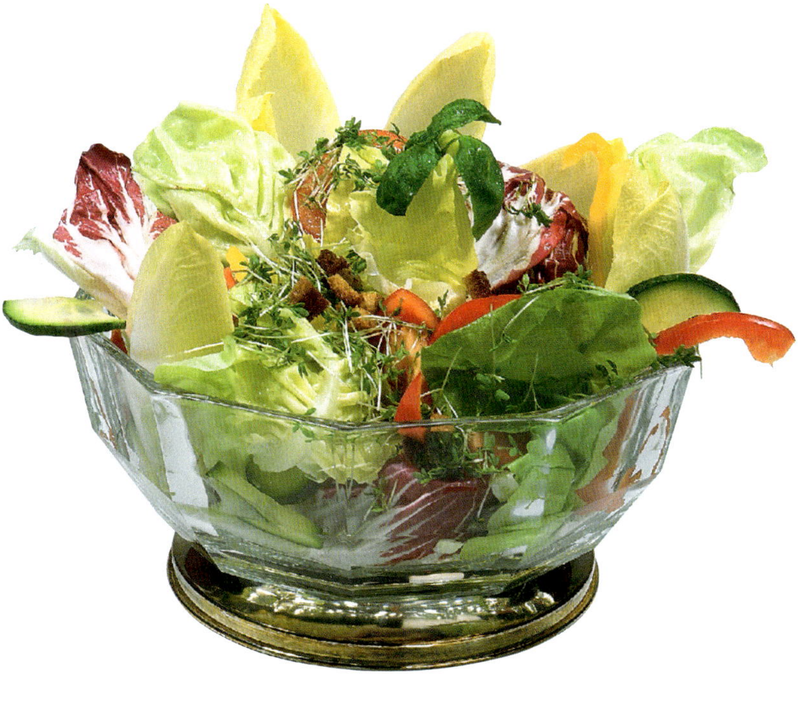

Pflanzliche Kost ist die wichtigste Waffe im Kampf gegen freie Radikale.

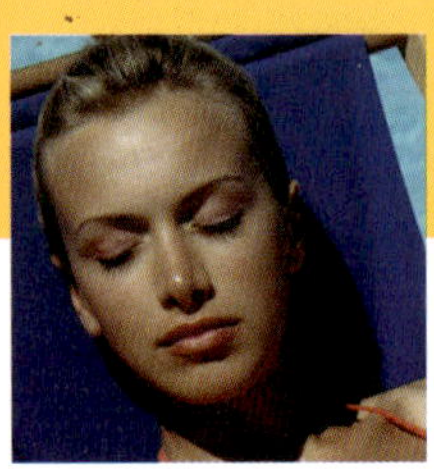

den durch so genannte »freie Radikale« hervorgerufen. Diese sind auch eine wichtige Ursache für die Alterung unserer Haut.
Auch wenn der Begriff »Radikale« sehr gefährlich klingen mag, so suchen diese Moleküle eigentlich nur etwas Gesellschaft. Der richtige Bindungspartner kann diese freien Radikale zähmen. Für unsere Zellen kann diese »Partnerschaft« allerdings fatal enden, denn die Sauerstoffradikale beschädigen die Zellmembranen und die Erbsubstanz der Zellen. Außerdem sind die freien Radikale auch eng mit dem Entzündungsgeschehen in der Haut und im gesamten Organismus verbunden.

Verzehnfachen Sie Ihr persönliches Schutzpotenzial

Obst und Gemüse – es kommt nicht nur darauf an, wieviel Sie essen, sondern auch was Sie verzehren

Unsere Verbündete im Kampf gegen die freien Radikale finden wir in Obst, Gemüse, Salat, Fruchtsäften und Tees, denn nur diese enthalten wichtige Schutzstoffe, so genannte »Radikalenfänger« oder »Antioxidantien« in nennenswerten Mengen. Die Antioxidantien sind in der Lage, freie Radikale zu binden und damit deren zerstörerisches Treiben zu beenden. Reicht es aus, einfach mal öfters in den Obstkorb zu greifen, um die Haut vor dem Einfluss der gefährlichen Moleküle zu bewahren? Nicht unbedingt! Das Schutzpotenzial, das Sie mit der Ernährung aufbauen können, hängt ganz entscheidend von den Obst- und Gemüsesorten bzw. den Getränken ab, die Sie zu sich nehmen. Denn gerade in ihrer Schutzwirkung unterscheiden sich die einzelnen Nahrungsmittel ganz erheblich. Kaum jemandem ist bisher diese Tatsache bekannt und deshalb greifen wir oft zu solchen Obst- und Gemüsesorten und Getränken, die zwar nicht schaden, allerdings auch keinen Zusatznutzen für die Haut bringen.

Antioxidative Schutzwirkung ausgewählter Obst- und Gemüsesorten und Getränke im Vergleich

Die antioxidative Schutzwirkung pflanzlicher Nahrungsmittel und Getränke ist sehr unterschiedlich. Eine hohe Schutzkapazität haben vor allem dunkle Beerensäfte, Rotwein und grüner sowie schwarzer Tee. Vergleicht man diese miteinander, so entspricht zum Beispiel das Schutzpotenzial von einem Glas Holundersaft dem von 55 Gläsern Apfelsaft.

Schutzpotenzial von Getränken im Vergleich

1 Glas Holundersaft = 2 Gläser schwarzer Johannisbeersaft = 4 Gläser Rotwein = 6 Gläser grüner Tee = 14 Gläser roter Traubensaft = 55 Gläser Apfelsaft

Schutzpotenzial von Obst und Gemüse im Vergleich

100 g Spinat = 100 g Paprika = 200 g Orangen = 240 g Rucola = 300 g Kirschen = 650 g Kopfsalat = 1900 g Gurken

Stellen Sie sich vor, zwei Personen wollen etwas für ihre Gesundheit tun. Die erste Person verzehrt 500 Gramm Pfirsiche und 500 Gramm Gurken.

Die andere Person trinkt lediglich 0,2 Liter Sauerkirschsaft. Bei oberflächlicher Betrachtung scheint die erste Person ungleich besser versorgt zu sein. Vergleicht man aber den Gehalt an aufgenommenen Schutzstoffen, hat die zweite Person – trotz der kleinen Menge – etwa achtmal mehr hautwirksamer Radikalenfänger zu sich genommen.

Die antioxidative Schutzwirkung verschiedener Obst- und Gemüsesorten ist sehr unterschiedlich

Die Schutzwirkung, das so genannte »antioxidative Potenzial« der einzelnen Obst- und Gemüsesorten oder der daraus zubereiteten Säfte kann man mit Hilfe des so genannten ORAC-Tests (oxygen radical absorbance capacity) messen. Die Schutzwirkung wird mit einem Wert (TEAC-Wert) angegeben. Je höher dieser Wert ist, desto besser

Schutzkapazität von Obst und Gemüse je 100 g

(Obst/Gemüse	mol Trolox/100g)	(Obst/Gemüse	mol Trolox/100g)
Himbeeren	1500	*Zucchini*	290
Johannisbeeren	1400	*Kiwi*	220
Erdbeeren	1000	*Avocado*	220
Oliven	1000	*Wirsingkohl*	210
Spinat	850	*Chicoree*	190
Paprika, rot	840	*Zwiebeln*	180
Peperoni	760	*Tomaten*	170
Heidelbeeren	740	*Artischocke*	160
Zwiebel	580	*Äpfel*	150
Grapefruit	520	*Kopfsalat*	130
Pilze	490	*Bohnen, grün*	130
Auberginen	490	*Grünkohl*	115
Orangen	420	*Blumenkohl*	110
Spargel	390	*Kartoffel*	80
Trauben, blau	380	*Lauch*	70
Kürbis	370	*Pfirsich*	70
Rucola	360	*Banane*	60
Mangold	350	*Sellerie*	50
Zwetschgen	340	*Möhren*	40
Radicchio	320	*Gurke*	40
Rote Beete	300	*Endivien*	30
Kirschen	290		

(Quelle: Pellegrini 2003, Proteggente 2002)

schützen die entsprechenden Nahrungsmittel die Haut und den gesamten Körper vor den Angriffen der freien Radikale.

Johannisbeersaft schlägt Apfelsaft um Längen

Der liebste Saft der Deutschen ist der Apfelsaft. Jeder von uns trinkt im Jahr etwa 13 Liter davon. Die meisten von uns sind davon überzeugt, dass sie mit dem Genuss von Apfelsaft etwas Gutes für die Gesundheit tun. Sicher hat dieser Saft eine Menge wichtiger Mineralstoffe. Eine Schutzwir-

Schutzkapazität von Getränken je 100 ml

Getränk	mol Trolox/100 ml
Holundersaft	5500
Espresso	5000
Schwarzer Johannisbeersaft	3240
Cystus-Tee	2400
Sauerkirschsaft	2320
Rotwein (Rioja/Bordeaux)	1500
Erdbeersaft	1420
Brombeersaft	1220
Moosbeerensaft	1120
Cranberrysaft	1100
Schwarzer Tee	933
Schwarzer Johannisbeernektar	930
Grüner Tee	900
Roter Johannisbeersaft	870
Sauerkirschnektar	750
Rote-Beete-Saft	780
Apfelwein	420
Roter Traubensaft	390
Multivitaminsaft	340
Orangensaft	260
Pfirsichsaft	230
Weißwein	150
Tomatensaft	110
Karottensaft	120
Bier	130
Apfelsaft	100
Weißwein	60
Weißer Traubensaft	50

(Quelle: Pellegrini 2003, Engelhardt U 1999, Rechner A 2000)

Anmerkung: Die Angaben zu den Schutz-Werten der einzelnen Nahrungsmittel sind Mittelwerte. Sie können je nach Anbau, Messmethode und Zubereitung etwas schwanken.

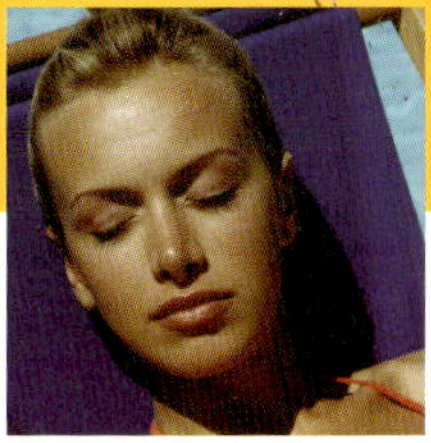

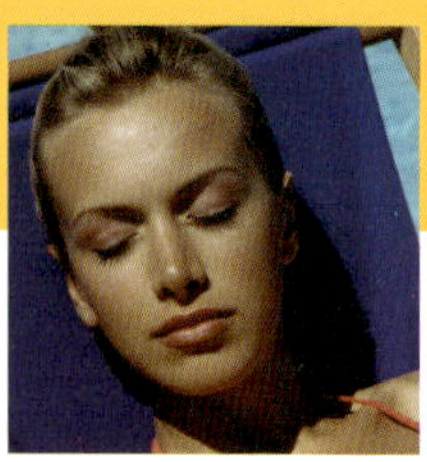

kung gegen vorzeitige Hautalterung können Sie mit diesem Getränk allerdings nicht aufbauen, denn Apfelsaft zählt zu den Getränken mit dem niedrigsten Schutzfaktor. Wenn Sie mit Apfelsaft den gleichen Alterungsschutz erreichen wollen wie mit 0,2 Liter Johannisbeersaft, müssten Sie 32 Gläser (!) (etwa 6,5 Liter!) Apfelsaft trinken.
ORAC (oxygen radical absorbance capacity) beschreibt das antioxidative Potenzial von Obst und Gemüse. In den zwei Kästen auf Seite 52–53 sehen Sie die antioxidative Kapazität pro 100 g oder 100 ml (in µmol Trolox Equivalente) in verschiedenen Obst- und Gemüsesorten sowie Getränken.

Essen Sie mehr davon! Nahrungsmittel, Gewürze und Getränke mit entzündungshemmender Wirkung

Gewürze geben den Speisen nicht nur Geschmack und Farbe, einige haben sogar entzündungshemmende Wirkung

In vielen Ernährungsbüchern und Diätratgeber erfahren Sie, was Sie nicht essen sollen. Wir nennen Ihnen Nahrungsmittel, von denen Sie ruhig mehr verzehren dürfen. Interessant für eine schöne Haut und eine Verzögerung von Alterungsvorgängen sind vor allem Nahrungsmittel, Gewürze und Getränke mit einer entzündungshemmenden Wirkung. Hier haben wir die wichtigsten im Überblick zusammengestellt.

Gelbwurz (Curcuma)
Curcuma ist ein Gewürz, das in der indischen und asiatischen Küche weit verbreitet ist. Curcuma gibt Currymischungen die gelbe Farbe und in Indien werden damit zahlreiche Gerichte mit Huhn, Fisch, Linsen oder Gemüse gewürzt.
Besonders interessant ist die stark entzündungshemmende Wirkung des Gelbwurz, denn Inhaltsstoffe des Gewürzes

Der besondere Tipp: Entzündungshemmender Gewürztee

$^1/_2$ Teelöffel Curcuma, $^1/_2$ Teelöffel Zimt und ein kleines Stück geriebener frischer Ingwer (oder $^1/_2$ Teelöffel Ingwerpulver) mit 0,5 Litern heißem Wasser überbrühen. Über den Tag verteilt trinken.

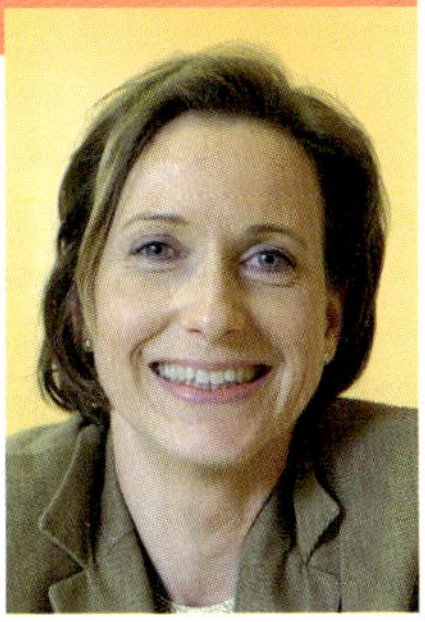

greifen direkt in die Arachidonsäurekaskade ein und blockieren so die Bildung von Entzündungsstoffen. Untersuchungen konnten zudem zeigen, dass Curcuma einen hervorragenden Schutz vor freien Radikalen und Zellschäden bietet.
Empfohlene Dosierung: Täglich etwa einen halben Teelöffel. Diese Menge kann entweder zum Würzen von Speisen verwendet werden oder als Tee getrunken werden. Curcuma gibt es auch als Kapseln.

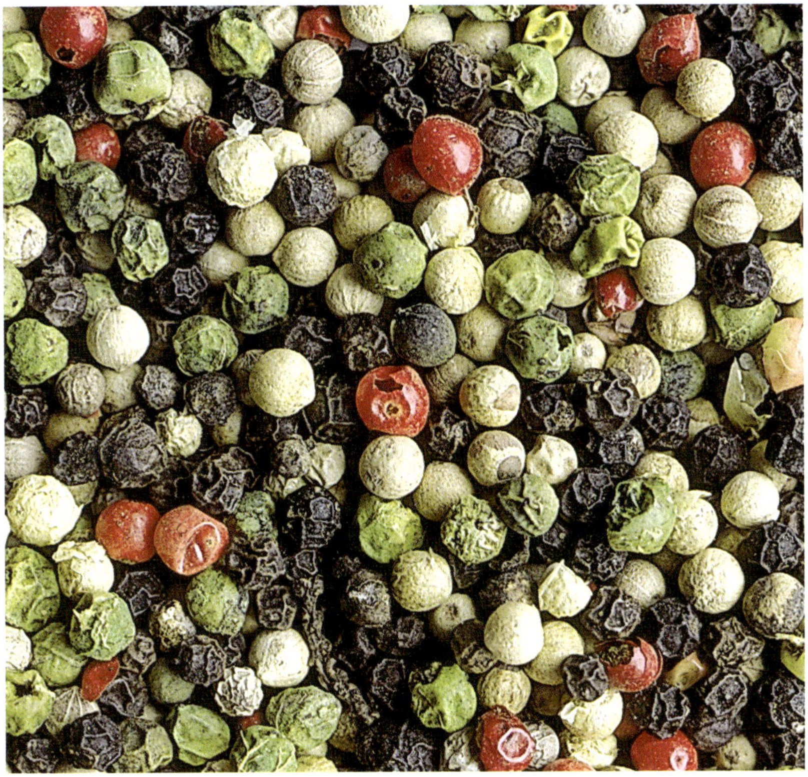

Auch das beliebte Speisegewürz Pfeffer hat verschiedene gesundheitsfördernde Inhaltsstoffe.

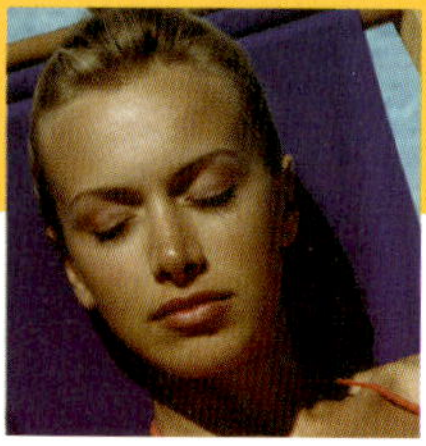

Zimt gegen Zucker

Ein hoher Blutzuckerspiegel fördert Entzündungen und beschleunigt alle Alterungsprozesse. Zimt kann einen erhöhten Blutzuckerspiegel wirkungsvoll senken. Das zeigt auch eine Studie ganz deutlich: Die Teilnehmer mussten 40 Tage lang täglich 1 bis 6 Gramm Zimt verzehren. Dadurch sank der Nüchternblutzucker bei Personen mit Zuckerkrankheit deutlich ab, teilweise um bis zu 30 Prozent. Mit dem Gewürz können aber nicht nur Diabetiker, sondern auch »Gesunde« ihren Blutzucker im Gleichgewicht halten. Zusätzlich schützen Zimtinhaltsstoffe vor freien Radikalen.

Mit Zimt können nicht nur Diabetiker, sondern auch »Gesunde« ihren Blutzucker im Gleichgewicht halten

Empfohlene Dosierung: Täglich 1/2 Teelöffel. Zimt gibt es auch als Nahrungsergänzung in Kapseln.

Ingwer – nicht jedermanns Sache, aber ausgesprochen gesund

Auch Ingwer zählt zu den »Anti-Entzündungs-Gewürzen«. Verschiedene Inhaltsstoffe verhindern die Umwandlung von Arachidonsäure in den stark entzündungsfördernden Botenstoff Leukotrien B_4. Andere Ingwerwirkstoffe können freie Radikale besser abfangen als Vitamin E.

Empfohlene Dosierung: Täglich ein etwa 1 cm dickes Stück frischen Ingwers klein schneiden und mit kochendem Wasser als Tee überbrühen oder als Gewürz verwenden, alternativ 1/2 Teelöffel Ingwerpulver. Wer Ingwer geschmacklich gar nichts abgewinnen kann, greift zu Ingwerkapseln.

Dunkle Beeren – das blaue Wunder

Rote Beerenfrüchte wie Holunder-, Johannis- und Heidelbeeren enthalten zahlreiche wertvolle Inhaltsstoffe. Vor allem die so genannten »Anthocyane«, die für die rote und blaue Farbe der Beeren verantwortlich sind, scheinen eine positive Wirkung auf die Gesundheit zu haben, denn sie

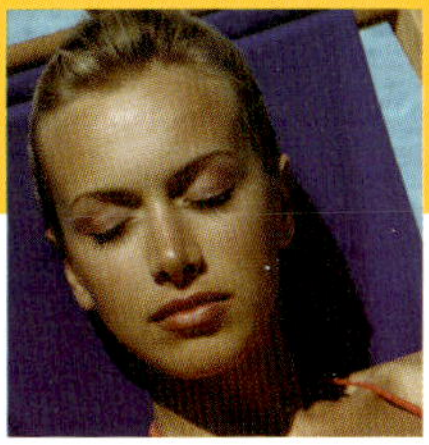

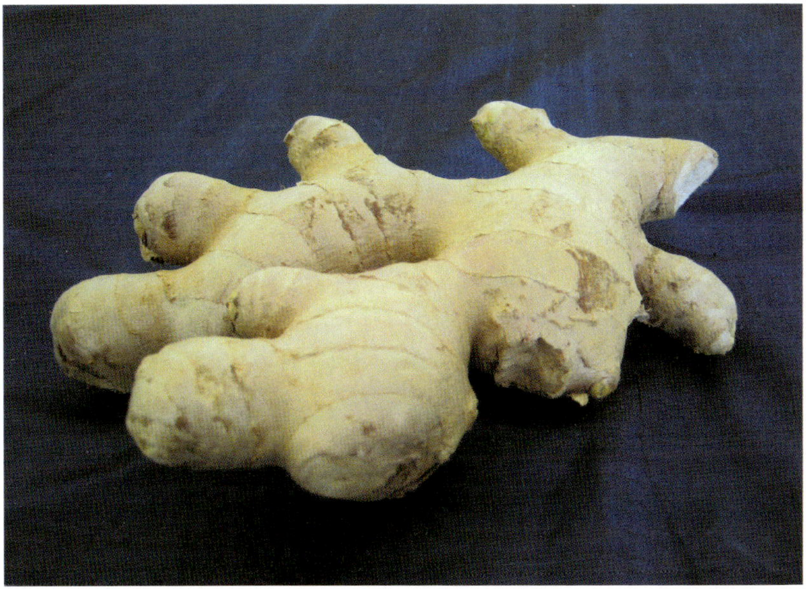

Auch Ingwer zählt zu den »Anti-Entzündungs-Gewürzen«.

sind effektive Radikalenfänger und lindern Entzündungsstress. Empfohlene Dosierung: Mehrmals wöchentlich eine Portion Beeren essen oder den entsprechenden Saft trinken.

Dunkle Schokolade – keine Sünde

Die braune Nascherei ist Gesundheit pur und wirkt manchmal wie ein Medikament, denn Gerbstoffe und pflanzliche Inhaltsstoffe (Polyphenole) sind nicht nur für den bitteren Geschmack der dunklen Schokolade verantwortlich, sondern sie schützen den Körper vor Radikalen und Entzündungen. Schon in niedriger Konzentration blockieren Schokoladen-Inhaltsstoffe das Enzym »Cyclooxigenase«, das Arachidonsäure in gefährliche Entzündungsstoffe umwandelt (Keen 2001). Empfohlen werden kann aber nur dunkle Schokolade mit mindestens 70% Kakaogehalt. Je dunkler, desto höher ist auch der Anteil an schützenden Gerbstoffen und Polyphenolen. Schweizer Forscher konnten jetzt nachweisen, dass die Polyphenole aus der Schokolade im Magen

Die braune Nascherei ist Gesundheit pur und wirkt manchmal wie ein Medikament

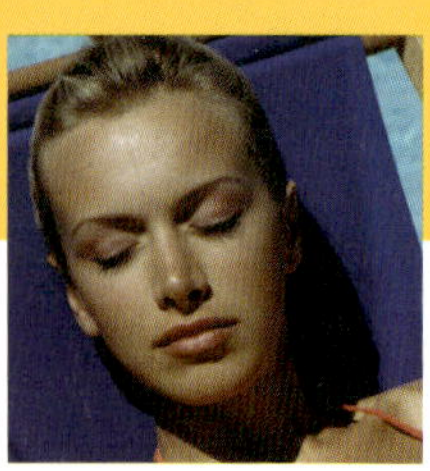

nicht abgebaut werden, sondern ins Blut gelangen, wo sie ihre schützende Wirkung entfalten können. Aktuelle Untersuchungen zeigten, dass nach dem Genuss von dunkler Schokolade im Blut der Gehalt an Schutzstoffen (Antioxidantien) deutlich ansteigt. (Nature, Bd. 424, S. 1013, 2003). Eine Tasse Schokolade enthält mehr Antioxidantien als Rotwein – allerdings nur, wenn sie mit Wasser zubereitet wird. Milch hebt die Schutzwirkung nämlich auf, denn sie bindet die Polyphenole. Gesundheitsförderlich wirkt deshalb nur dunkle Schokolade mit hohem Kakaoanteil oder »Azteken-Kakao«: Die Indianer Mittelamerikas tranken »Xocoatl« (würziges Wasser) ohne Milch und Zucker, dafür mit Pfeffer und Vanille gewürzt. Um von der Heilkraft der Schokolade profitieren zu können, sollte sie aber wohldosiert wie ein Medikament und nicht wie ein Nahrungsmittel genossen werden, denn neben den schützenden Inhaltsstoffen enthält sie auch eine nicht unerhebliche Menge Fett. Empfohlene Dosierung: täglich ein kleines Stück.

Je dunkler die Schokolade, desto wertvoller für die Gesundheit

Tee – grün schlägt schwarz

Grüner Tee (ebenso wie schwarzer) ist ein hervorragender Radikalenfänger und hat nachweislich auch eine entzündungshemmende Wirkung. Untersuchungen an Mäusen zeigten – ebenso wie Beobachtungen an Menschen –, dass regelmäßiger Genuss von grünem Tee auch vor Hautkrebs und Hautalterung schützen kann. Die wichtigsten Inhaltsstoffe des Tees sind so genannte Polyphenole, die sowohl freie Radikale unschädlich machen als auch Tumorzellen vernichten können. Der Gehalt an diesen wichtigen Schutzstoffen liegt in grünem Tee höher als in schwarzem, denn die Teeblätter werden für den grünen Tee gleich nach der Ernte getrocknet, während beim schwarzen die Blätter fermentiert werden und so wichtige Inhaltsstoffe verlieren.

Grüner Tee ist ein hervorragender Radikalenfänger

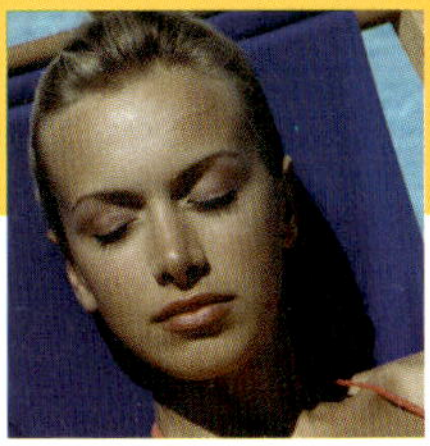

So wirkt Tee am besten:
Verzichten Sie sowohl bei grünem als auch bei schwarzem Tee auf Milch. Diese blockiert nämlich die Aufnahme wichtiger Inhaltstoffe (Polyphenole).
Kurze Aufgusszeiten sind für Teegenießer interessant. Wenn es aber um die Gesundheit geht, sollte man den Tee länger ziehen lassen, denn nur dann gelangen die Tee-Polyphenole aus den Teeblättern auch in die Tasse. Nach fünf Minuten sind bereits 84 Prozent der Wirkstoffe extrahiert, nach 10 Minuten mehr als 95 Prozent.

Je länger der Tee zieht, desto größer wird seine gesundheitsfördernde Wirkung

Empfohlene Dosierung: Um Entzündungen und Hautalterung vorzubeugen, reichen täglich vier Tassen (0,4 Liter) kräftigen Grüntees, als Heilmittel sollten es aber besser fünf bis zehn Tassen (0,5 bis 1 Liter) sein. Auf diese Mengen beziehen sich zumindest die meisten Studien.

Paranüsse – besser als Selentabletten
Das Spurenelement Selen ist unerlässlicher Bestandteil antioxidativer Enzyme, die freie Radikale vernichten und somit Entzündungen unter Kontrolle bringen können. Doch Selen ist in Mitteleuropa häufig Mangelware. Greifen Sie

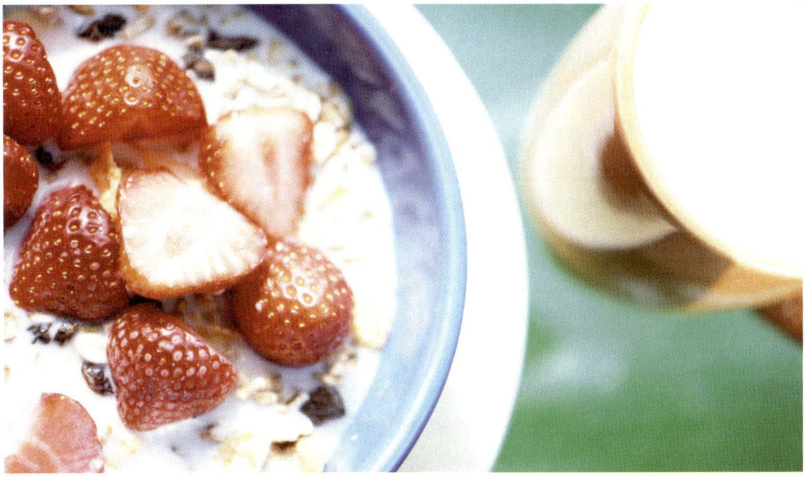

Mit Beerenfrüchten lässt sich die Haut auf besonders leckere Weise vor Schäden schützen.

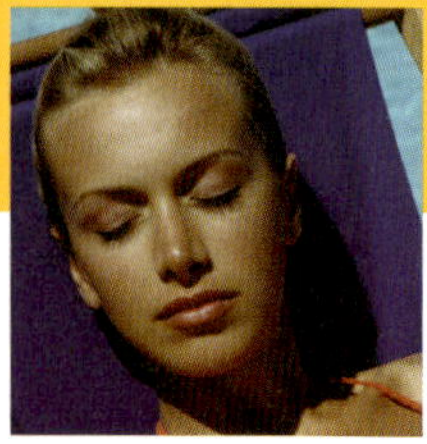

deshalb häufiger mal zu Paranüssen. Bereits eine Hand voll deckt den Tagesbedarf an Selen, der etwa 100 µg beträgt. Paranüsse zählen nämlich zu den selenreichsten Nahrungsmitteln. Auch der Chromanteil liegt recht hoch. Chrom ist vor allem für zuckerkranke Menschen wichtig. Das Spurenelement unterstützt das blutzuckersenkende Hormon Insulin bei seiner Arbeit und kann so den Blutzuckerspiegel günstig beeinflussen. Empfohlene Dosis: täglich mindestens 5 Paranüsse.

Fisch – je fetter, desto besser

Fisch, vor allem fetter, liefert wertvolle Omega-3-Fettsäuren, die im Körper in entzündungshemmende Botenstoffe umgewandelt werden und zusätzlich die Bildung von Entzündungsstoffen blockieren.

Empfohlene Dosis: Pro Woche mindestens zwei Portionen fetten Fisch verzehren.

Bitteres Leinöl hat seinen entzündungshemmenden Effekt zum größten Teil eingebüßt

Leinöl und Leinsamen – pflanzlicher Entzündungsblocker

Leinsamen und Leinöl haben von allen Nahrungsmitteln den höchsten Gehalt an Alpha-Linolensäure, einer besonders wertvollen pflanzlichen Omega-3-Fettsäure. Der menschliche Organismus kann Alpha-Linolensäure nicht selber bilden, weshalb er auf eine regelmäßige Zufuhr dieser Fettsäure durch die Nahrung angewiesen ist. Leider verändern sich die Inhaltsstoffe in Leinöl bei Kontakt mit Luftsauerstoff schnell und das wertvolle Öl büßt dadurch einen Teil seines entzündungshemmenden Effektes ein. Je bitterer das Leinöl, desto stärker haben diese Veränderungen bereits stattgefunden. Deshalb sollte man Leinöl nur in kleinen Mengen kaufen und möglichst rasch aufbrauchen oder auf Alpha-Linolensäure-Kapseln zurückgreifen.

Empfohlene Dosierung: täglich 1–2 Esslöffel Leinöl.

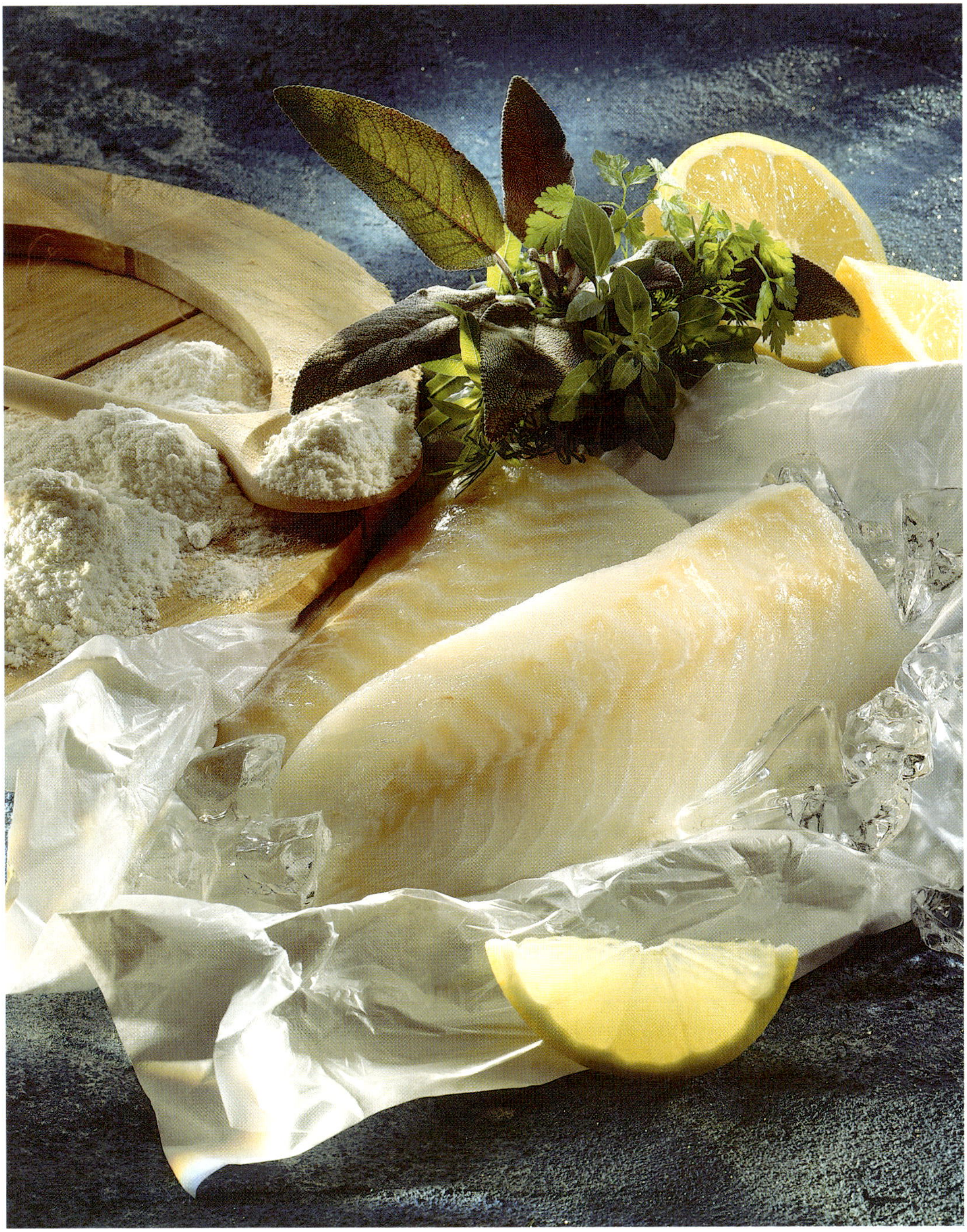

Fisch sollte zum Wohle der Haut möglichst oft verzehrt werden.

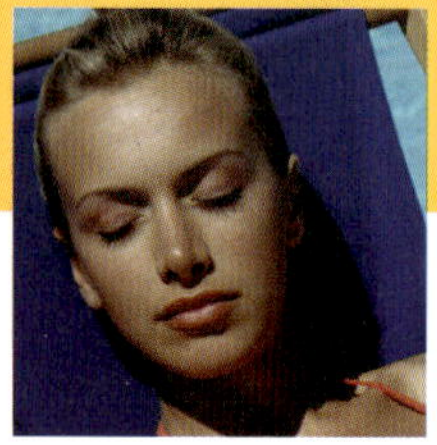

Werden Sie Ihr eigener Entzündungsdetektiv: Bestimmung des TAS-Werts und individuelle Testauswertung

Die Verteidigungsbereitschaft Ihres Körpers gegen freie Radikale können Sie anhand des so genannten TAS-Wertes bestimmen lassen

TAS-Wert (Totaler-Antioxidantien-Status) – Marker für die Schutzkapazität

Wir wissen nun, dass freie Radikale täglich milliardenfach in unserem Körper entstehen. Sie greifen die Zellen an, verursachen Entzündungen im Körper und unter der Haut und beschleunigen insgesamt Alterungsvorgänge.

Die Verteidigungsbereitschaft Ihres Körpers gegen freie Radikale können Sie anhand des so genannten TAS-Wertes bestimmen lassen. Dieser Test, für den nur eine Blutentnahme von wenigen Millilitern nötig ist und den Sie bei jedem Allgemeinmediziner durchführen lassen können, überprüft die Schutzmechanismen des Organismus. Dazu zählen sowohl körpereigene Schutzsysteme (Enzyme und spezielle Eiweiße) als auch Schutzstoffe (Vitamine, Spurenelemente, sekundäre Pflanzenstoffe).

So interpretieren Sie Ihre Messwerte:

- Ihr TAS-Wert liegt über 1,7 mmol/l: Ihre Schutzarmee ist gut aufgestellt und hat genügend Reserven, um mit dem täglichen Angriff der freien Radikale fertig zu werden. Die Bedingungen für Ihre Haut, lange jung zu bleiben, sind sehr gut, wenn auch die anderen Werte im Normbereich liegen.

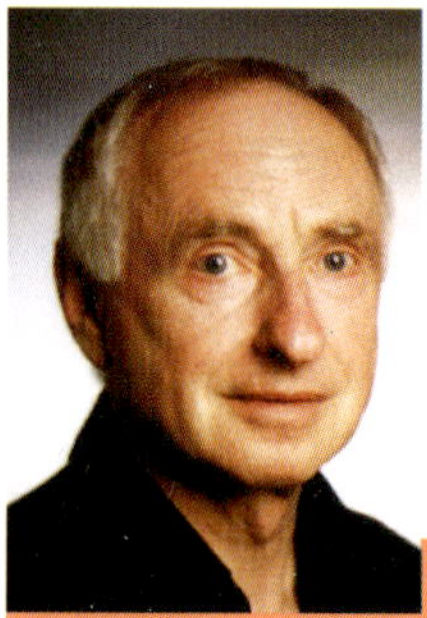

Personen, die überwiegend Obst und Gemüse mit hohen Schutzwerten (ORAC-Werten) zu sich nehmen, können die antioxidative Kapazität in ihrem Blut um bis zu 25% steigern. Greifen Sie deshalb regelmäßig zu dunklen Beeren, den entsprechenden Säften, Tees und schutzstoffreichen Gemüsesorten.

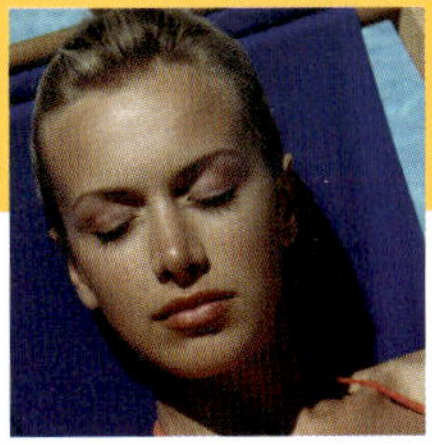

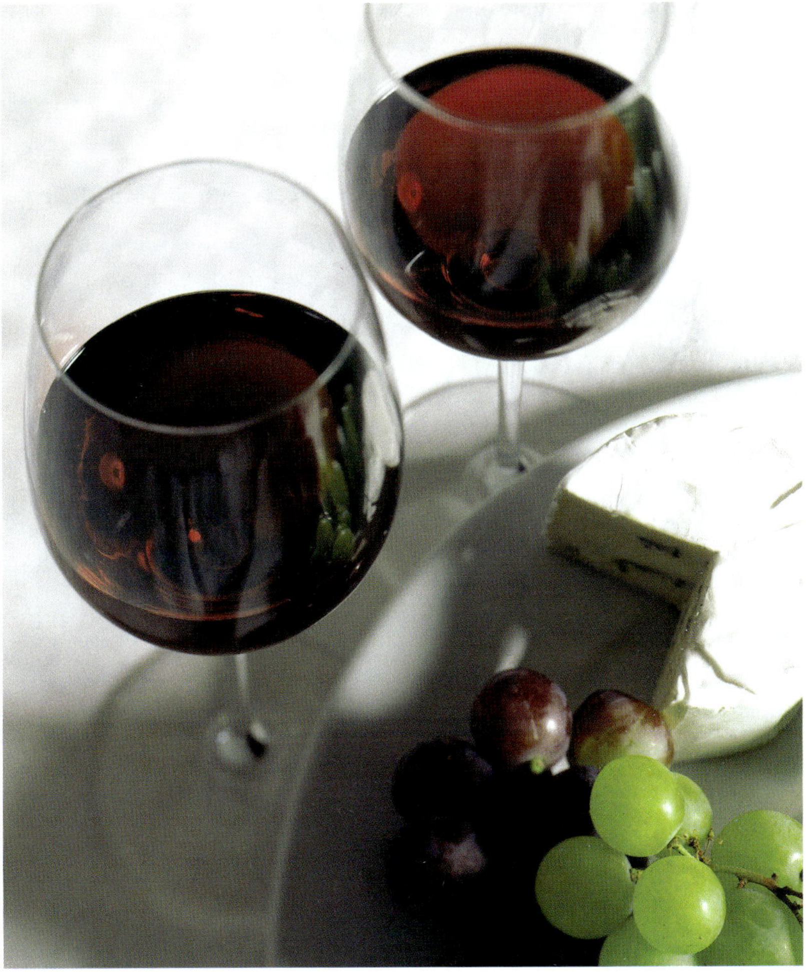

Rioja und Bordeaux zählen zu den Rotweinen mit dem höchsten Schutzpotenzial.

- Ihr TAS-Wert liegt zwischen 1,3 und 1,7 mmol/l: Ihre Schutzkapazität liegt im Normbereich. Durch eine antioxidantienreiche Ernährung können Sie Ihren TAS-Wert möglicherweise noch erhöhen.
- Ihr TAS-Wert liegt unter 1,3 mmol/l: Dies kann auf eine erhöhte Produktion von freien Radikalen, bedingt durch Krankheiten oder den Lebensstil, oder auf eine zu geringe Aufnahme von Antioxidantien hindeuten. Es besteht die Gefahr einer vorzeitigen Hautalterung.

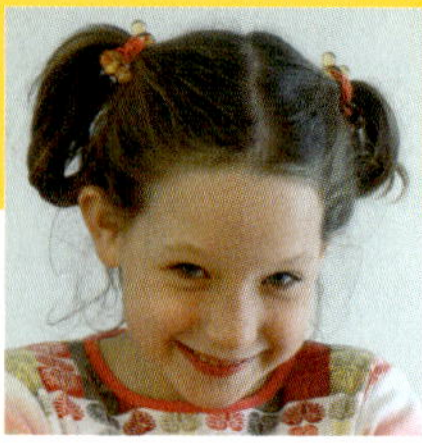

Zuckersüße Falten

Warum das Krümelmonster keine Kekse mehr essen darf

Zucker, Kuchen und Weißbrot machen Falten, wenn sie zu häufig auf dem Speiseplan stehen

Das Krümelmonster aus der Sesamstraße durfte in den vergangenen 40 Jahren so viel Kekse in sich hineinstopfen, wie es wollte. Doch damit scheint jetzt Schluss zu sein. Das Nachrichtenmagazin AP meldete nämlich, dass sich das blaue Monster in der neuen Serie zukünftig gesünder ernähren muss. Es soll jetzt mehr Obst und Gemüse essen und damit die amerikanischen Kinder von ihrem übermäßigen Konsum von Zucker und Kohlenhydraten abhalten. Denn in den letzten Jahren hat sich herausgestellt, dass Zucker und das beim Verzehr von zuckerhaltigen Nahrungsmitteln ausgeschüttete Hormon Insulin nicht nur für Übergewicht verantwortlich sind. Auch eine Vielzahl anderer Erkrankungen wird von den »gefährlichen Brüdern« Zucker und Insulin begünstigt. Inzwischen weiß man, dass chronisch erhöhte Insulinspiegel, wie sie durch den häufigen Verzehr von Süßigkeiten, Weißbrot oder Kuchen verursacht werden, auch Entzündungen triggern und für zahlreiche Zivilisationskrankheiten ebenso wie für eine vorzeitige Hautalterung verantwortlich sind.

Welche Auswirkungen eine zucker- und kohlenhydratreiche Ernährung hat, zeigte sich auch bei der Auswertung einer Langzeitstudie der renommierten Harvard Universität. Im Rahmen dieser Erhebung wurden seit 1976 Lebensstil und Ernährungsweise von 84 000 Krankenschwestern analysiert. Dabei interessierten sich die Wissenschaftler zunächst besonders für Faktoren, die das Risiko für Herz-Kreislauf-Erkrankungen erhöhen. Als die Ergebnisse im Jahre 2000 ver-

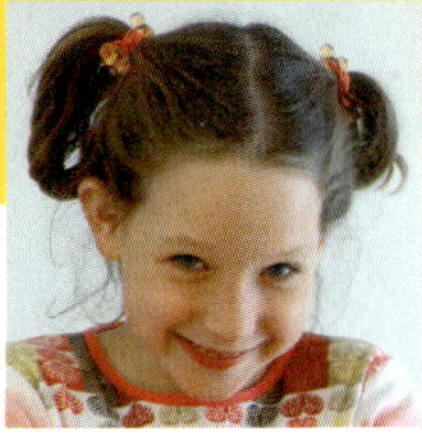

öffentlicht wurden, war die Fachwelt überrascht: Die bisher für gesund gehaltenen Kohlenhydrate stellten sich als eine Hauptursache für Zivilisationskrankheiten wie Herzinfarkt, Schlaganfall und Arterienverkalkung dar. Auch die vorzeitige Hautalterung ist teilweise Folge eines überhöhten Zuckerkonsums.

Frischer Apfelkuchen ist verführerisch, sollte aber nicht zu oft verzehrt werden.

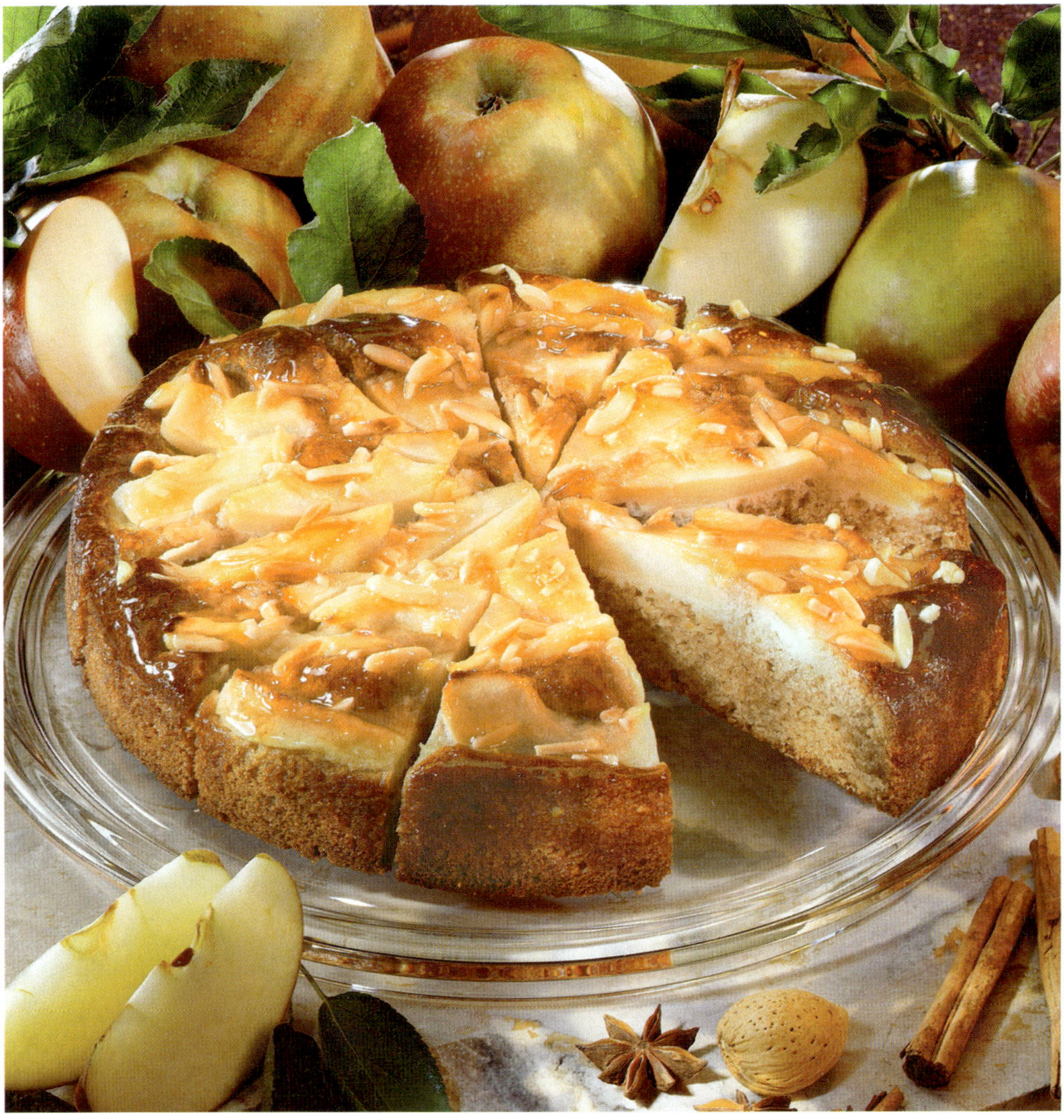

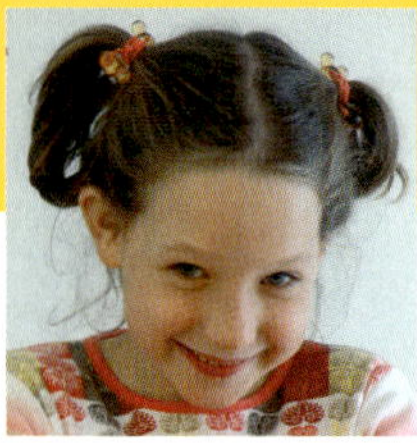

Zucker macht Falten

Ernähren Sie sich wie ein »Durchschnittsbürger«? In diesem Fall essen Sie pro Jahr mehr als 34 kg Zucker. Das sind pro Monat immerhin fast drei Kilo »Faltenbildner«

Bei der Verwertung von Zucker ist unser Organismus noch auf dem Stand der Steinzeit. Während unsere Vorfahren nur geringe Mengen langsam verwertbarer Kohlenhydrate (Zuckerverbindungen) mit niedrigem »glykämischen Index« (siehe auch Tabelle Seite 71) aus Rinden, Blättern und Beeren zu sich nahmen, stehen bei uns fast täglich zuckerhaltige, schnell verdauliche Nahrungsmittel wie Kuchen, Weißmehlprodukte oder Süßigkeiten auf dem Speiseplan. Ernähren Sie sich wie ein »Durchschnittsbürger«? In diesem Fall essen Sie pro Jahr mehr als 34 kg Zucker. Das sind pro Monat immerhin fast drei Kilo »Faltenbildner«.

Während die kleinen Zuckermengen bei unseren Vorfahren mit geringen Insulindosen verarbeitet werden konnten, muss die Bauchspeicheldrüse heute pausenlos Insulin zur Blutzuckersenkung ausschütten, um den Zucker aus dem Blut in die Zellen zu befördern. Beide, Zucker und das blutzuckersenkende Hormon treten in der Regel gemeinsam auf – und beide hinterlassen Spuren! Tatsache ist, dass die im Blut vorhandenen Zuckermoleküle die Gewebe vieler Organe schädigen und regelrecht »verkleben« können. Inzwischen wurde festgestellt, dass der Zucker (Glukose) vor allem Schäden an bestimmten Fasern des Bindegewebes, den so genannten kollagenen Fasern, verursacht. Kollagenfasern sind wichtig für eine straffe, elastische und jugendliche Haut. Wird das Bindegewebe durch einen zu hohen Zuckerkonsum angegriffen, kommt es zu Falten, die Haut verliert ihr jugendliches Aussehen.

Zuckermoleküle machen das Bindegewebe steif und unelastisch

Zunächst ist der Zusammenhang zwischen einer wenig elastischen Haut und dem Verzehr von Kohlenhydraten schwer zu verstehen, aber stellen Sie sich doch mal eine Schüssel mit Glasmurmeln vor. Die Glaskugeln rollen leicht durch

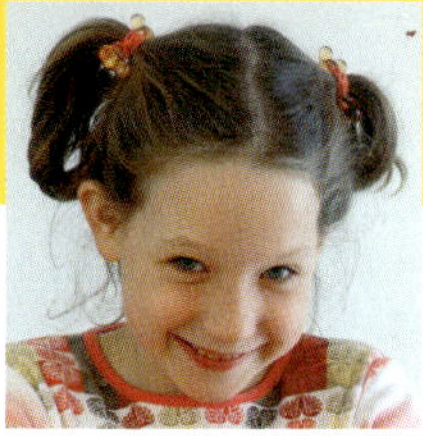

kleine Bewegungen in alle Richtungen. Nun schütten Sie ein Glas Honig hinzu. Sofort werden die Bewegungen zäher, schwieriger und langsamer.
Ähnliches geschieht auch mit der Haut unter dem Einfluss von Zucker: Die leicht überlappenden Kollagenfasern bewegen sich in jugendlicher Haut noch mühelos in alle Richtungen, gleiten ineinander und wieder voneinander weg. Wenn wir zum Beispiel die Stirn runzeln, entsteht eine Falte, die bei jungen Menschen sofort wieder verschwindet. Je älter wir werden, desto starrer und unelastischer werden auch die Fasern, die unsere Haut straffen sollen. Sie gleiten nicht mehr so reibungslos aneinander vorbei, Falten bilden sich nicht mehr von selbst zurück. Zucker hat auf diese »Gewebeverklebung« einen nicht unerheblichen Einfluss.

Hin und wieder ein Stück dunkle Schokolade ist durchaus empfehlenswert – aber bitte nicht gleich eine Schachtel.

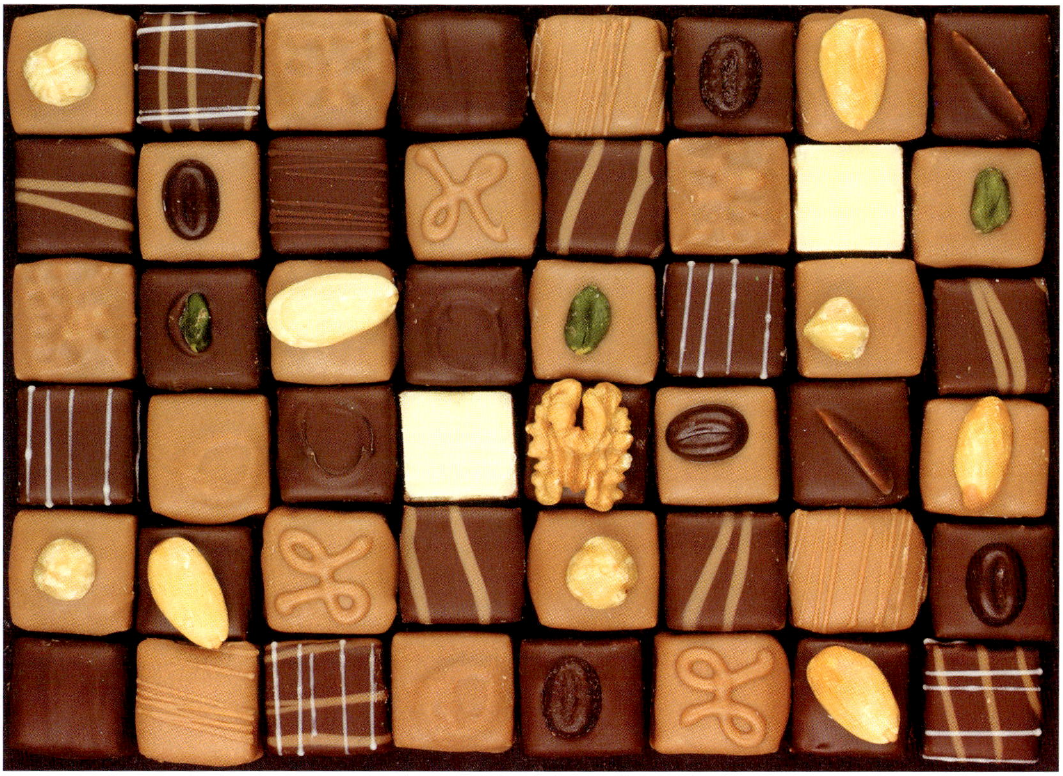

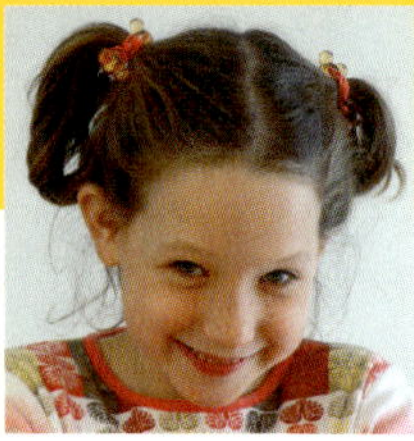

Ein hoher Zuckerkonsum beschleunigt diese Verklebung der Kollagenfasern. Die Zuckermoleküle reagieren nämlich mit Eiweißen und anderen Molekülen in der Haut und bilden so genannte »Cross-Links« aus, Querverbindungen zwischen den einzelnen Hautbausteinen. Durch diese Querverbindungen werden die Strukturen härter, unelastischer und brechen oder reißen bei Belastung schneller. Cross-Linking ist zum Beispiel verantwortlich für die Alterung von Gummi. Sicher haben Sie selber schon beobachtet, wie ein ehemals elastischer Gartenschlauch mit den Jahren starr, porös und unflexibel wird. In unserem Organismus sind diese Quervernetzungen für Faltenbildung, aber auch für die Verhärtung von Arterien verantwortlich.

Die Insulingefahr

Ist der Blutzuckerspiegel häufig oder langfristig erhöht, wird die Zellalterung beschleunigt

Die zweite Gefahr geht vom Insulin aus. Ist der Blutzuckerspiegel häufig oder langfristig erhöht, wird die Zellalterung beschleunigt, denn das Hormon setzt automatisch eine Entzündungskaskade in den Zellen in Gang, die unter anderem zu einer vorzeitigen Alterung führt.

In einem Test erhielten gesunde Personen so lange Zucker- und Insulin-Infusionen, bis ihre Insulinspiegel im Blut so hoch waren wie bei übergewichtigen Menschen mit Zuckerkrankheit. Dadurch stiegen auch verschiedene Entzündungswerte im gesamten Organismus, sogar in der Gehirnflüssigkeit an (Arch Neurol 2005, 62:1-6).

Wer sich lange eine jugendliche Haut und eine gute Figur erhalten möchte, sollte deshalb sowohl den Blutzucker- als auch den Insulinspiegel möglichst in Schach halten. Dieser Meinung sind verschiedene Wissenschaftler, so auch der

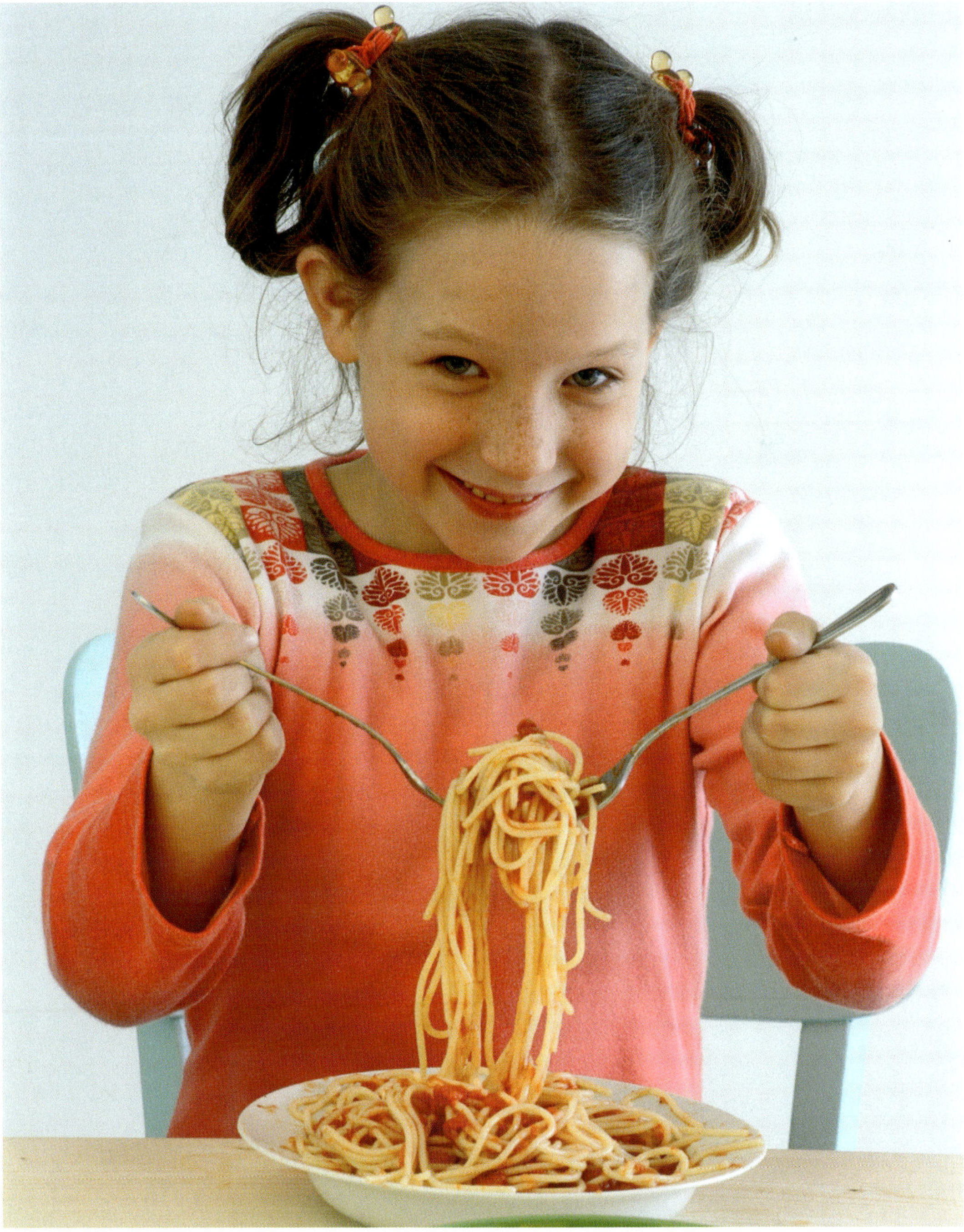

Nudeln mit Tomatensoße – ein wahres Skin-Food, wenn die Nudeln »al dente« sind.

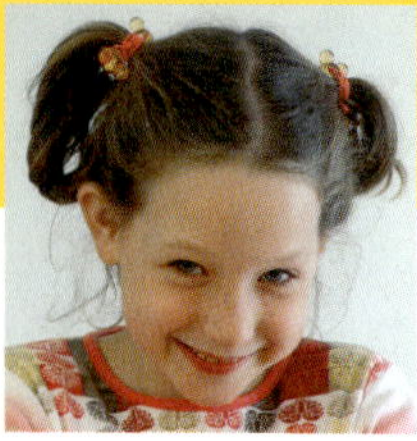

amerikanische Arzt Archer, Abteilung für Präventiv- und Familienmedizin an der Universität von Utah in Salt Lake City. Aufgrund verschiedener Studienergebnisse vertritt er die Ansicht, dass ein niedriger Blutzucker- und Insulinspiegel auch bei uns Menschen die Phase der Jugend verlängert. Eine deutliche Einschränkung des Zuckerkonsums sowie ein Verzicht auf Nahrungsmittel mit einem hohen glykämischen Index (siehe Tabelle S. 71) kann seiner Meinung nach die meisten Alterskrankheiten verhindern und das Auftreten von Alterserscheinungen verzögern (Archer 2003).

Eine Einschränkung des Zuckerkonsums kann das Auftreten von Alterserscheinungen verzögern

Glyx-Gefühle auf dem Teller

Wenn Sie sich schön essen möchten, sollten Sie deshalb vor allem Nahrungsmittel mit einem niedrigen glykämischen Index wählen. Nahrungsmittel mit einem Glyx-Index unter 60 bewahren Ihre Haut vor dem Verzuckern. Bitte beachten Sie, dass auch die Zubereitung bzw. der Reifegrad den glykämischen Index beeinflusst. So haben rohe Karotten einen glykämischen Index von 30, gekocht von 56. Bei Bananen steigt der GI mit zunehmendem Reifungsgrad. Bissfest gekochte Nudeln aus Hartweizengrieß haben einen günstigen GI von 40, je weicher die Pasta aber gekocht wird, desto höher liegt auch der glykämische Index.

Der glykämische Index

Der glykämische Index (Glyx, GI) beschreibt, wie rasch der Zucker aus dem Darm in die Blutbahn gelangt. Je schneller der Zucker ins Blut gelangt, desto höher ist der glykämische Index des Nahrungsmittels.

Glykämischer Index ausgewählter Nahrungsmittel

Nahrungsmittel mit niedrigem G-Index (bis 50)	
Zwiebeln	*10*
Knoblauch	*10*
Tomaten	*11*
Auberginen	*11*
Brokkoli	*13*
Erdnüsse	*13*
Avocado	*14*
Zucchini	*14*
Gurke	*15*
Gemüsesäfte	*15*
Sojabohnen	*18*
Erdnüsse	*21*
Cashewnüsse	*22*
Bitterschokolade	*22*
Kirschen	*22*
Grapefruit	*24*
Gerste	*25*
Milch 3,5% Fett	*27*
Linsen	*29*
Bohnen	*29*
Karotten (roh)	*30*
Sojamilch	*31*
Grüne Bohnen	*31*
Getr. Aprikosen	*33*
Getr. Feigen	*33*
Birnen	*37*
Aprikosen	*37*
Äpfel	*38*
Tomatensuppe	*38*
Pflaumen	*39*
Nudeln (al dente)	*40*
Vollkornbrot	*40*
Tomatensaft	*40*
Gepresste Säfte (zuckerfrei)	*40*
Pfirsiche	*42*
Müsli (zuckerfrei)	*43*
Orangen	*44*
Trauben	*45*

Nahrungsmittel mit mittlerem G-Index (51–60)	
Pumpernickel	*51*
Süßkartoffeln	*51*
Kiwis	*53*
Bananen (reif)	*54*
Buchweizen	*54*
Haferflocken	*55*
Mais	*55*
Vollkornreis	*55*
Konfitüre	*55*
Mango	*56*
Kartoffel (gek.)	*56*
Karotten (gek.)	*56*
Wildreis	*57*
Papaya	*58*
Kakao	*58*
Weizenkeime	*59*

Nahrungsmittel mit hohem G-Index (über 60)	
Rote Beete	*64*
Honigmelone	*65*
Graubrot	*65*
Rosinen	*65*
Ananas	*66*
Schokoriegel	*68*
Reis (weiß)	*71*
Wassermelone	*71*
Mais	*71*
Weizenbrot hell	*71*
Hirse	*71*
Brötchen	*73*
Kürbis	*75*
Pommes frites	*75*
Maischips	*75*
Mehl Typ 405	*86*
Bratkartoffeln	*95*
Traubenzucker	*100*
Getr. Datteln	*103*
Bier	*110*
Sandkuchen	*110*
Maltose (Malzzucker)	*145*

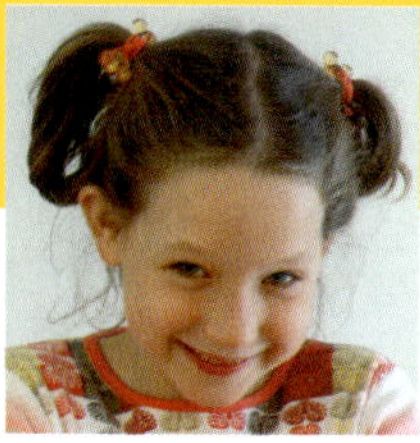

Werden Sie Ihr eigener Entzündungsdetektiv: Überprüfung des Zuckerstoffwechsels und individuelle Testauswertung

Blutzucker und Blutzuckergedächtnis – wichtig für den Zuckerstoffwechsel

Ein wichtiger Test besteht in einer Überprüfung des Zuckerstoffwechsels. Auf die Gefahr eines regelmäßig überhöhten Zuckerkonsums und eines ständig erhöhten Insulinspiegels auf Hautstruktur und Hautalterung haben wir in diesem Kapitel bereits hingewiesen. Mit der Bestimmung des Nüchternblutzuckers können Sie überprüfen, ob bei Ihnen bereits eine Zuckerverwertungsstörung vorliegt. Beim Gesunden sollte dieser Wert zwischen 70 und 100 mg/dl (4–5,5 mmol/l) liegen. Der Nüchternblutzucker gibt aber nur eine Momentaufnahme wieder.

Ein niedriger Blutzuckerspiegel – wichtig für Haut und Gesundheit

Interessant ist deshalb auch das Blutzuckergedächtnis, das so genannte »glykierte Hämoglobin« (HbA1c). Übersetzen könnte man den Begriff mit »verzuckertem Blutfarbstoff«. Anhand des Wertes lässt sich ablesen, wie der durchschnittliche Blutzucker in den letzten 2 Monaten war. Beim Gesunden liegt der Wert etwa bei 5 Prozent, liegt das HbA1c über 6 Prozent, sollten Sie ihren Zuckerstoffwechsel noch einmal von Ihrem Hausarzt überprüfen lassen. Tests zum Nüchternblutzucker und »glykierten Hämoglobin« kann jeder Allgemeinmediziner durchführen.

So interpretieren Sie Ihre Messwerte

- Ihr Nüchtern-Blutzuckerwert liegt unter 100 mg/dl, Ihr HbA1c beträgt nicht mehr als 5 Prozent: Ihr Zuckerstoffwechsel ist in Ordnung. Dennoch sollten Sie bei Kohlenhydraten auf den glykämischen Index achten, weil Nahrungsmittel mit hohem glykämischen Index stets eine

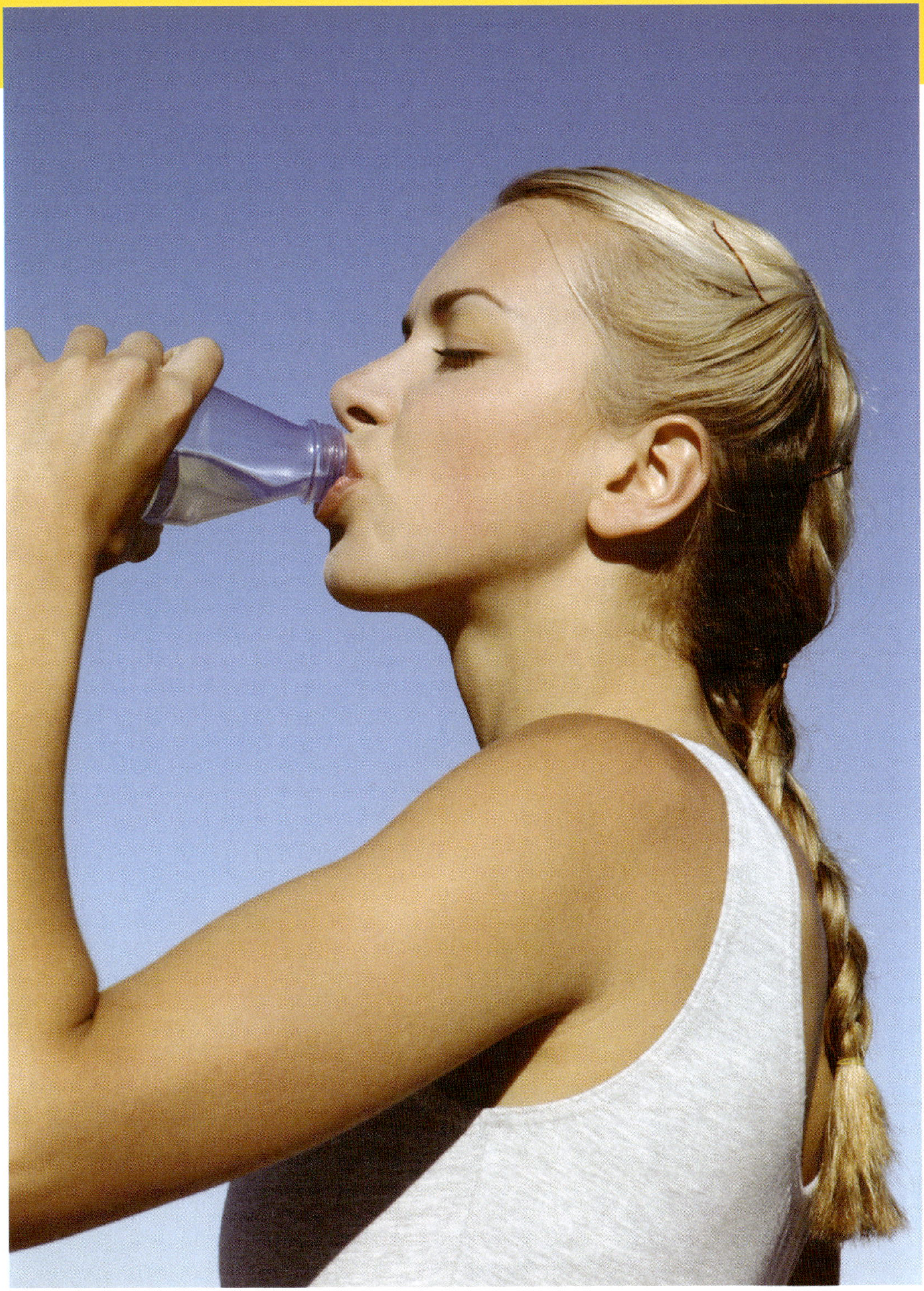

Die Haut muss auch von innen mit Feuchtigkeit versorgt werden. Mindestens zwei Liter Flüssigkeit sind dazu täglich nötig.

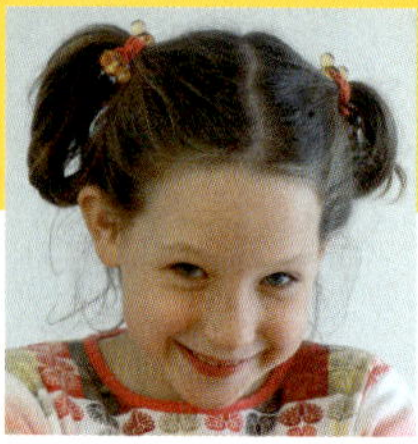

starke Insulinausschüttung bewirken und dadurch Entzündungen fördern. Längerfristig erhöhen diese Nahrungsmittel auch das Risiko für Übergewicht und Zuckerkrankheit.

- Ihr Nüchternblutzucker liegt zwischen 100 und 125 mg/dl und/oder Ihr HbA1c liegt über 5 aber noch unter 6,2 Prozent: Lassen Sie Ihre Werte noch einmal im Abstand von 14 Tagen kontrollieren. Achten Sie darauf, dass Sie wirklich nüchtern sind, d. h. mindestens acht Stunden nichts gegessen und nur Wasser getrunken haben.
- Ihr Nüchternblutzucker liegt zweimal über 126 mg/dl und/oder Ihr HbA1c liegt über 6,2 Prozent: Lassen Sie Ihren Zuckerstoffwechsel von einem Internisten überprüfen.

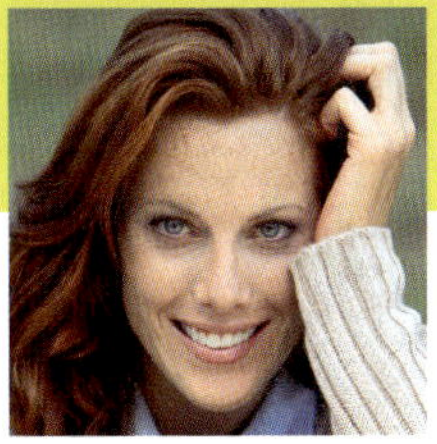

Stellen Sie Ihre Haut auf die Probe

Kennen Sie das Pflege-Etikett Ihrer Haut?

Bevor Sie ein neues Kleidungsstück waschen, werfen Sie wahrscheinlich zunächst einen Blick auf das Etikett. Hier erfahren Sie, mit welchem Waschmittel Sie die besten Ergebnisse erzielen, ob die Wäsche bei 95 Grad gereinigt werden darf oder nur eine Handwäsche mit kaltem Wasser verträgt. Nur so lässt sich vermeiden, dass der XL-Schurwollpullover innerhalb von 60 Minuten auf Kindergröße schrumpft oder die ursprünglich weiße Bluse plötzlich zartrosa schimmert.
Das individuelle Etikett ihrer Haut kennen viele nicht. Doch jede Haut reagiert anders auf Sonnenlicht und Umwelteinflüsse, neigt mehr oder weniger stark zu Entzündung und Inflamm-Aging. Eine zu Akne und Unreinheiten neigende Haut benötigt andere Ernährungsempfehlungen und eine andere Pflege als der trockene, sensible Hauttyp.

Nur wer seine Haut kennt, kann sie auch richtig pflegen

Niemand würde auf die Idee kommen, einen Sportwagen, der Super-Benzin benötigt, mit Diesel zu betanken. Auch für Ihre Haut gibt es einen »idealen Treibstoff«, mit dem Sie sie zum Strahlen bringen, Hautprobleme beseitigen und der Hautalterung wirksam vorbeugen können. Mit weniger sollten Sie sich nicht zufrieden geben. Doch dazu müssen Sie erst Ihre Haut besser kennen lernen.
Zwei Kriterien sind für die Beschreibung der Haut wichtig: Der *Sonnentyp* und der *Hauttyp*.
Mit Hilfe der Tests auf den Seiten 78 ff. können Sie diese beiden Eigenschaften, die Ihre Haut charakterisieren, bestimmen. Die Haut kann zum Beispiel sehr lichtempfindlich und

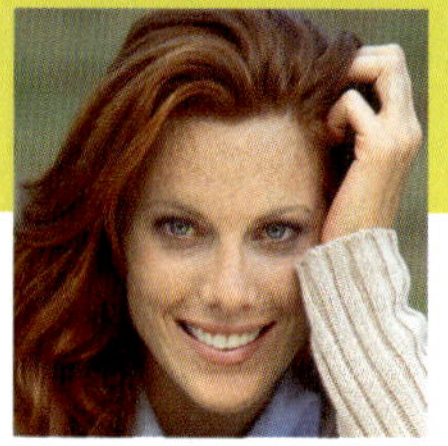

trocken sein oder sich als relativ lichtunempfindlich herausstellen, dafür aber zu Unreinheiten und Pickeln neigen. Merken Sie sich diese beiden Merkmale, denn im weiteren Verlauf des Buchs erhalten Sie – neben Tipps, die alle Hauttypen gleichermaßen betreffen – immer wieder auch individuelle Hinweise für die Besonderheiten Ihrer Haut.

Die europäische Vier-Klassen-Gesellschaft

Wir alle haben schon die Erfahrung gemacht, dass nicht jeder die Sonne gleich gut verträgt. Wie viel Licht im Einzelfall gut tut und wann es zuviel ist, hängt vor allem vom Sonnentyp ab. Die Haut kann eine bestimmte Zeit der Sonne ausgesetzt sein, ohne dass es zu Entzündungen und Sonnenbrand kommt. Die Dauer dieser Eigenschutzzeit ist von der Stärke der Sonnenstrahlen, aber auch vom individuellen Pigmentierungstyp abhängig. Entsprechend ihrer Pigmentierung und damit der Eigenschutzzeit der Haut werden die Menschen in mehrere Hauttypen eingeteilt. In Europa herrscht im Bezug auf Sonnenlicht eine Vier-Klassen-Gesellschaft.

Der Sonnentyp bestimmt aber nicht nur die Lichtempfindlichkeit der Haut, sondern ist auch wichtig für die typgerechte Ernährung, Pflege und Nahrungsergänzung.

Nicht jeder Sonnentyp verträgt UV-Licht gleichermaßen gut

Je heller die Haut ist, desto empfindlicher reagiert sie auch auf Entzündungsstress. Das liegt an der unterschiedlichen Zusammensetzung der Hautpigmente (Melanin), denn trotz der vielen Hautfarben gibt es nur zwei Arten von Melanin: Eumelanin und Phäomelanin. Menschen mit heller Haut und roten oder blonden Haaren produzieren überwiegend rötliches Phäomelanin, während dunkelhäutige Menschen über mehr Eumelanin verfügen. Menschen mit viel Phäo-

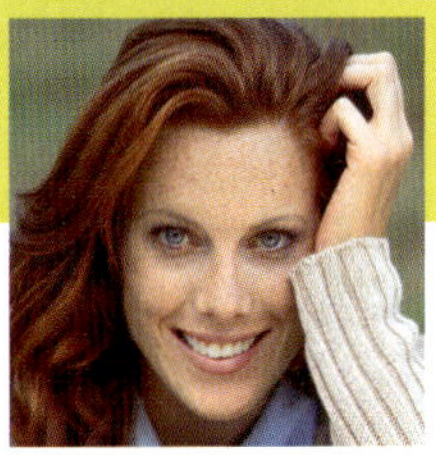

melanin sind lichtempfindlicher und anfälliger für Entzündungsstress, denn diese Hautpigmente absorbieren das Licht schlechter als Eumelanin. Amerikanische Wissenschaftler haben darüber hinaus vor kurzem festgestellt, dass das Hautpigment von Hellhäutigen nur ungenügend die hautschädlichen freien Radikale abfängt und bei Bestrahlung sogar selber schädliche Sauerstoffradikale produziert. Die Folge: chronische Entzündungen und vorzeitige Hautalterung (zu freien Radikalen siehe S. 49 ff.). Menschen, deren Haut sehr viel Phäomelanin enthält (Sonnentyp 1 und 2) müssen mit der Ernährung eine Extraportion Schutzstoffe zuführen.

Die Empfindlichkeit hängt vom Sonnentyp ab. Kinder sollten immer wie Sonnentyp 1 behandelt werden.

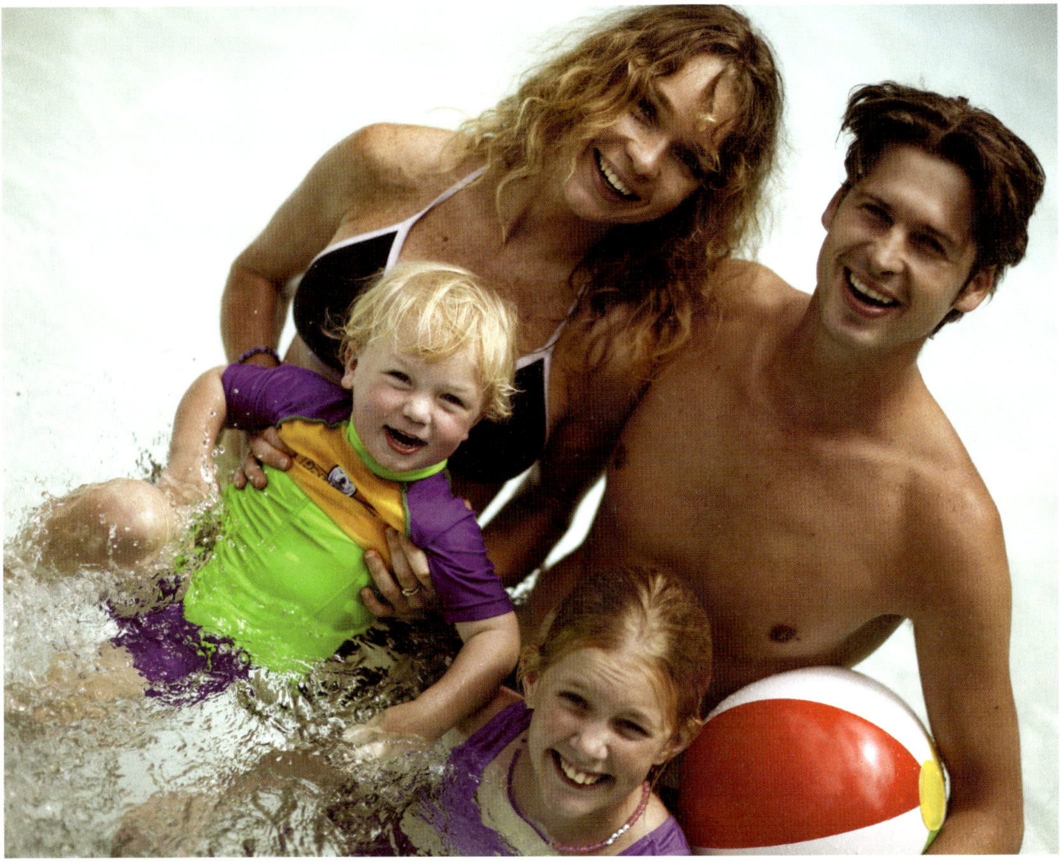

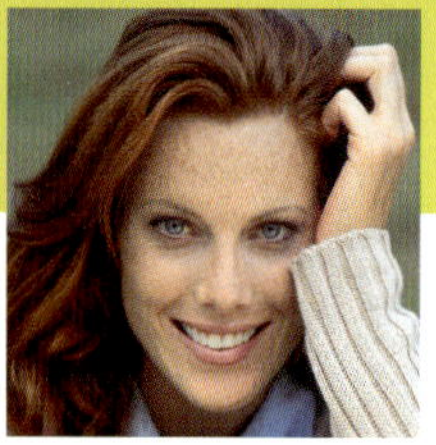

Eumelanin ist hingegen ein wirkungsvoller Radikalenfänger und schützt mit einer gleichmäßigen Pigmentdecke die Hautzellen vor UV-Strahlen. Die Lichtalterung steht hier nicht im Vordergrund.

Sind Sie der Heidi-Klum-Typ oder kommen Sie eher nach Boris Becker?

Bestimmen Sie Ihren Sonnentyp

1. Meine Haut ist

a) sehr hell mit vielen Sommersprossen	1 Punkt
b) hell, aber keine oder wenige Sommersprossen	2 Punkte
c) im Winter hell bis hellbraun, bräunt im Sommer schnell	3 Punkte
d) auch im Winter nicht ganz hell, im Sommer olivenfarben oder braun	4 Punkte

2. Meine Augenfarbe ist

Auch die Augenfarbe gibt Hinweis auf den Sonnentyp

a) hellblau	1 Punkt
b) hellgrau	1 Punkt
c) grün	2 Punkte
d) blau	2 Punkte
e) grau	2 Punkte
f) hellbraun	3 Punkte
g) dunkelbraun	4 Punkte

3. Meine natürliche Haarfarbe ist

a) rötlich oder hellblond	1 Punkt
b) blond	2 Punkte
c) hellbraun	3 Punkte
d) dunkelbraun oder schwarz	4 Punkte

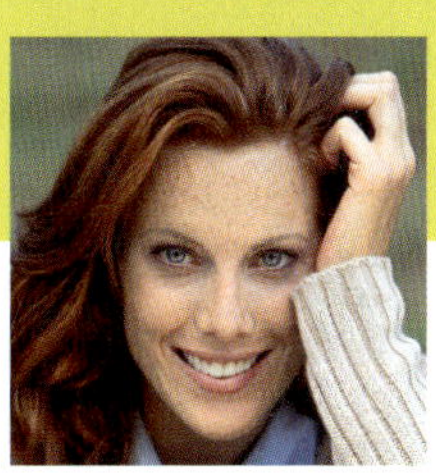

4. Einen Sonnenbrand bekomme ich

a) fast immer und schon nach kurzem Sonnenbad	1 Punkt
b) häufig, vor allem, wenn meine Haut noch nicht an die Sonne gewöhnt ist	2 Punkte
c) eher selten	3 Punkte
d) eigentlich nie	4 Punkte

5. Im Sommer werde ich

a) eigentlich nicht braun, selbst wenn ich oft in der Sonne bin	1 Punkt
b) nach einer Gewöhnungszeit und einigen Sonnenbädern leicht braun	2 Punkte
c) nach wenigen Sonnenbädern zunehmend braun	3 Punkte
d) sehr schnell und deutlich braun	4 Punkte

6. Die Bräune nach dem Urlaub hält

a) nur wenige Tage an. Wenn ich zu Hause bin, ist die Haut meist schon wieder blass	1 Punkt
b) ein bis zwei Wochen, dann werde ich schon wieder blasser	2 Punkte
c) recht lange, wenn ich einmal braun bin, behalte ich die Bräune auch über den Sommer	3 Punkte
d) sehr lange an. Eigentlich bin ich das ganze Jahr über etwas braun	4 Punkte

Wie braun werden Sie im Sommer?

7. Wenn ich ins Solarium gehe,

a) werde ich dadurch fast nicht braun	1 Punkt
b) benötige ich mehrere »Bräunungseinheiten«, damit ich etwas Farbe bekomme	2 Punkte
c) bekomme ich schon nach wenigen Besuchen eine deutliche Bräune	3 Punkte

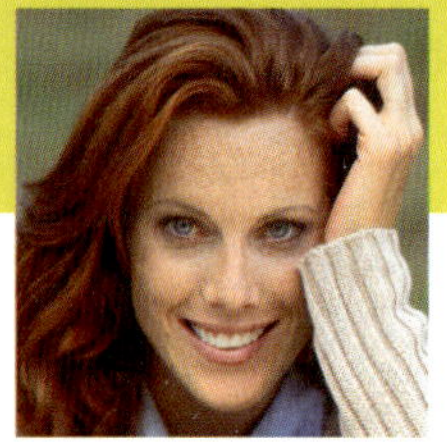

d) komme ich bereits nach einem Besuch deutlich gebräunt aus dem Solarium 4 Punkte

Bitte addieren Sie die sich aus den einzelnen Fragen ergebenden Punkte. Die Auswertung finden Sie auf den folgenden Seiten.

Test-Auswertung:

7–12 Punkte, Sonnentyp 1: Sie sind der Nicole-Kidman- oder Boris-Becker-Typ

Charakteristik

Sonnentyp 1 ist in Mitteleuropa selten

Ihre Haut ist eine »Rarität«, denn der Sonnentyp 1 ist in Mitteleuropa selten. Nur etwa zwei Prozent der Menschen werden dem Sonnentyp 1 zugerechnet. Typisch für den »keltischen« oder »irischen« Sonnentyp sind im Sommer wie im Winter eine »vornehme Blässe«, rötliche oder hellblonde Haare, hellblaue, grüne oder hellgraue Augen und viele Sommersprossen. Ihre Haut bräunt fast nie und nach jedem ungeschützten Sonnenbad ist die Haut erst rot, dann aber wieder weiß. Die Eigenschutzzeit der Haut beträgt nur vier bis zehn Minuten, die Alterungsschutzzeit sogar nur drei bis acht Minuten. Im Sommer sollten Sie deshalb nie das Haus verlassen, ohne vorher eine Sonnencreme aufgetragen zu haben.

Vorzüge des Sonnentyps 1

Ihre Haut ist, vor allem, wenn sie vom Hauttyp eher normal bis trocken ist, wie ein Kaschmirpullover – wunderschön, fein und zart, aber leider auch sehr empfindlich und pflegeintensiv. Der Sonnentyp 1 neigt weniger als andere Sonnentypen zu Pigmentflecken und wulstigen Narben.

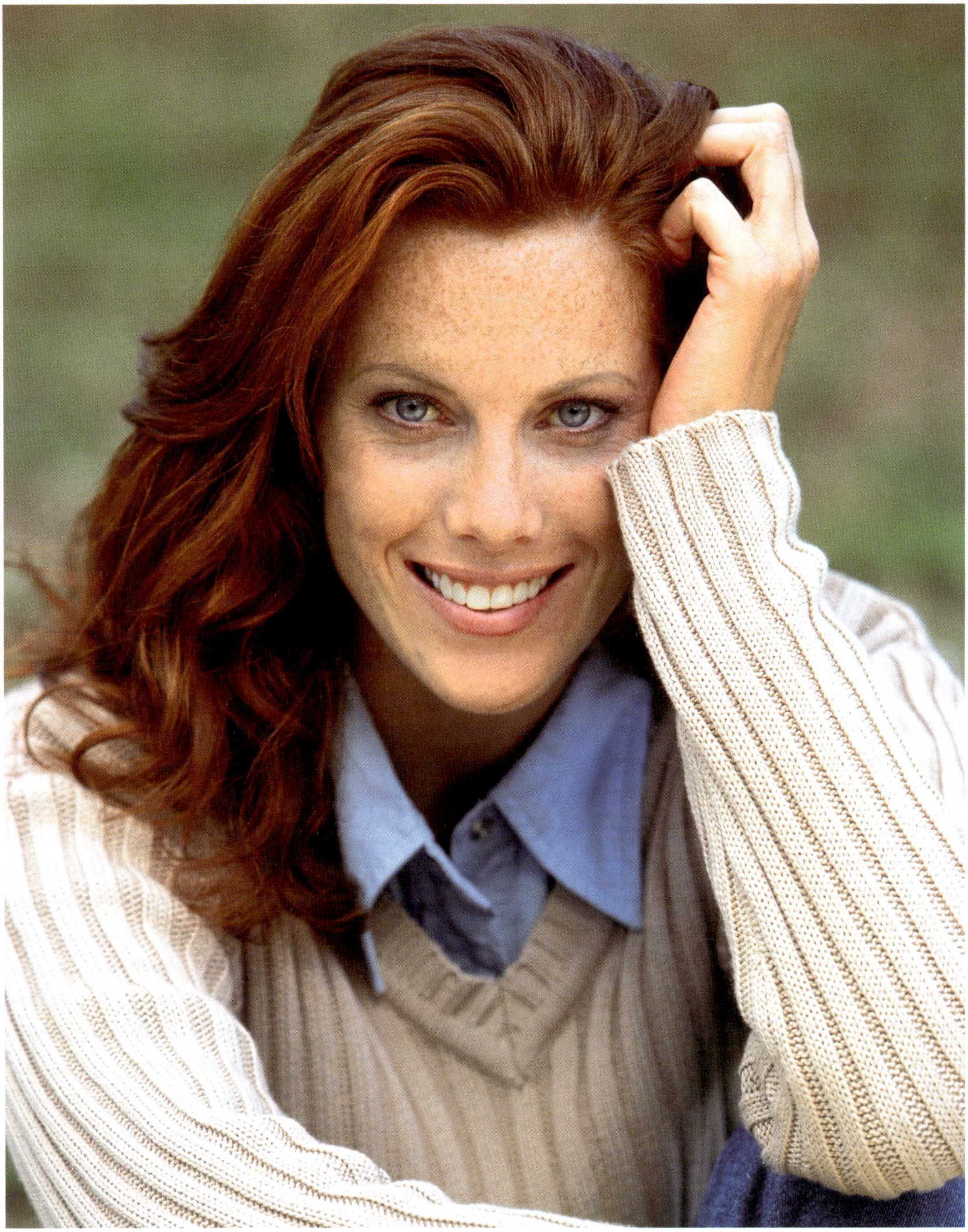

Sommersprossen und rote Haare sind typisch für den Sonnentyp 1.

Der Lichtschutzfaktor (LSF) gibt nur den Schutz vor UV-B-Strahlen an. Wenn Sie die Hautalterung wirksam verzögern möchten, benötigen Sie auch einen wirksamen UV-A-Schutz. Bevorzugen Sie Sonnenschutzmittel mit einem UV-A-Schutz nach »Australischem Standard«. Diese Präparate halten mindestens 90% der UV-A-Strahlen zurück.

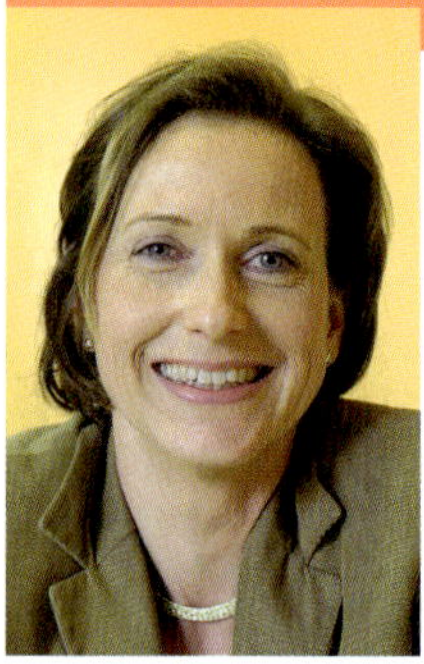

Sonnentyp 1 – dieser Hauttyp benötigt einen besonderen Schutz

Probleme des Sonnentyps 1

Auf diese Haut müssen Sie besonders gut aufpassen, denn das Schutzsystem des Sonnentyps 1 ist schlecht ausgebildet. Dieser Hauttyp benötigt einen besonderen Schutz, damit chronische Entzündungen und Sonnenlicht nicht schon sehr früh Schäden anrichten. Die Pigmentzellen des Sonnentyps 1 produzieren nur sehr wenig Hautfarbstoff (Melanin). Da dieses Pigment, das normalerweise die Sonnenstrahlen absorbiert, weitgehend fehlt, ist die Haut nur schlecht vor UV-Strahlen geschützt. Das Risiko für Falten und vorzeitige Hautalterung ist – wenn Sie nicht auf Sonnenschutz und eine schutzstoffreiche Ernährung achten – bei diesem Hauttyp am

Sonnentyp 1 und 2 – Augen-Blick mal!

Bei Hellhäutigen besitzen die Augen ebenso wenig Pigment wie die Haut. Deshalb faszinieren Menschen mit Sonnentyp 1 und 2 oft durch strahlende Augen. Doch die helle Iris lässt auch viel Sonne durch. Bei Menschen mit blauen Augen treffen Tag für Tag hundertmal mehr schädliche Lichtstrahlen auf den so genannten »gelben Fleck« (Macula) im Auge wie bei Personen mit braunen Augen. Der »gelbe Fleck« ist der Ort des scharfen Sehens. Wird er im Laufe des Lebens durch eine Überdosis Licht und einen Mangel an Schutzstoffen geschädigt, kann das zu Augenschäden und Trübung der Augenlinse führen. Menschen mit Sonnentyp 1 und 2 sollten deshalb nicht nur die Haut, sondern auch die Augen vor UV-Licht schützen. Neben einer guten Sonnenbrille ist hierzu eine Extraportion Schutzstoffe von innen notwendig. Zum Schutz der Augen sind vor allem Lutein und Zexanthin wichtig, die in Spinat, Rucola, Lauch und Brokkoli enthalten sind.

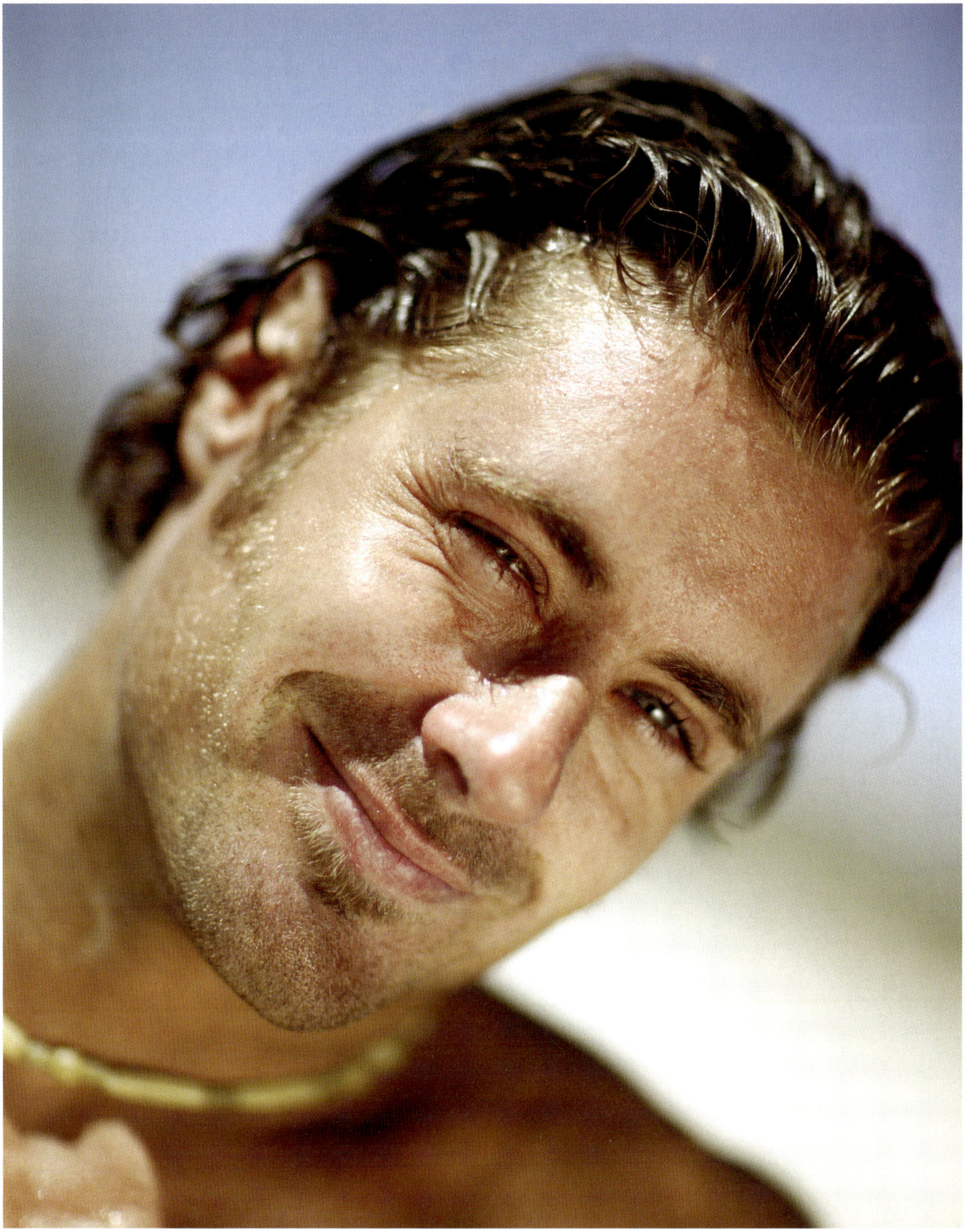

Auch der blonde und blauäugige Sonnentyp 2 sollte nicht zu sehr mit der Sonne flirten.

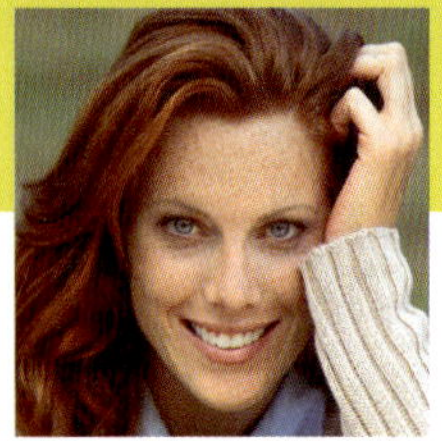

höchsten. Auch Altersflecken treten verstärkt im mittleren Lebensalter auf. Oft geht helle Haut auch mit einer erhöhten Empfindlichkeit einher und reagiert nicht selten auf Gewürze, heiße Speisen, Alkohol – aber auch auf Umwelteinflüsse und Kosmetikinhaltsstoffe – irritiert bis gereizt. Durch die oft sehr dünne Haut sieht man häufig erweiterte Äderchen.
Tipps für eine typgerechte Ernährung finden Sie auf Seite 109 ff.

13–18 Punkte, Sonnentyp 2: Sie sind der Heidi-Klum- oder Brad-Pitt-Typ

Charakteristik

Menschen mit Sonnentyp 2 werden auch im Sommer nicht extrem braun und bekommen häufig einen Sonnenbrand

Sie entsprechen – wie etwa zwölf Prozent der Mitteleuropäer – dem Sonnentyp 2, dem »germanischen Typ«. Die meisten Menschen mit Sonnentyp 2 haben hell- bis mittelblondes Haar und blaue oder grüne Augen. Sie sind zwar nicht ganz so empfindlich und hellhäutig wie der irische Hauttyp, werden aber auch im Sommer nicht extrem braun und bekommen häufig einen Sonnenbrand. Die Eigenschutzzeit der Haut beträgt nur zehn bis 20 Minuten. Vorgänge, die die Hautalterung beschleunigen, setzen bereits nach acht bis 15 Minuten ein.

Vorzüge des Sonnentyps 2

Ihre Haut ist nicht ganz so empfindlich und blass wie die des Sonnentyps 1, dennoch erscheint sie in jungen Jahren meist als sehr zart und ebenmäßig. Die Neigung zu übermäßiger Narbenbildung oder Pigmentflecken ist gering.

Probleme des Sonnentyps 2

Auch dieser nordische Hauttyp ist nicht für ausgedehnte Sonnenbäder, lange Strandaufenthalte oder Südseeurlaube geschaffen. Aufgrund der nur mäßig aktiven Pigmentbil-

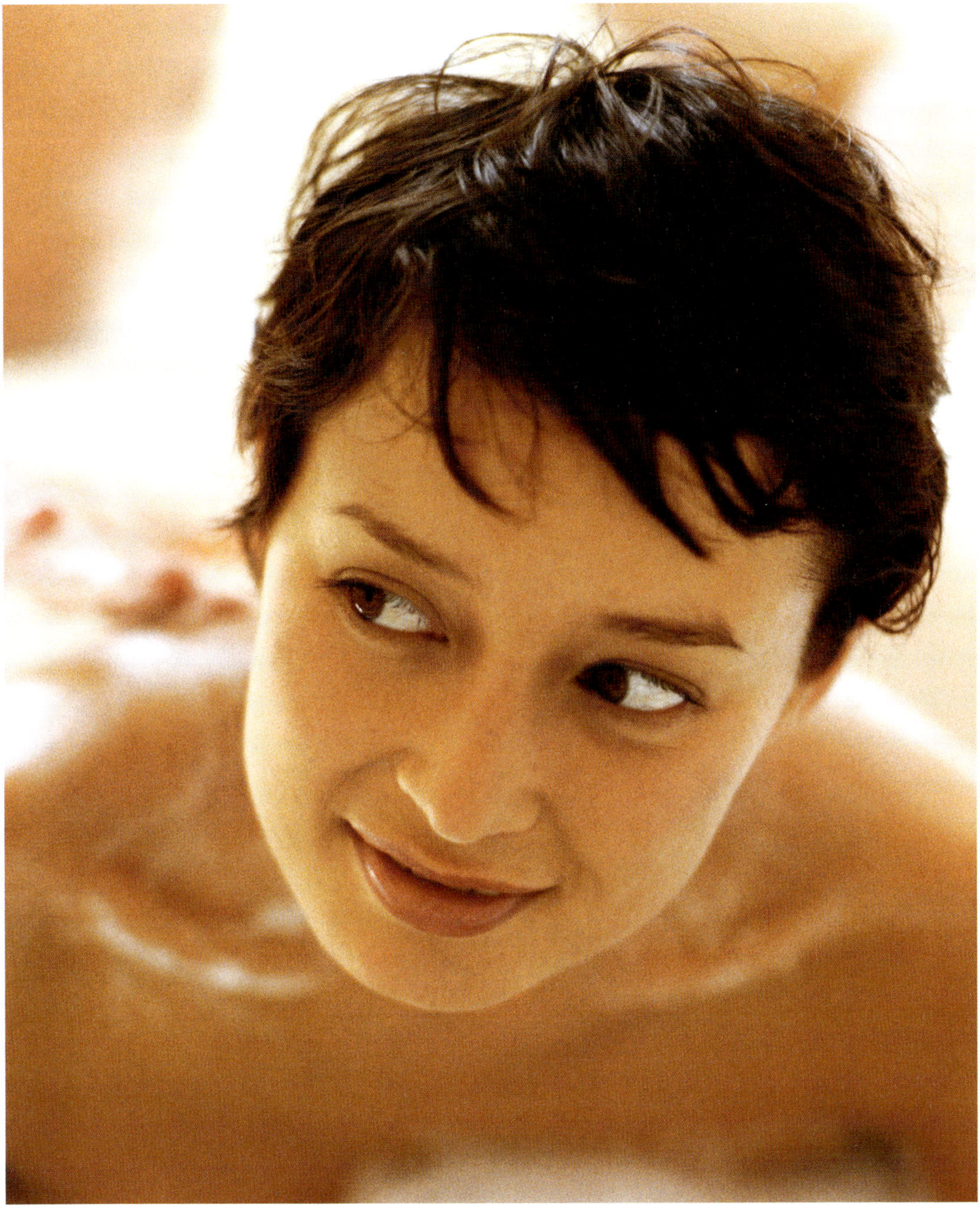

Dunkle Haare und hellbraune Augen wie beim Sonnentyp 3 nehmen nicht jeden Sonnenstrahl krumm.

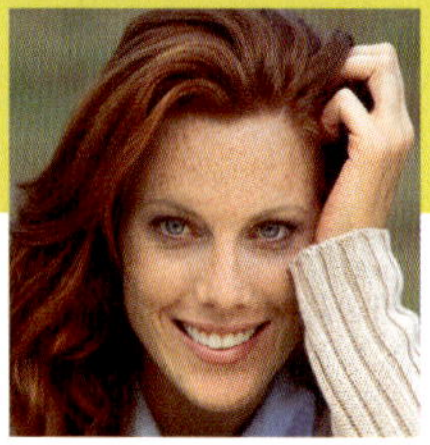

dung besteht eine erhöhte Empfindlichkeit gegenüber Entzündungs- und Sonnenstress. Ohne eine regelmäßige Zufuhr hoch dosierter Schutzstoffe, eine entzündungshemmende Ernährung und ausreichend Sonnenschutz zeigt diese Haut schon Anfang 30 erste Ermüdungserscheinungen und weist häufig bereits Mitte 30 deutliche Fältchen und Linien auf.

Tipps für eine typgerechte Ernährung finden Sie auf Seite 109 ff.

19–22 Punkte, Sonnentyp 3: Sie sind der Iris-Berben- oder George-Clooney-Typ

Charakteristik

Etwa 78 Prozent der Menschen in Mitteleuropa weisen Sonnentyp 3 auf und zählen somit zu den dunkelhäutigen Europäern. Typisch sind dunkelblonde bis braune Haare und graue oder hellbraune Augen. Sie bekommen selten einen Sonnenbrand und bräunen gut. Die Eigenschutzzeit beträgt 20–35 Minuten, der natürliche Alterungsschutz bewahrt Ihre ungeschützte Haut etwa 15 bis 25 Minuten vor Schäden.

Vorzüge des Sonnentyps 3

Erste deutliche Falten und Linien treten bei Ihnen meist erst um das vierzigste Lebensjahr auf, denn Ihre Haut ist relativ gut vor Entzündungsstress geschützt und auch ziemlich lichtunempfindlich.

Probleme des Sonnentyps 3

Dieser meist recht unkomplizierte Sonnentyp verleitet oft zu einem leichtsinnigen Umgang mit der Sonne – und dann sind Hautschäden und Falten auch bei dieser unempfindlichen Haut nicht zu vermeiden. Die Neigung zu unregelmäßigen Pigmentablagerungen (Pigmentflecken) ist erhöht. Deshalb

Dieser meist recht unkomplizierte Sonnentyp verleitet oft zu einem leichtsinnigen Umgang mit der Sonne

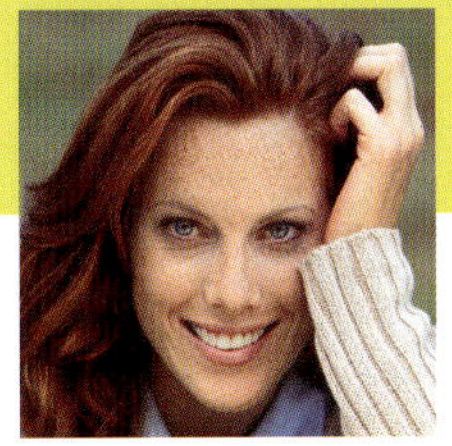

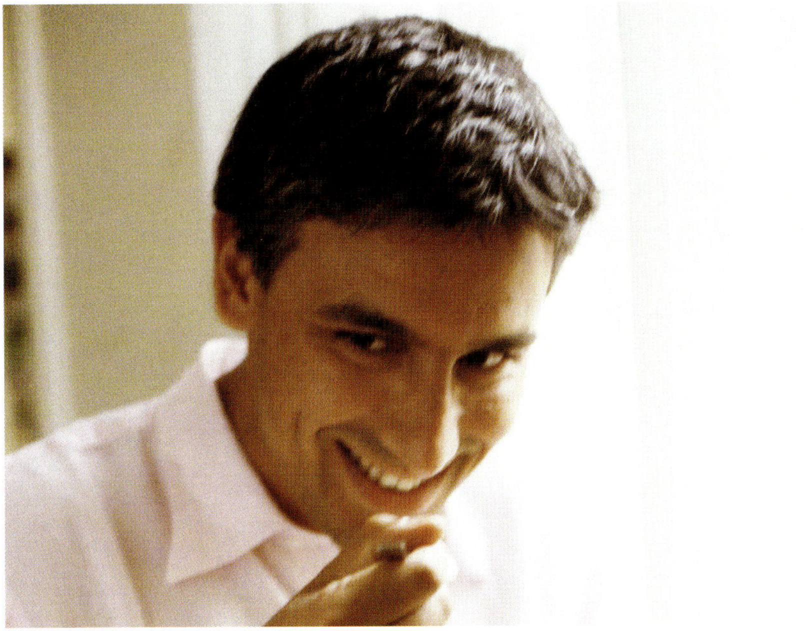

Der mediterrane Sonnentyp 4 darf seinen Espresso auch mal in der Sonne trinken.

Vorsicht mit der Anwendung von Parfümen und ätherischen Ölen in der Sonne. Auch während der Schwangerschaft oder bei der Einnahme von Hormonpräparaten treten häufiger Pigmentflecken auf. Neigung zu großporiger Haut.
Tipps für eine typgerechte Ernährung finden Sie auf Seite 114 ff.

23–28 Punkte, Sonnentyp 4: Sie sind der Jennifer-Lopez- oder Antonio-Banderas-Typ

Charakteristik

Mit acht Prozent ist der Sonnentyp 4 in Mitteleuropa eher selten. Menschen mit diesem mediterranen Hauttyp werden im Sommer immer schnell braun und sind im Winter nie wirklich blass. Einen Sonnenbrand kennen sie meistens nur vom Hörensagen. Typisch sind dunkelbraune oder schwarze Haare und dunkle Augen. Die Eigenschutzzeit der Haut beträgt 40 Minuten und mehr, die Hautalterung setzt erst

Mit acht Prozent ist der Sonnentyp 4 in Mitteleuropa eher selten

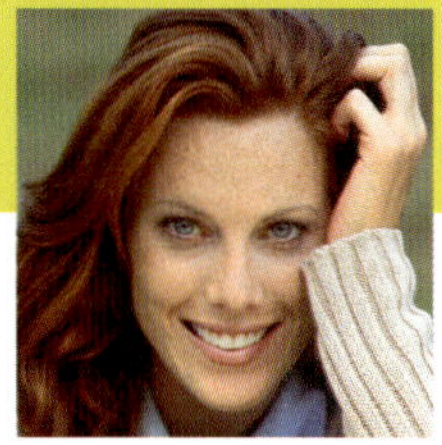

nach einem etwa 25-minütigen ungeschützten Aufenthalt in der Sonne ein.

Vorzüge des Sonnentyps 4

Da wichtige Hautstrukturen durch eine dicke »Pigmentdecke« geschützt werden, altert der mediterrane Sonnentyp nur langsam, wenn er es mit dem Sonnenbaden nicht übertreibt. Da die Oberhaut meist dicker ist als bei den anderen Sonnentypen, ist die mediterrane Haut relativ unempfindlich gegenüber unterschiedlichen Umwelteinflüssen. Auch »Inflamm-Aging« spielt bei diesem Sonnentyp nur eine untergeordnete Rolle.

Probleme des Sonnentyps 4

Ihre Haut reagiert auf verschiedene Reize wie Sonnenlicht, aber auch Verletzungen oder Entzündungen mit einer raschen und starken Bildung dunklen Hautpigments. Deshalb können bei diesem Sonnentyp ausgeprägte und unregelmäßige Pigmentflecken zu einem Problem werden. Entzündungen durch Akne oder Schuppenflechte, Wunden oder Verbrennungen führen oft zu lang anhaltenden, dunkelbraunen Verfärbungen. Frauen entwickeln während Schwangerschaften, durch die Einnahme von Hormonpräparaten und Pille oder auch scheinbar ohne ersichtlichen Grund oft großflächige Pigmentflecken an Stirn, Schläfen und an der Oberlippe.

Die Haut von Sonnentyp 4 reagiert auf verschiedene Reize mit einer raschen und starken Bildung dunklen Hautpigments

Dunklere Haut ist meist gleichzeitig auch fettiger. Beides schützt zwar vor Falten, dafür haben Menschen mit diesem Sonnentyp häufig Probleme mit Hautunreinheiten und großporiger Haut. Menschen dieses Hauttyps neigen häufiger zur Bildung wulstiger Narben und großporiger Haut.

Tipps für eine typgerechte Ernährung finden Sie auf Seite 114 ff.

Übersicht Sonnentypen

	Charakteristik	Eigenschutzzeit	Natürlicher Alterungsschutz	Täglicher Lichtschutzfaktor (LSF) Sommer/Winter
Sonnentyp 1	*Sehr blasse Haut, rothaarig, sommersprossig*	*4 bis 10 Minuten*	*2 bis 8 Minuten*	*LSF 15/LSF 10*
Sonnentyp 2	*Helle Haut, blond, blaue, graue oder grüne Augen*	*10 bis 20 Minuten*	*8 bis 15 Minuten*	*LSF 12/LSF 8*
Sonnentyp 3	*Hellbraune Haut, dunkelblonde oder braune Haare, braune Augen, keine Sommersprossen*	*20 bis 35 Minuten*	*15 bis 25 Minuten*	*LSF 10/LSF 6*
Sonnentyp 4	*Dunkle Haut, braune oder schwarze Haare, dunkle Augen*	*40 Minuten und mehr*	*25 Minuten und mehr*	*LSF 6/LSF 2-4*

Alles beim Alten?! – Bestimmen Sie Ihren aktuellen Hauttyp!

Es gibt Merkmale, die bleiben meist ein Leben lang gleich wie etwa die Augenfarbe. Auch der Sonnentyp ändert sich nach der Kindheit nicht mehr. Viele Menschen glauben das auch von ihrem Hauttyp: Wurde dieser einmal als trocken oder fettig identifiziert, rücken sie von ihrer Meinung nicht mehr so schnell ab und verwenden über viele Jahre die gleiche Pflege. Dabei ist gerade der Hauttyp einem ständigen

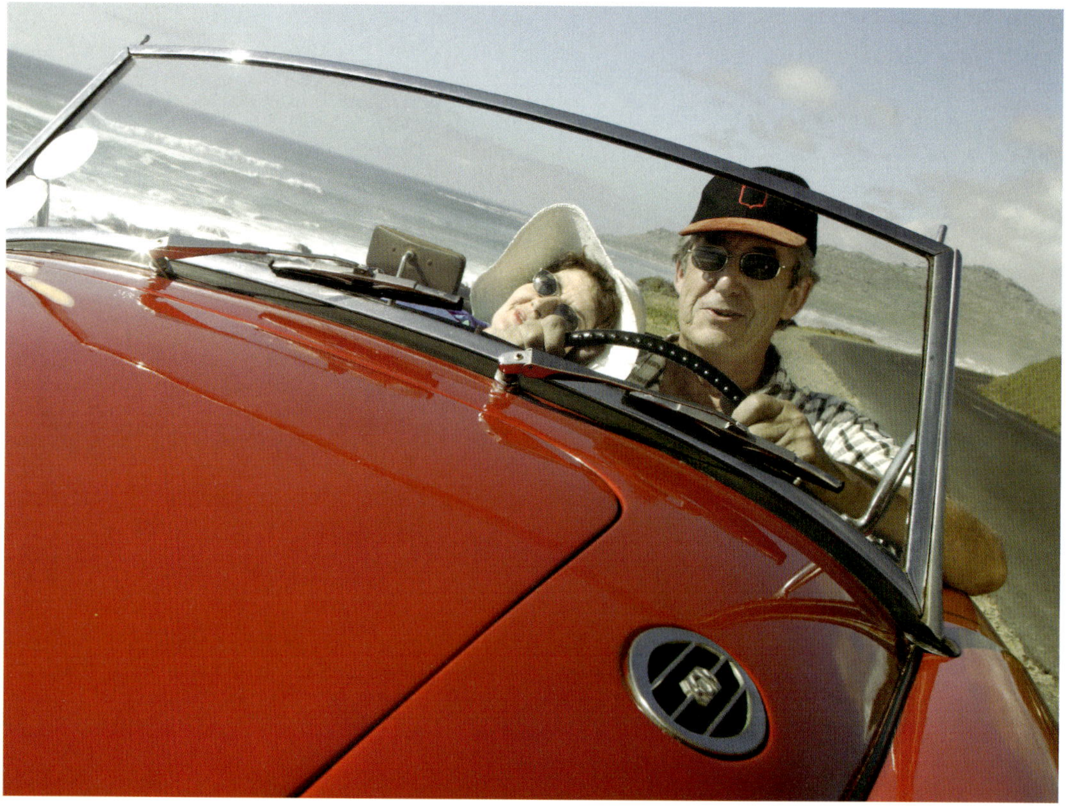

Eine gute Sonnenbrille ist für die Augen von Sonnentyp 1 und 2 besonders wichtig.

Wandel unterworfen: Untersuchungen haben gezeigt, dass etwa 80 Prozent der 20-Jährigen eine fettige Haut haben und knapp 20 Prozent über eher trockene Haut klagen. Im Alter wird die Haut jedoch zunehmend trockener, weshalb mit etwa sechzig Jahren die Verhältnisse genau umgekehrt sind: In diesem Alter haben fast 80 Prozent der Menschen eine trockene und nur noch knapp 20 Prozent eine eher fettige Haut. Deshalb ist es sinnvoll, den Hauttyp immer mal wieder kritisch zu überprüfen und gegebenenfalls Pflege und Ernährung umzustellen.

Mit folgendem Test können Sie Ihren aktuellen Hauttyp feststellen:

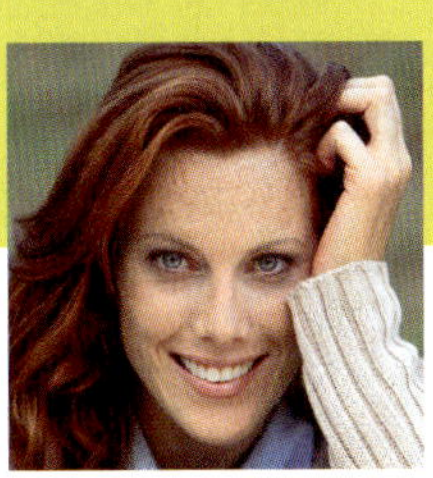

Wie trocken ist Ihre Haut?

1. Ihr Teint ist

a) matt	1 Punkt
b) weich und geschmeidig	2 Punkte
c) an Stirn, Nase und Kinn glänzend	3 Punkte
d) im ganzen Gesicht glänzend	4 Punkte

2. Die Haut fühlt sich

a) überall eher trocken und rau an	1 Punkt
b) an Stirn, Nase und Kinn eher fettig, im übrigen Gesicht trocken an	2 Punkte
c) überall eher fettig und feucht an	3 Punkte

3. Nach der Reinigung

a) empfinde ich ein unangenehmes Spannungsgefühl	1 Punkt
b) fühlt sich die Haut erfrischt an	2 Punkte
c) kommt sehr schnell wieder fettiger Glanz durch	3 Punkte

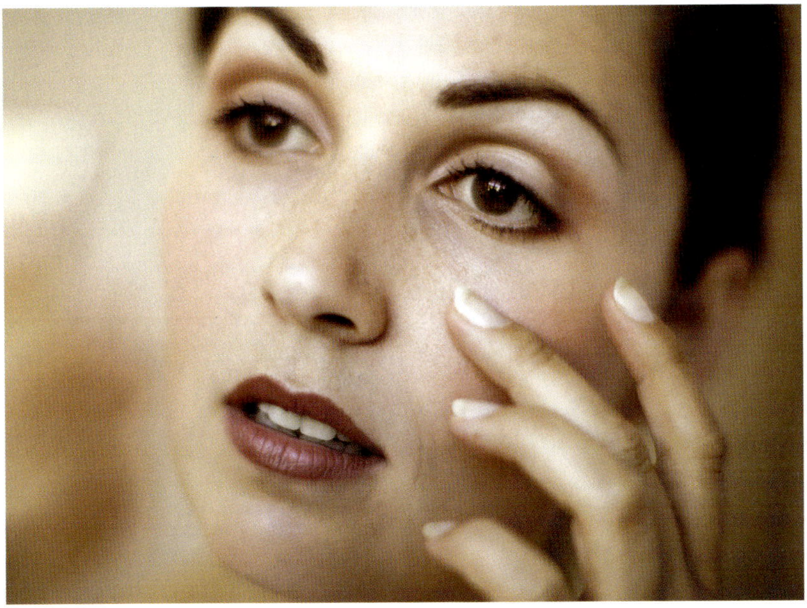

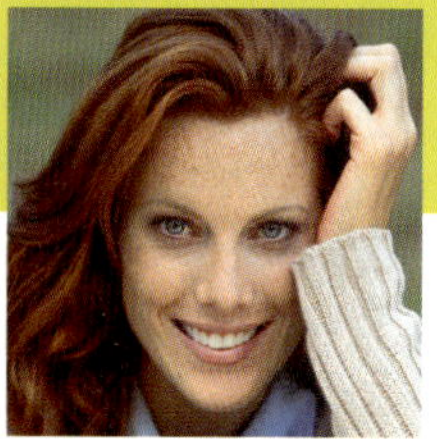

4. Wenn Sie nach der Reinigung zwei Stunden lang keine Creme anwenden, dann ist die Haut

a) matt und trocken mit Schüppchen — 1 Punkt

b) matt an Schläfen und Wangen, glänzend in der T-Zone (Stirn, Nase, Kinn) — 2 Punkte

c) überall eher fettig und glänzend — 3 Punkte

5. Ihre Poren sind

Wie fein sind Ihre Poren?

a) sehr fein — 1 Punkt

b) vor allem an Nase, Stirn und Kinn etwas vergrößert — 2 Punkte

c) im ganzen Gesicht, auch an den Wangen deutlich vergrößert — 3 Punkte

6. Beschreiben Sie die Besonderheiten Ihrer Haut:

a) feine Linien, erste Fältchen — 1 Punkt

b) Schuppung der Haut an den Augenbrauen und Nasenflügeln, verstärkt im Herbst und Winter bzw. beim Wechsel der Jahreszeiten — 2 Punkte

c) Neigung zu Akne, Pickeln oder Unreinheiten — 3 Punkte

Test-Auswertung »aktueller Hauttyp«. Pflege- und Reinigungsempfehlungen

6–9 Punkte: Ihr Hauttyp ist derzeit trocken und fettarm (sebostatisch)

Trockene Haut ist ein weit verbreitetes Phänomen

Charakteristik

Trockene Haut ist ein weit verbreitetes Phänomen. Besonders häufig leiden Kinder unter zehn Jahren und ältere Menschen darunter. Zwischen 20 und 50 ist der Anteil der Frauen mit trockener Haut deutlich höher als der der Männer. Bei diesem Hauttyp ist die Talgproduktion verringert. Da das

Der Seidenpapiertest

Auch dieser Test dient zur Differenzierung des Hauttyps und kann den obigen Hauttyp-Test sinnvoll ergänzen. Reinigen Sie abends wie gewohnt Ihr Gesicht, tragen Sie aber ausnahmsweise keine Pflegecreme auf. Am nächsten Morgen drücken Sie vor der Reinigung eine feine Papierserviette mit guter Saugkraft oder ein Stück Seidenpapier auf das gesamte Gesicht. Die Abdrücke auf dem Papier geben Aufschluss über den Hauttyp.

Auf dem Seidenpapier

- sind keine Abdrücke erkennbar: *Ihre Haut ist trocken und feuchtigkeitsarm*
- sind die Abdrücke von Stirn, Nase und Kinn deutlich erkennbar: *Sie haben die typische Mischhaut*
- auf dem Seidenpapier sind überall deutliche Talgspuren zu sehen: *Ihre Haut ist fettig*

Hautfett normalerweise die Verdunstung hauteigener Feuchtigkeit verhindert, kann Ihre Haut gleichzeitig auch Feuchtigkeit schlecht speichern. Ihre Haut wirkt matt und ist oft feinporig. Allerdings spannt sie leicht und neigt oft sehr früh zu feinen Knitter- und Trockenheitsfältchen. Trocken-feuchtigkeitsarme Haut reagiert auf falsche Pflege, Ernährungsfehler und Umwelteinflüsse schnell gereizt und empfindlich.

Trockene Haut ist oft feinporig, allerdings spannt sie leicht

Pflege der trockenen Haut

Die erste Maßnahme bei trockener Haut ist es, die Belastungsfaktoren für die Haut so gering wie möglich zu halten, d.h. zu häufiges Duschen, heiße Bäder, alkalische Seifen oder entfettende Chemikalien so weit wie möglich zu meiden. Der zweite Schritt ist eine ausreichende Versorgung der Haut mit Fett und Feuchtigkeit. Vor allem im Winter ist oft zusätzliche Pflege notwendig, denn wenn die Temperaturen

Lauwarmes Olivenöl ist eine hervorragende Pflege für trockene Hände und Nägel. Baden Sie Ihre Hände fünf Minuten in einer Schüssel mit warmem Öl, anschließend gut einmassieren und das Öl unter angewärmten Baumwollhandschuhen (oder einem Handtuch) einziehen lassen.

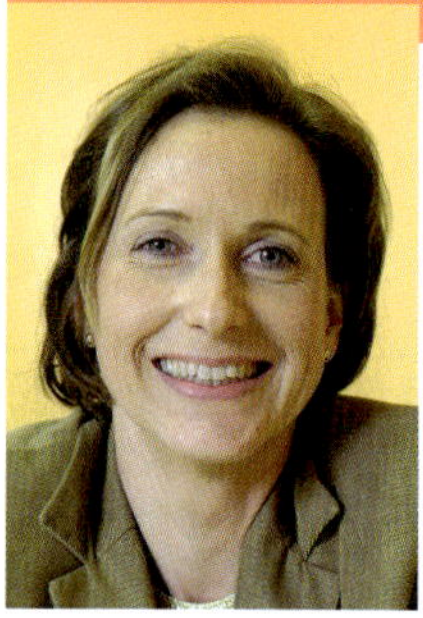

sinken, drosseln die Talgdrüsen der Haut ihre Produktion. Zudem werden die Hautlipide bei Kälte zähflüssiger und tragen dann nur noch ungenügend zur Rückfettung der Haut bei. Durch die geringe Luftfeuchtigkeit der Umgebung gibt die Haut vermehrt Wasser ab.

Die verwendeten Pflegeprodukte sollten deshalb sowohl den Fett- als auch den Feuchtigkeitsgehalt der Haut erhöhen. Nach dem Auftragen fetthaltiger Pflegepräparate lagern sich die Lipide zwischen den einzelnen Hornzellen ein und sorgen für eine Rückfettung der Haut. Außerdem reduziert der dünne Fettfilm auf der Hautoberfläche die Verdunstung von Feuchtigkeit aus der Haut. Bei trockener Haut ist es deshalb sinnvoll, die Pflegecreme direkt nach dem Baden oder Duschen auf die noch leicht feuchte Haut aufzutragen. Dadurch wird Feuchtigkeit in der Haut gebunden.

Trockene Haut sollte möglichst nach dem Baden oder Duschen eingecremt werden

Eine gute Rückfettung erzielt man mit Wasser-in-Öl-Emulsionen. Diese weisen einen hohen Fettgehalt auf, glätten Rauigkeiten und verhindern durch einen Fettfilm, dass weitere Feuchtigkeit verloren geht. Diese Produkte machen die Haut allerdings oft sehr fettig und man muss unter Umständen nach dem Duschen und Eincremen einige Zeit mit dem Anziehen warten. Deshalb lieber dünner eincremen und vor allem abends die Haut noch mal rückfetten. Leichtere Lotionen sind in der Hautpflege zwar sehr beliebt, da sie schnell einziehen, können aber aufgrund ihres hohen Wasser- und geringen Fettanteils der trockenen Haut noch weitere Feuchtigkeit entziehen, so dass die Haut unter Umständen

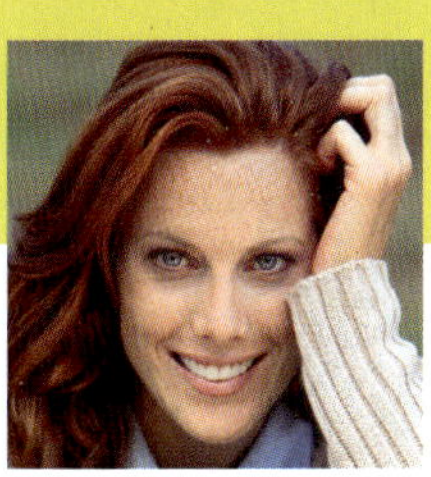

auf Dauer trockener wird. Sinnvoll sind zusätzlich Inhaltsstoffe, die den Mangel an Feuchtigkeitsbindern ausgleichen können. Dazu zählen unter anderem Urea (Harnstoff, Pflegepräparate mit 3 bis 5 Prozent Harnstoffzusatz), Glycerin oder Hyaluronsäure.

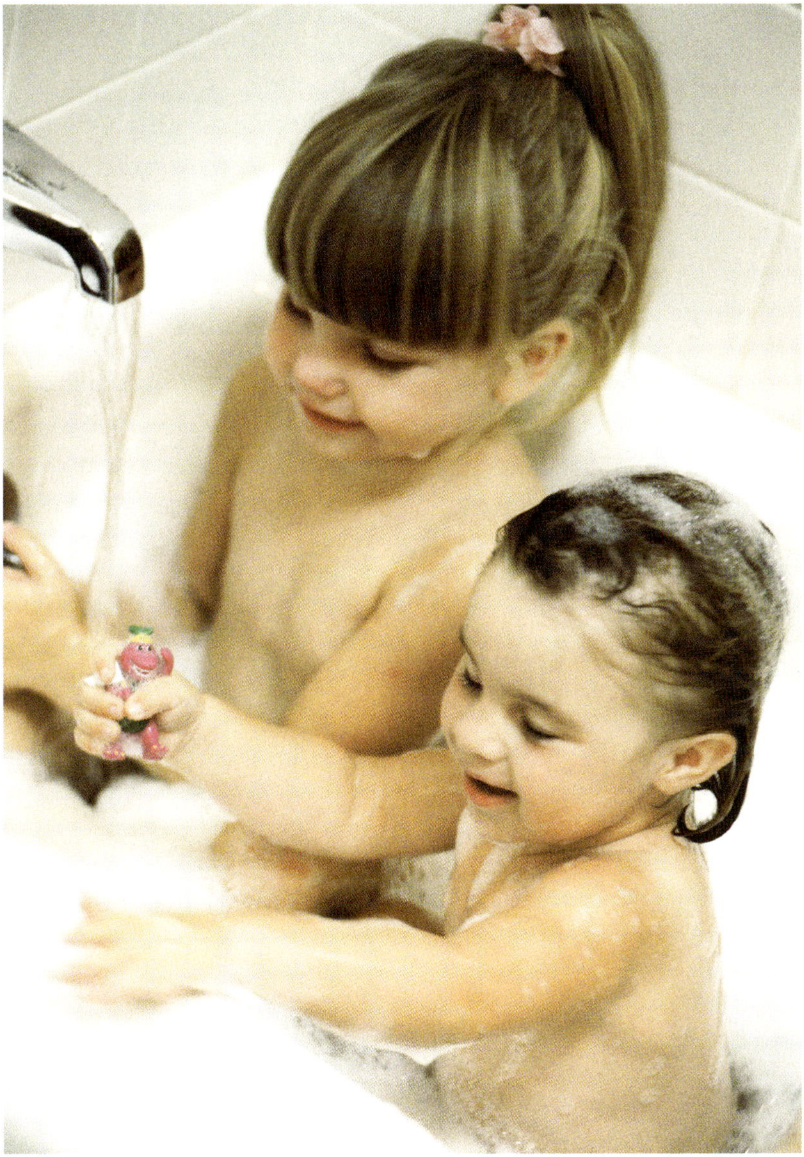

Ein Schaumbad macht riesig viel Spaß, kann empfindliche Kinderhaut aber auch austrocknen.

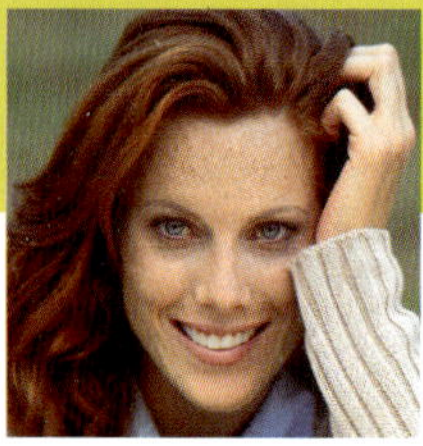

Reinigung der trockenen Haut

Die tägliche Reinigung und das Entfernen des Make-ups ist für trockene Haut strapaziös, denn sie verliert dadurch wichtige Fette und Feuchtigkeit. Zwar ist eine zu intensive Reinigung auch für die normale Haut eine Belastung, diese kann aber die gestörte Hautbarriere rasch wieder selber reparieren. Anders bei der trockenen Haut: Heiße Bäder, langes Duschen und entfettende Reinigungsprodukte können hier die schützende Hautbarriere nachhaltig beschädigen, die Haut kann Feuchtigkeit schlechter speichern, Trockenheit und Irritierbarkeit nehmen weiter zu. Vergleichen lässt sich die Hautbarriere mit einer Ziegelmauer: Nur wenn genügend Mörtel (Hautfette) die Ziegelsteine (Hautzellen) miteinander verbindet, ist die Mauer stabil. Werden mehr Hautfette durch Wasser und Seife herausgelöst, als sich nachbilden können, wird die Hautbarriere brüchig und verliert ihre Widerstandsfähigkeit.

Um eine weitere Beschädigung der »Hautmauer« zu vermeiden, sollten möglichst Produkte gewählt werden, die auf entfettende Inhaltsstoffe (Tenside, Detergenzien, Emulgatoren) weitgehend verzichten bzw. diese nur in niedrigen Konzen-

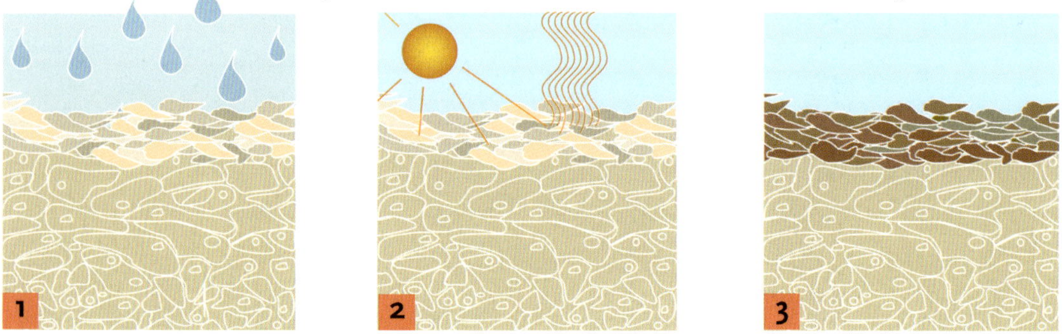

So trocknen Feuchtigkeitscremes die Haut aus:

1 **Der starke Wasseranteil sorgt zunächst für ein angenehmes Hautgefühl**

2 **Das Wasser verdunstet jedoch schnell**

3 **Die Verdunstungt entzieht der Haut Feuchtigkeit, so dass sie hinterher trockener ist als vorher.**

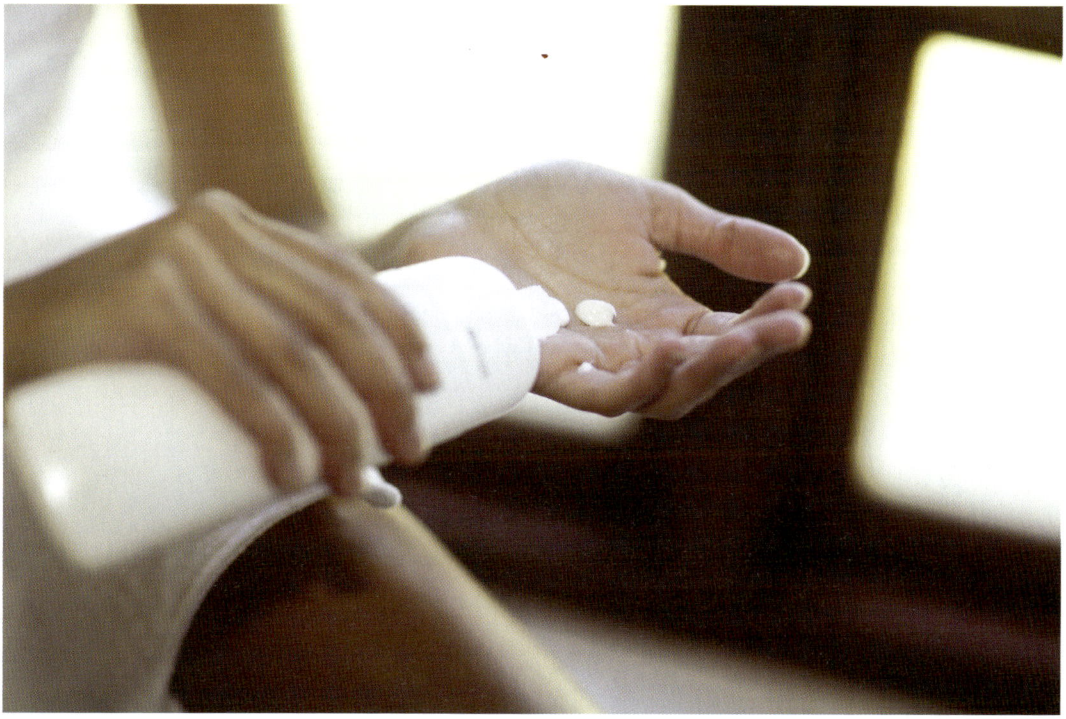

Regelmäßige Pflege ist bei trockener Haut unerlässlich.

trationen enthalten. Denn Tenside unterscheiden leider nicht zwischen »Schutzfett« und »Schmutzfett« und beseitigen beide gleichermaßen. Ein Merkmal tensidarmer, hautfreundlicher Reinigungsprodukte ist die geringe Schaumentwicklung bei der Anwendung. Auch wenn das zunächst gewöhnungsbedürftig ist, wird die säubernde Wirkung dadurch nicht eingeschränkt. Ebenso können Emulgatoren, die in Cremes und Ölbädern dafür sorgen, dass Wasser und Fett sich verbinden, in hoher Konzentration das Gefüge der Hautfette stören. Auch hier gilt bei trockener Haut: je weniger, desto besser. Der Emulgatoranteil kann von Produkt zu Produkt stark variieren. Bei Ölbädern kann er – so das Ergebnis einer Marktübersicht – zwischen etwa 6% und fast 40% liegen. Wer sich nicht sicher ist, sollte bei der Wahl der Produkte den Apotheker zu Rate ziehen. Oder statt eines handels-

Die Haut ist auf eine ausreichende Flüssigkeitszufuhr angewiesen. Wenn Sie unter mangelndem Durst leiden, trinken Sie nach der Uhr. Stellen Sie sich jede Stunde einen Kurzzeitwecker und trinken Sie bei jedem Klingeln ein großes Glas Wasser oder Tee – so trainieren Sie Ihr Durstgefühl.

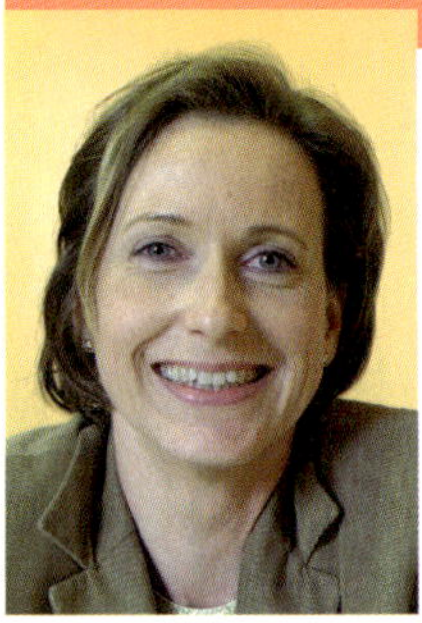

üblichen Ölbades ein Gemisch aus einem Becher Sahne und zwei Esslöffel Olivenöl ins Badewasser geben. Dieses »Kleopatrabad« enthält garantiert keine Emulgatoren – allerdings dauert die Reinigung der Badewanne etwas länger.

Ernährungsempfehlungen für trockene Haut finden Sie auf Seite 120 ff.

10–14 Punkte: Sie haben derzeit eine Mischhaut.

Charakteristik

Die Mischhaut ist eigentlich der »normale Hauttyp« und in jedem Alter am weitesten verbreitet. Bei der Mischhaut treten zwei an sich widersprüchliche Hauttypen gleichzeitig auf: der trockene und der fettige. Das führt nicht selten zu Pflegeproblemen, aber auch zu Fehleinschätzungen der Betroffenen, was den eigenen Hauttyp angeht. Typisch für die Mischhaut ist eine fettigere oder auch feuchtere Haut an Stirn, Nase und Kinn, der so genannten T-Zone. Die übrigen Gesichtspartien sind hingegen eher trocken und pflegebedürftig. In der T-Zone neigt die Haut zu erweiterten Poren, Pickeln und Mitessern, sie ist oft leicht gerötet und glänzt fettig.

Die Mischhaut ist eigentlich der »normale Hauttyp«

Pflege der Mischhaut

Die Pflege der Mischhaut ist – entgegen der oft weit verbreiteten Meinung – nicht immer unkompliziert. Theoretisch wären zwei unterschiedliche Produktserien, eine für die T-

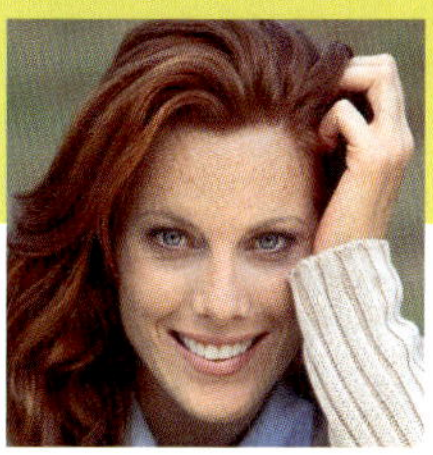

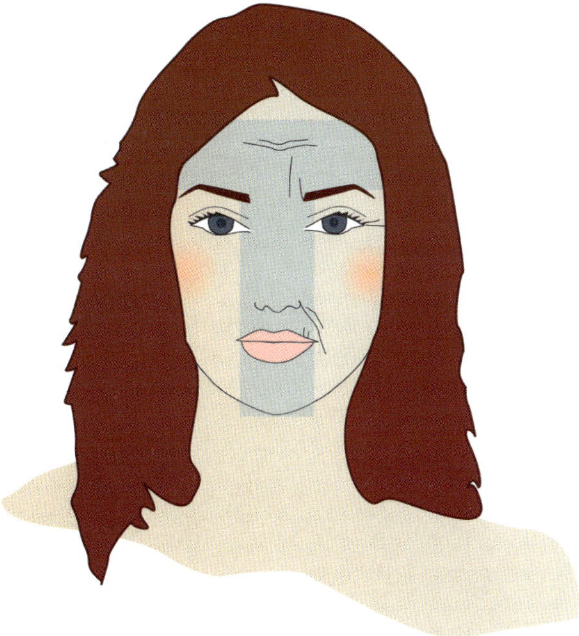

Die T-Zone. Besonders bei der Mischhaut neigt die Haut in der T-Zone zu erweiterten Poren, Pickeln und Mitessern; sie ist oft leicht gerötet und glänzt fettig.

Zone und eine andere für die Wangen notwendig. Die meisten auf dem Markt befindlichen Produkte für Mischhaut werden allerdings den unterschiedlichen Ansprüchen gut gerecht. Dennoch gibt es bei Mischhaut immer wieder Phasen, in denen die Pflegeprodukte gewechselt werden müssen, um eine Überfettung zu verhindern bzw. einem erhöhten Pflegebedarf gerecht zu werden. Achten Sie deshalb darauf, welches Problem aktuell im Vordergrund steht: Spannt die Haut, ist sie sensibel und leicht schuppig, sollte man bei der Pflege vor allem an die trockenen Partien denken. Sind diese Schwierigkeiten behoben, können wieder die Produkte für Mischhaut verwendet werden. Im umgekehrten Fall können vorübergehend auch Produkte für fette Haut angewendet werden, bis sich das Hautbild wieder normalisiert hat.

Bei der Mischhaut gibt es immer wieder Phasen, in denen die Pflegeprodukte gewechselt werden müssen

Gelegentlich reagiert die Mischhaut auch sensibel auf äußere Einflüsse. Pflege- und Reinigungsprodukte sollten des-

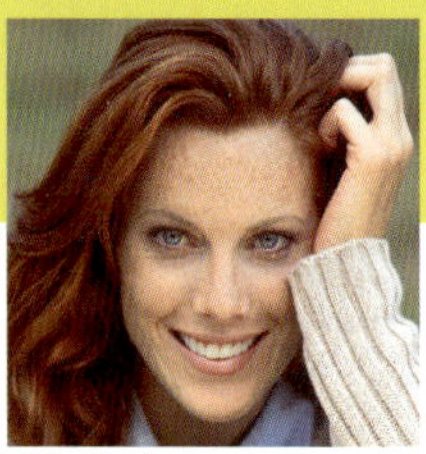

halb möglichst mild und auf die unterschiedlichen Bedürfnisse der Hautpartien abgestimmt sein: in der T-Zone fettreduzierende und antiseptische Produkte, im Schläfen- und Wangenbereich Cremes mit feuchtigkeitsbindenden Zusätzen wie Harnstoff oder Hyaluronsäure.

Reinigung der Mischhaut

Wichtig für die optimale Pflege der Mischhaut ist auch die Hautreinigung

Wichtig für die optimale Pflege der Mischhaut ist auch die Hautreinigung. Um den Unreinheiten in der fettigeren T-Zone vorzubeugen, sollten Reinigungs- und Pflegeprodukte verwendet werden, die den sauren pH-Wert der Haut fördern. Dadurch wird die Vermehrung von Hautkeimen gebremst und das natürliche Hautmilieu erhalten. Ideal sind seifenfreie Syndets für die T-Zone und eine Reinigungsmilch für die fettärmeren Partien. Bei Unreinheiten sind auch antiseptische Waschlotionen sinnvoll. Seife ist durch den alkalischen pH-Wert ungünstig, denn sie entfettet die trockenen Areale zu stark und begünstigt die Entstehung von Pickeln in der T-Zone.

Ernährungsempfehlungen für Mischhaut finden Sie auf Seite 122 ff.

15–18 Punkte: Ihr Hauttyp ist derzeit fett-feucht (seborrhoisch).

Charakteristik

Bei dem fett-feuchten Hauttyp tun die Talgdrüsen oft zu viel des Guten

Bei der seborrhoischen, »fettigen«, häufig zu Akne neigenden Haut tun die Talgdrüsen oft zu viel des Guten. Hier läuft die Lipid-Produktion auf Hochtouren. Das im Übermaß produzierte Hautfett wird an der Hautoberfläche abgelagert. Vor allem an den talgdrüsenreichen Hautarealen in der so genannten »T-Zone« des Gesichts (Stirn, Nase, Kinn) sowie an Dekolleté, Schultern und Rücken zeigen sich dann die

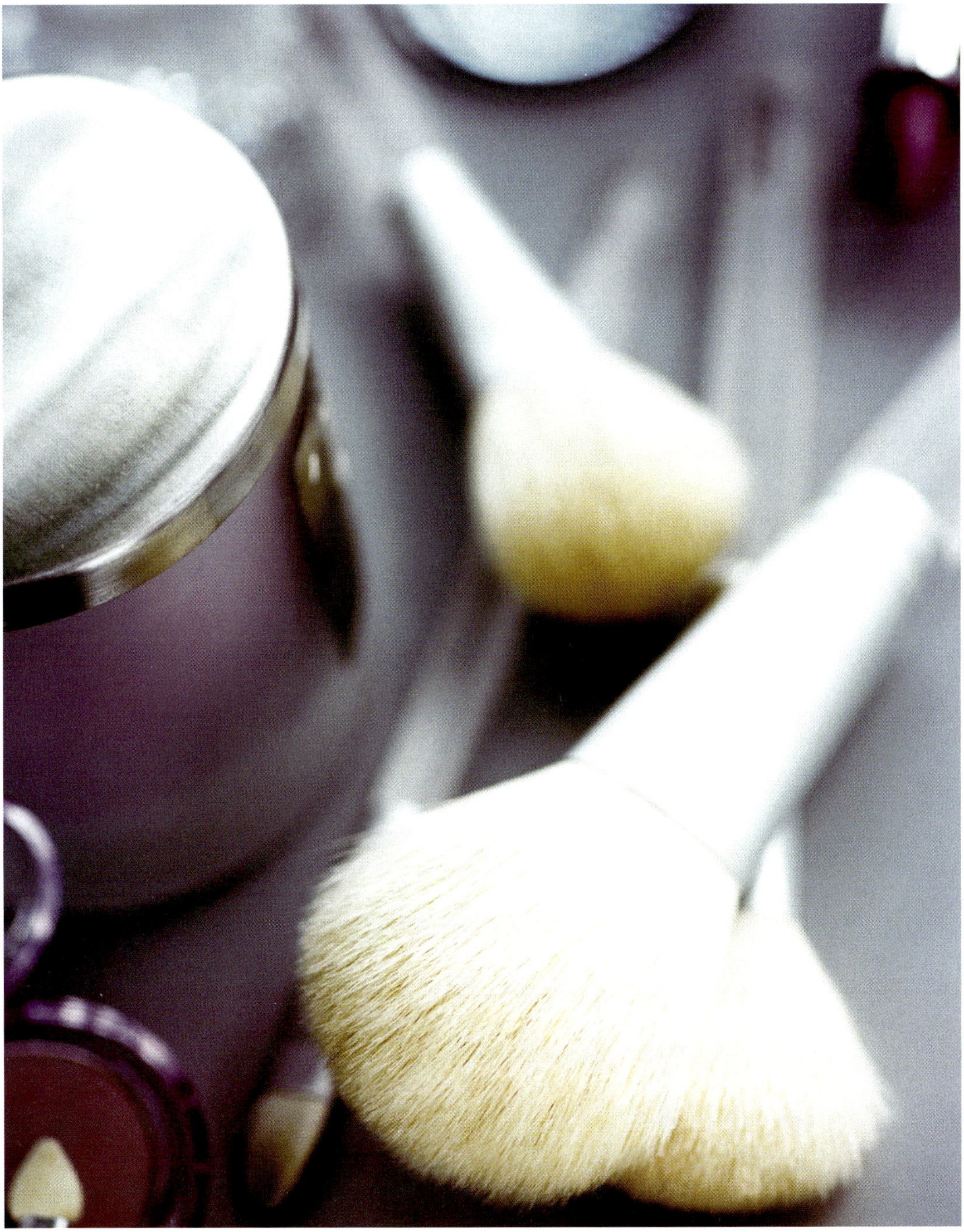

Auch die dekorative Kosmetik sollte dem Hauttyp angepasst werden.

Übersicht Sonnentyp/Hauttyp	
Sonnentyp/Hauttyp	**Trockene Haut**
Nicole-Kidman und Boris-Becker-Typ ***Sonnentyp 1***	***Vorteil: zarte feinporige Haut*** ***Problem: reagiert sehr sensibel auf Umwelteinflüsse und Pflegefehler, Gefahr der vorzeitigen Hautalterung***
Heidi-Klum- und Brad-Pitt-Typ ***Sonnentyp 2***	***Vorteil: zarte feinporige Haut*** ***Problem: Gefahr vorzeitiger Hautalterung, oft empfindlich***
Iris-Berben- und George-Clooney-Typ ***Sonnentyp 3***	***Vorteil: relativ problemlose Haut mit etwas erhöhtem Pflegebedarf, mäßige Lichtempfindlichkeit*** ***Problem: Trockenheitsfältchen, Neigung zu Pigmentflecken***
Jennifer-Lopez- und Antonio-Banderas-Typ ***Sonnentyp 4***	***Vorteil: geringe Lichtempfindlichkeit*** ***Problem: Neigung zu Pigmentflecken, Trockenheitsfältchen, Tendenz zur Bildung wulstiger Narben***

typischen Symptome der seborrhoischen Haut. Durch die vermehrte Produktion von Lipiden erscheint die Haut fettig und grobporig. Pickel und Mitesser sind ein häufiges Problem.

Übersicht Sonnentyp/Hauttyp

Normal/Mischhaut	Fettige Haut
Vorteil: zarter Porzellanteint, normale Produktion von Hautlipiden Problem: Gefahr der vorzeitigen Hautalterung, reagiert oft sensibel, Neigung zu Unreinheiten	*Vorteil: vermehrte Bildung von Hautfetten verzögert Faltenbildung Problem: komplizierter Hauttyp, oft empfindliche Haut mit erhöhter Neigung zu entzündlicher Akne. Reagiert auf Aknebehandlung oft sensibel*
Vorteil: relativ unempfindliche Haut Problem: Gefahr der vorzeitigen Hautalterung, Neigung zu Unreinheiten	*Vorteil: vermehrte Bildung von Hautfetten verzögert Faltenbildung Problem: Neigung zu Unreinheiten und Akne*
Vorteil: meist sehr pflegeleichte Haut, mäßige Lichtempfindlichkeit Problem: vereinzelt Unreinheiten, Neigung zu Pigmentflecken	*Vorteil: meist robuste Haut, mäßige Lichtempfindlichkeit Problem: Neigung zu Unreinheiten und Akne, Neigung zu Pigmentflecken*
Vorteil: Hautalterung setzt erst sehr spät ein, geringe Lichtempfindlichkeit Problem: vereinzelt Unreinheiten, Neigung zu Pigmentflecken, Tendenz zur Bildung wulstiger Narben	*Vorteil: Hautalterung setzt erst sehr spät ein, geringe Lichtempfindlichkeit Problem: Neigung zu Akne und dunklen Pigmentflecken, Tendenz zur Bildung wulstiger Narben*

Pflege der fettigen Haut

Stark rückfettende Wasser-in-Öl-Emulsionen und fette Salben eignen sich für diesen Hauttyp nicht. Doch bei der Auswahl der Pflegeprodukte sollte man nicht nur darauf achten,

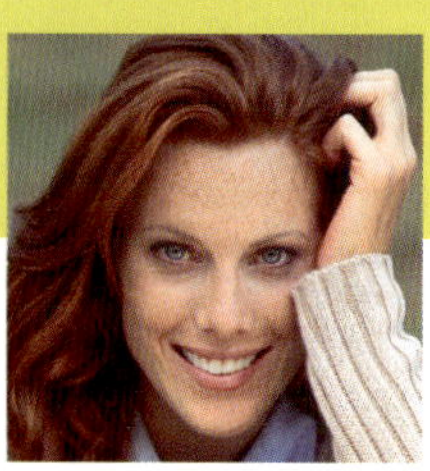

dass die Präparate ölfrei und fettarm sind. Mindestens genauso wichtig ist ein Hinweis, dass die Produkte auf »Komedogenität« oder »Akneität« geprüft sind, das heißt, dass sie weder Mitesser noch Pickel verursachen. Leichte Öl-in-Wasser-Emulsionen und Gelgrundlagen werden bei fettiger Haut meist sehr gut vertragen.

Reinigung der fettigen Haut

Verwendet werden sollten Produkte, die die Haut wirksam, aber mild und schonend reinigen, antibakteriell wirken und Sebum (= Fett) reduzieren. Aggressive, hautreizende Reinigungsprodukte können sogar die Talgproduktion weiter anregen. Gut geeignet sind milde Waschsyndets mit desinfizierenden Zusätzen. Seifen sollten nicht verwendet werden. Diese stören durch ihren alkalischen pH-Wert das saure Milieu der Haut. Daneben können alkalische Seifen komedogene (Mitesser auslösende) Fettsäuren auf der Haut freisetzen.

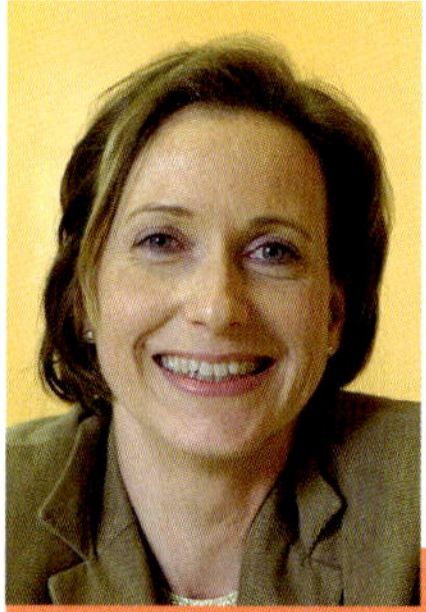

Ernährungsempfehlungen für fettige Haut finden Sie auf Seite 124.

Tragen Sie Kosmetikprodukte, die die Talgproduktion bremsen sollen, besser abends auf, denn die Produktion der Hautlipide läuft vor allem nachts zwischen 23 und 3 Uhr auf Hochtouren.

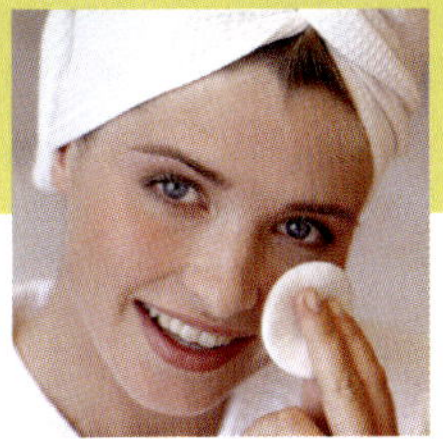

Das Skin-Food-Ernährungsprogramm für schöne Haut

Das Skin-Food-Basisprogramm

Die folgenden Ernährungsempfehlungen gelten für alle Haut- und Sonnentypen. Zusätzlich finden Sie weiter unten noch individuelle Empfehlungen, die Sie zusätzlich zum Basisprogramm beherzigen sollten. Die Ernährung nach dem Basisprogramm reduziert Entzündungen, versorgt die Haut und den ganzen Organismus mit den richtigen Fettsäuren, ausreichend Eiweiß und den richtigen Kohlenhydraten sowie reichlich Schutzstoffen. Bei einer Kombination mehrerer Hautprobleme wie z.B. Hauttyp 3 mit fettiger Haut und Akne addieren Sie bitte nicht die einzelnen Dosierungen für Nahrungsergänzungsmittel, sondern wählen Sie die höchste empfohlene Dosierung.

Mit dem Skin-Food-Basisprogramm können Sie Entzündungen reduzieren, die Hautalterung verzögern und das Hautbild optimieren

Das Basisprogramm für alle Sonnen- und Hauttypen

1. Essen Sie die richtigen Fette

- Verzehren Sie täglich nicht mehr als 200 mg Arachidonsäure bzw. pro Woche nicht mehr als 1,4 Gramm Arachidonsäure. Eine Liste mit Angaben zum Arachidonsäuregehalt von Nahrungsmitteln finden Sie auf Seite 41.
- Essen Sie zweimal wöchentlich fetten Fisch oder – wenn Sie keinen Fisch mögen – nehmen Sie täglich 1,5 Gramm Fischöl als Nahrungsergänzung ein. Wenn Sie den Bedarf an Omega-3-Fettsäuren über Nahrungsergänzung decken, benötigen Sie zusätzlich 100 mg Vitamin E täg-

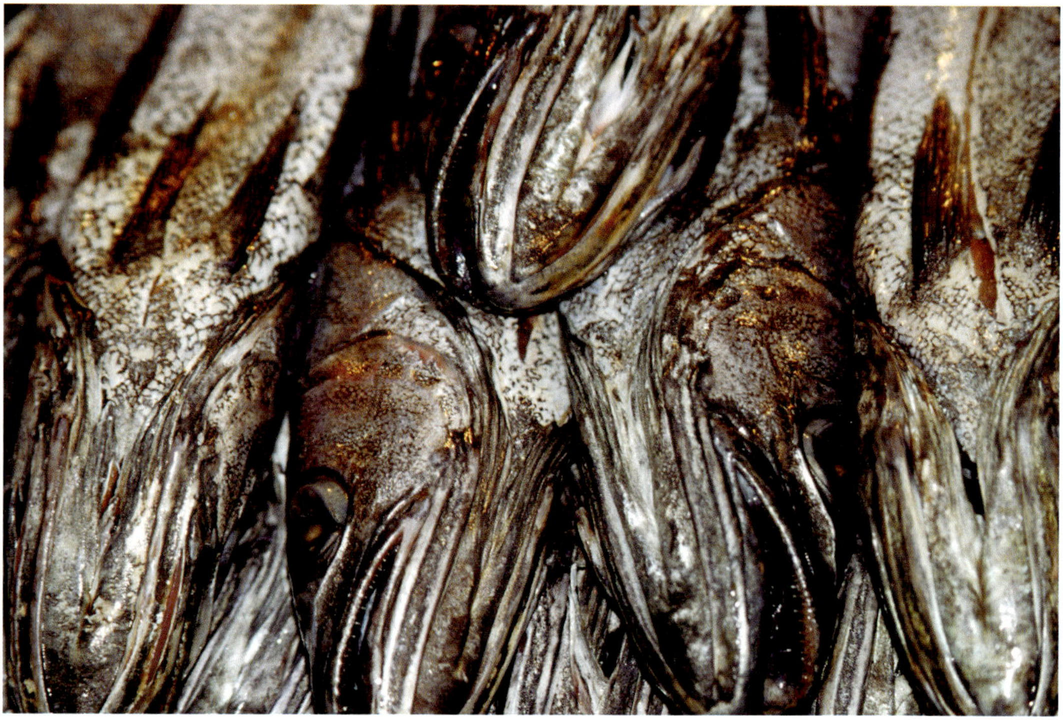

lich. Eine Liste mit Angaben zum Omega-3-Fettsäuregehalt in Nahrungsmitteln finden Sie auf Seite 42. Achtung: Omega-3-Fettsäuren haben eine blutverdünnende Wirkung. Wenn Sie Medikamente zur Blutverdünnung einnehmen (Aspirin®, Marcumar® o. ä.), sollten Sie mit Ihrem Arzt sprechen, bevor Sie Fischölkapseln zur Nahrungsergänzung einsetzen.

Omega-3-Fettsäuren schützen vor Entzündungen und pflegen die Haut von innen

- Verwenden Sie regelmäßig Omega-3-Fettsäure-haltige Öle. Zusätzlich ist es sinnvoll, täglich 600 mg Alpha-Linolensäure als Nahrungsergänzung einzunehmen. Eine Liste mit Omega-3-Fettsäure-haltigen Ölen finden Sie auf Seite 44.
- Meiden Sie nach Möglichkeit Omega-6-Fettsäure-haltige Öle. Eine Liste mit Omega-6-Fettsäure-haltigen Ölen finden Sie auf Seite 44.

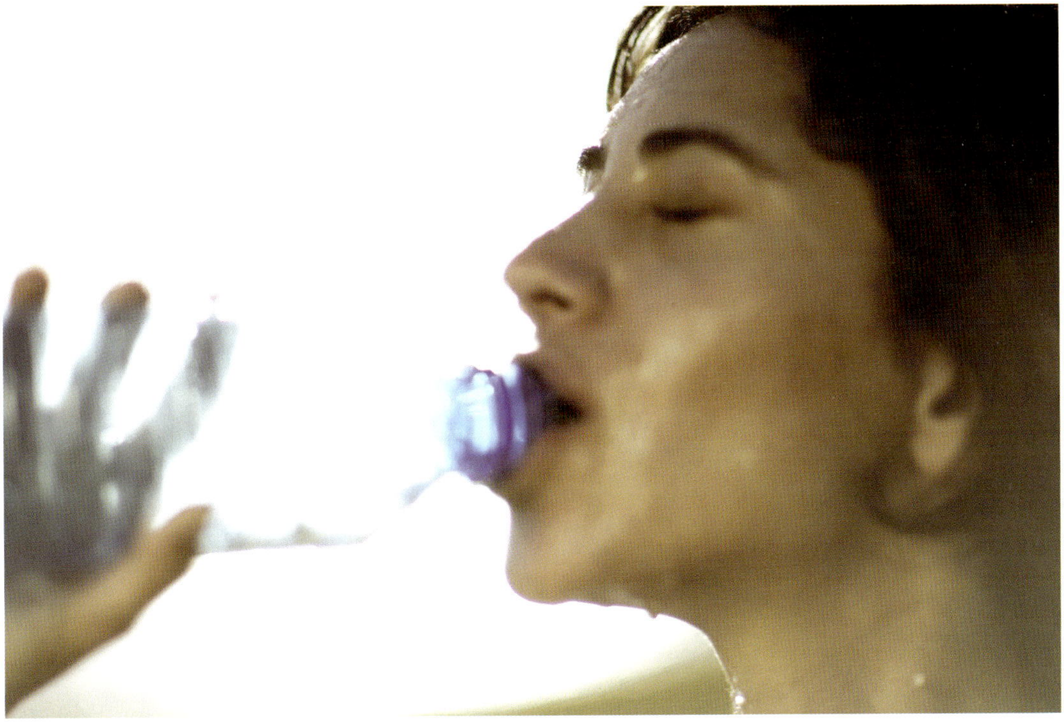

2. Wählen Sie »langsame« Zucker

Auf Ihrem Speiseplan sollten nur Nahrungsmittel mit einem glykämischen Index von 60 oder darunter stehen. Einen Überblick über den glykämischen Index verschiedener Nahrungsmittel finden Sie auf Seite 71.

3. Verbessern Sie Ihren Schutzschild

Ihre Nahrung sollte einen hohen Anteil Schutzstoffe enthalten. Wie gut ein Nahrungsmittel Sie vor freien Radikalen schützt, können Sie am TEAC-Wert ablesen. Für einen optimalen Schutz benötigen Sie täglich 8000 Trolox-Einheiten. Ein Drittel sollte dabei aus Obst und Gemüse stammen, den Rest können Sie relativ einfach über Getränke abdecken, wenn Sie auf Beerensäfte, grünen und schwarzen Tee sowie gelegentlich ein Glas Rotwein zurückgreifen. Eine Auflis-

Je mehr Schutzstoffe Sie mit der Nahrung aufnehmen, desto sicherer ist die Haut vor Schäden durch freie Radikale

Wie gut Nahrungsmittel Ihrer Haut tun		
Nahrungsmittel, die Ihrer Haut gut tun und sie jung erhalten	Neutrale Nahrungsmittel	Nahrungsmittel, die Ihrer Haut schaden und sie schneller altern lassen
Fetter Fisch (Makrele, Lachs, Hering, Thunfisch)	*Fettarmer Fisch (Forelle, Scholle, Seelachs)*	*Schweinefleisch, Schweineschmalz*
Omega-3-FS-Öle (Lein-, Raps-, Walnussöl)	*Olivenöl*	*Omega-6-FS-Öle (Sonnenblumenkern-, Distel-, Maiskeimöl)*
Rapsölmargarine	*Butter*	*Sonnenblumenölmargarine*
Nüsse	*Vollkornprodukte*	*Weißmehlprodukte, Kuchen, Süßigkeiten*
Wild (Reh, Hisch, Wildschwein)	*Mageres Fleisch und Geflügel*	*Fettes Fleisch, Wurst, fette Geflügelanteile (Keule)*
Obst, Gemüse und ungesüßte Fruchtsäfte mit hohem und mittleren antioxidativem Schutzwert	*Obst, Gemüse und ungesüßte Fruchtsäfte mit niedrigem antioxidativem Schutzwert*	*Kandierte Früchte, gesüßte Fruchtsäfte und Limonaden*
Gewürze wie Curcuma, Zimt, Ingwer, aber auch Salbei und Rosmarin		*Kochsalz in größeren Mengen*

tung der Schutzwerte verschiedener Nahrungsmittel finden Sie in der Tabelle auf Seite 52f. Daraus können Sie sich Ihren persönlichen Schutzschild täglich selber zusammenstellen.

4. Achten Sie auf eine optimale Eiweißzufuhr

Nehmen Sie pro Gramm Körpergewicht täglich etwa ein Gramm Eiweiß zu sich. Der Eiweißbedarf sollte zu zwei Dritteln aus pflanzlichen und zu einem Drittel aus tierischen Nahrungsmitteln gedeckt werden.

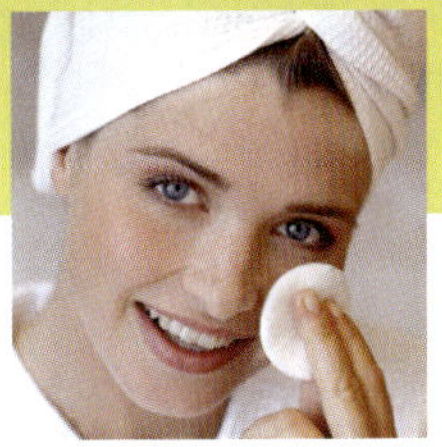

5. Trinken Sie reichlich
Unser Körper besteht zu einem großen Teil aus Wasser. Besonders an der Haut macht sich ein Flüssigkeitsmangel sehr früh durch Knitterfältchen, Trockenheit und einen Verlust der Spannkraft bemerkbar. Trinken Sie deshalb ausreichend, d.h. täglich mindestens zwei Liter. Am besten decken Sie einen großen Teil Ihres Flüssigkeitsbedarfs mit ungesüßtem grünen und schwarzen Tee, Beerensäften und Wasser.

Täglich mindestens zwei Liter Flüssigkeit erhalten die Elastizität der Haut

Das individuelle Skin-Food-Programm für Ihren Sonnen- und Hauttyp

Um die Haut optimal zu schützen und ihre Schönheit über Jahre zu erhalten, bedarf es noch zusätzlich einiger individueller Ernährungsempfehlungen, die sich nach den speziellen Besonderheiten und Bedürfnissen der einzelnen Sonnen- und Hauttypen richten.

Ernährungsempfehlungen für Menschen mit heller Haut (Sonnentyp 1 und 2)

Den Schutzwall Ihrer empfindlichen Haut können Sie über die Ernährung stärken. Der Lohn der Mühe ist eine Haut, die trotz ihrer Empfindlichkeit lange jung und glatt bleibt.
Mit der Ernährung können Sie Folgendes erreichen:

- Aufbau eines Basislichtschutzes und Erhöhung der Sonnenbrandschwelle
- Besserung von Sonnenallergien
- Schutz vor freien Radikalen
- Vermeidung von unnötigen Reizungen und Irritationen bei sensibler Haut

Wenn Sie regelmäßig im Sommer betakarotinhaltiges Obst oder Gemüse verzehren, schützen Sie Ihre Haut nicht nur vor Zellschäden, sondern erhalten dadurch auch eine intensivere, schönere und länger anhaltende Bräunung der Haut.

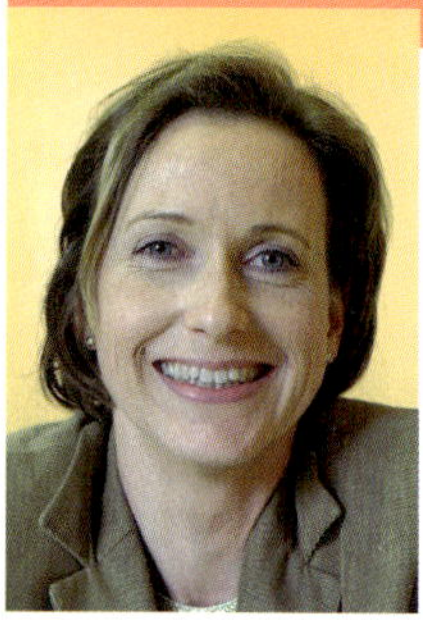

Menschen mit heller Haut sollten auch auf einen Lichtschutz von innen achten

Basislichtschutz von der Gemüsetheke

Vor allem im Frühjahr und Sommer dürfen Sie sich beim Lichtschutz nicht nur auf die Sonnencreme (die für Sie natürlich auch extrem wichtig ist) verlassen. Sie benötigen zusätzlich einen Basislichtschutz aus der Nahrung. Alleine mit der richtigen Ernährung lässt sich für Ihre gesamte Haut ein Lichtschutz mit dem Faktor drei bis vier aufbauen. Damit können Sie sich drei- bis viermal länger in der Sonne aufhalten, ohne dass Hautschäden entstehen. Häufig bessert sich bei konsequenter und rechtzeitiger Anwendung der folgenden Ernährungsempfehlungen auch die Neigung zu Sonnenallergie, unter der gerade hellhäutige Menschen häufig leiden. Sie benötigen zum Aufbau eines Lichtschutzes mit dem Faktor drei bis vier täglich etwa 20 mg Betacarotin (Karottenfarbstoff) und etwa 15 mg Lycopin (Tomatenfarbstoff) aus der Nahrung. Sie sollten diesen Bedarf aber nicht durch Nahrungsergänzungspräparate decken, denn gerade die isolierte Aufnahme dieser beiden Vitamine aus der Gruppe der Karotinoide wird inzwischen kritisch betrachtet. Viel besser ist es deshalb, die benötigte Menge über Säfte, Obst und Gemüse aufzunehmen. Die benötigte Menge an Betacarotin ist enthalten in

- ein bis zwei Möhren oder
- 200 ml Möhrensaft oder
- einer großen Portion Spinat oder
- 2 Süßkartoffeln.

Die benötigte Menge Lycopin ist enthalten in

- 200 ml Tomatensaft oder
- 300 g Wassermelone oder

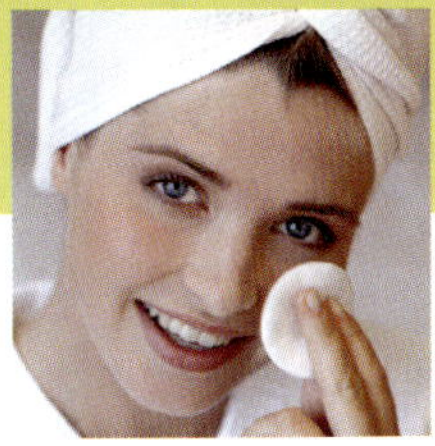

- einem Brot, bestrichen mit einem Esslöffel Tomatenmark oder
- einem Teller Nudeln mit einer großen Portion Tomatensoße oder
- in einem großen Teller Tomatensuppe.

(Weitere Informationen zum Aufbau eines Lichtschutzes mit Hilfe von Nahrungsmitteln finden Sie auf Seite 127 ff.)
Unterstützt werden kann der Aufbau des körpereigenen Lichtschutzes durch regelmäßige Verwendung von Oliven- und Rapsöl. Mit dieser »Lichtschutzernährung« sollten Sie im Frühjahr beginnen. Sie benötigen bis zum Aufbau eines optimalen Lichtschutzes etwa zwei Monate. Zur Erhaltung setzen Sie diese Ernährungsempfehlungen möglichst über den Sommer fort.

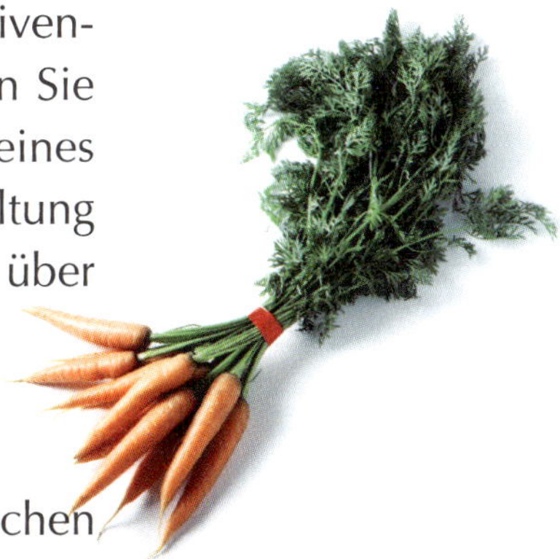

10 000 Schutzeinheiten für Ihre Haut
Doch nicht nur Sonne, sondern auch freie Radikale machen Ihrer Haut mehr zu schaffen als jedem anderen Hauttyp. Bereits durch geringe Änderungen Ihrer Ernährungsgewohnheiten können Sie den körpereigenen Schutzwall stärken. Bitte halten Sie sich an die Basis-Ernährungsempfehlungen. Günstig ist es aber auch, wenn Sie noch etwas mehr Schutzstoffe zu sich nehmen. Bevorzugen Sie deshalb Getränke und Nahrungsmittel mit einem hohen Schutzwert (eine Liste finden Sie auf Seite 52 f.). Streben Sie eine tägliche Aufnahme von 10 000 Trolox-Einheiten an. Die tägliche Aufnahme von Schutzstoffen lässt sich einfach erhöhen durch Getränke. Besonders schutzstoffreich sind Cystus-Tee, schwarzer Johannisbeersaft oder Holundersaft und grüner bzw. schwarzer Tee. Davon sollten Sie zusätzlich ein bis zwei Tassen bzw. Gläser täglich trinken. Auch Mikronährstoffe wie Zink, Selen und Acetylcystein unterstützen Ihre körpereigenen Schutzmechanismen sinnvoll.

Die Sonnentypen 1 und 2 benötigen mehr Schutzstoffe aus der Nahrung als dunkelhäutige Menschen

Cystus-Tee ist einer der »radikalsten« Radikalenfänger. Der zugegebenermaßen nicht ganz preiswerte Tee aus der »Cystusrose« schlägt in seiner Schutzwirkung grünen und schwarzen Tee und sogar Rotwein um Längen. Nach einer Untersuchung des LEFO-Instituts für Lebensmittel und Umweltforschung (Ahrensburg) verfügt Cystus-Tee über ein fast dreimal höheres antioxidatives Potenzial als grüner Tee.

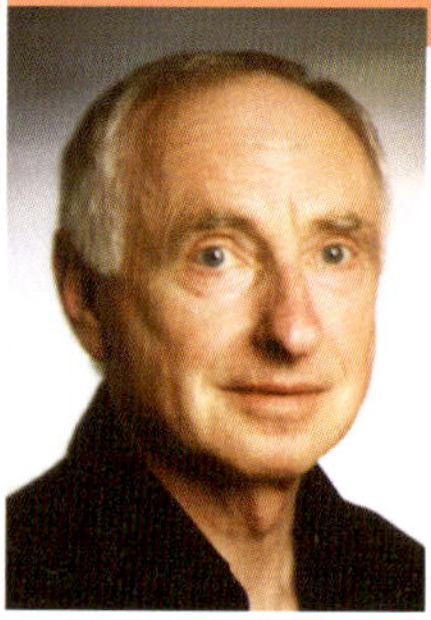

Besonders lichtempfindliche Menschen reagieren auch sensibler auf andere Irritationen der Haut

Vorsicht: reizbare Haut!

Weiblich, rothaarig oder blond, blauäugig und hellhäutig – wenn es um empfindliche Haut geht, ist das nicht unbedingt die Beschreibung der Traumfrau, sondern für manche Betroffene eher ein Albtraum, denn besonders hellhäutige Menschen mit Sonnentyp 1 und 2 leiden besonders häufig auch unter sensibler Haut. Verschiedene Untersuchungen konnten inzwischen bestätigen, dass Menschen, die besonders lichtempfindlich sind, gleichzeitig sensibler auf andere Irritationen der Haut reagieren. Bei diesen können auch scharfe Gewürze, koffeinhaltige Getränke und Alkohol die Haut reizen. Kaffee, Chili oder Sekt regen die Durchblutung stark an und können bei sensibler Gesichtshaut Rötung und Juckreiz verstärken.

Achtung: Wenn Sie das essen, besteht erhöhte Sonnenbrandgefahr!

Einige Nahrungsmittel, Nahrungszusatzstoffe und pflanzliche Arzneimittel stehen in Verdacht, die Lichtempfindlichkeit zu erhöhen. Besonders für Menschen mit Sonnentyp 1 und 2 ist das problematisch, denn bei regelmäßigem Verzehr wird die Haut noch anfälliger für Schäden durch UV-Licht. Hellhäutige Menschen sollten diese Nahrungsmittel im Sommer nicht in größeren Mengen verzehren. Sogar bei äußerlichem Hautkontakt, wie zum Beispiel beim Zuberei-

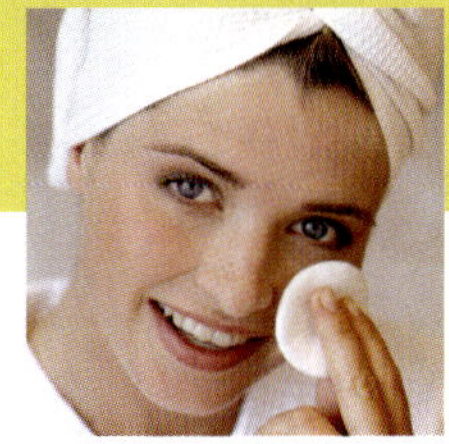

ten der Speisen, kann es zu einer örtlich begrenzten Lichtempfindlichkeit kommen. Durch gründliches Händewaschen lassen sich in diesen Fällen allerdings die dafür verantwortlichen Substanzen abwaschen.

Nahrungsmittel, die nach Genuss oder Hautkontakt die Lichtempfindlichkeit erhöhen können, sind:

- Zitrusfrüchte
- Feigen
- Sellerie
- Fenchel
- Kümmel
- Kerbel
- Koriander
- Petersilie
- Süßstoffe (Cyclamate)
- Johanniskrautpräparate

Bestimmte Nahrungsmittel können die Lichtempfindlichkeit erhöhen

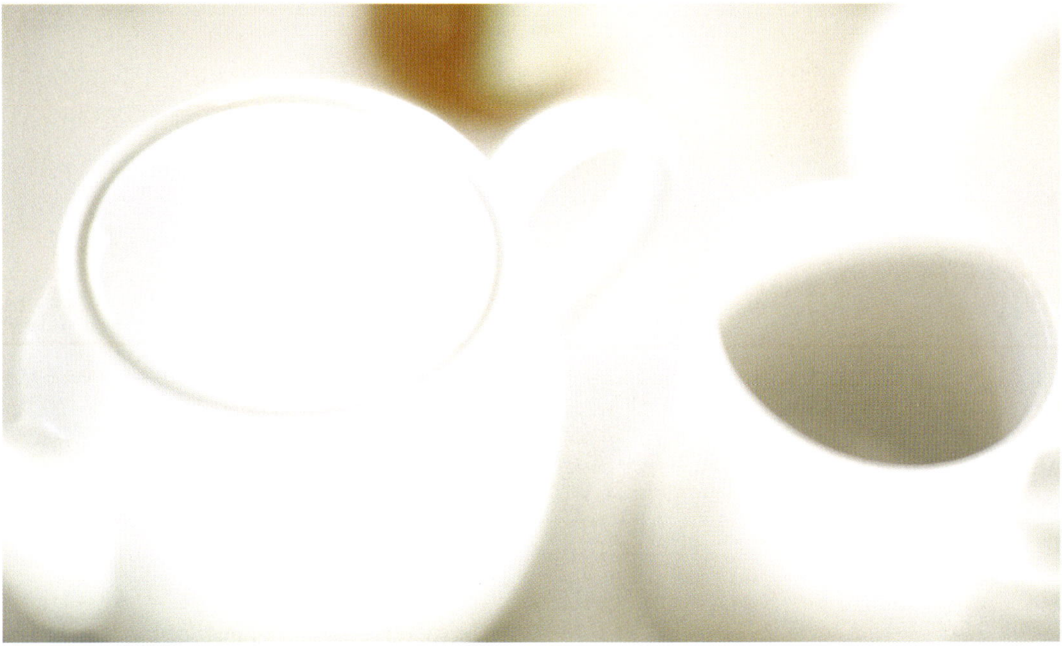

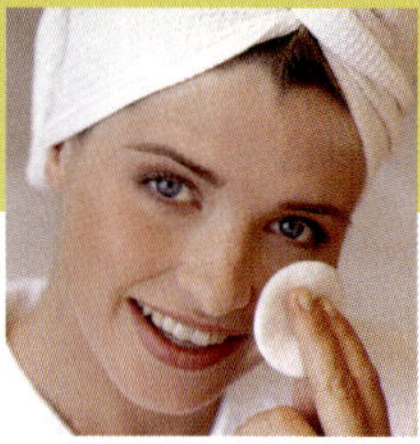

Nahrungsergänzung für Sonnentyp 1 und 2
Mit Hilfe dieser Nahrungsergänzungen können Sie die Widerstandskraft Ihrer Haut gegenüber Sonne und Umwelteinflüssen deutlich erhöhen.

Als Nahrungsergänzung benötigen Sie täglich

- 50 µg Selen (wichtig für körpereigene Schutzenzyme)
- 10 mg Zink (wichtig für Zellteilung und körpereigene Schutzenzyme)
- 200 mg Acetylcystein (wichtig für körpereigene Schutzenzyme)
- 200 I.E. Vitamin E (Gemisch aus Gamma- und Alpha-Tocopharol)
- 300 mg Vitamin C
- 1,5 g Omega-3-Fettsäuren (Leinölkapseln oder Fischölkapseln)

Ernährungsempfehlungen für Menschen mit dunkler Haut (Sonnentyp 3 und 4)

Sonnentyp 3 und 4 muss in der Regel keinen Lichtschutz über die Nahrung aufbauen

Ihre Haut besitzt ein gut funktionierendes Schutzsystem gegenüber UV-Strahlen und Umwelteinflüssen und wird dadurch auch gut vor vorzeitiger Hautalterung und Faltenbildung bewahrt. Sie müssen in der Regel keinen Lichtschutz über die Nahrung aufbauen.
Mit der Ernährung können Sie Folgendes erreichen:

- Die Neigung zu Pigmentflecken reduzieren
- Das Risiko für wulstige Narben senken
- Die Haut feinporiger erscheinen lassen

Übermäßige Pigmentbildung bremsen
Die Hauptprobleme Ihrer Haut sind eine erhöhte Neigung zu Pigmentflecken durch Entzündungen, Verletzungen oder

Geeignete und ungeeignete Nahrungsmittel für Sonnentypen 1 und 2

Ungeeignete Nahrungsmittel für Sonnentyp 1 und 2	Günstige Nahrungsmittel für Sonnentyp 1 und 2
Schweinefleisch	*Wild*
Schweineschmalz	*Thunfisch*
Innereien	*Lachs*
Zucker	*Hering*
Weißmehlprodukte	*Makrele*
Gesüßte Säfte und Limonaden	*Dunkle Beerensäfte*
Sehr heiße Getränke	*Tomatensaft*
Alkohol	*Karottensaft*
Lichtsensibilisierende Gewürze wie Kümmel, Kerbel, Koriander, Petersilie	*Tees (Grün- und Schwarztee, Oolong-Tee, Cystus-Tee)*
Scharfe Gewürze (Chili, Paprika, Pfeffer)	*Milde Gewürze (Basilikum, Rosmarin, Thymian)*
Sonnenblumenöl, Distelöl, Traubenkernöl	*Leinöl, Rapsöl, Walnussöl, Hanföl*
Bananen	*Wassermelone*
Helle Trauben	*Karotten*
Zitrusfrüchte	*Tomaten und Tomatenprodukte*
Feigen	*Sojaprodukte*
Fenchel	*Alle anderen Obst und Gemüsesorten (außer den in der linken Spalte genannten)*
Sellerie	
Süßstoffe	
Johanniskrautpräparate	

Hormonumstellungen. Aus diesem Grund ist für Menschen mit Sonnentyp 3 und 4 Vitamin C ein »Schlüsselvitamin«. Vitamin C hemmt das Enzym »Tyrosinase«, das vor allem bei der Pigmentbildung eine wichtige Rolle spielt. Dadurch

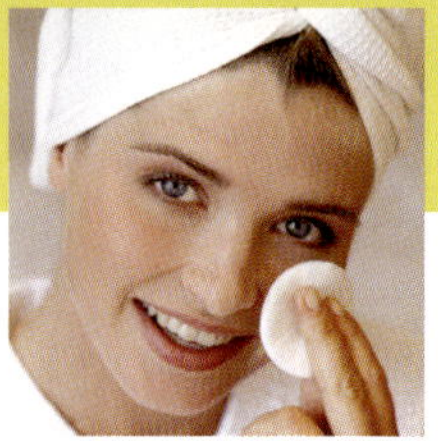

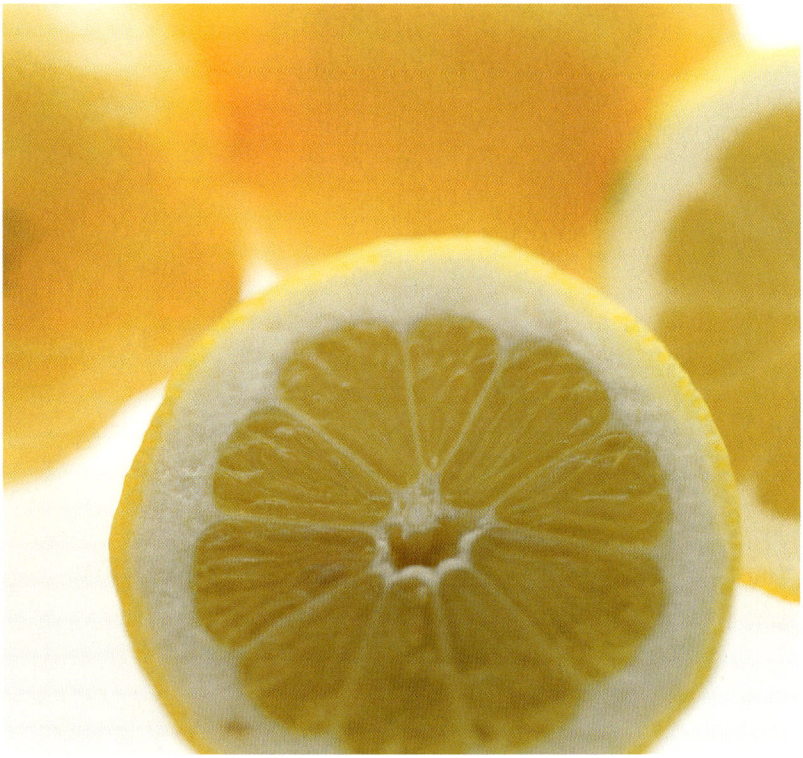

Zitronensaft ist ein mildes Mittel gegen störende Pigmentflecken.

Vitamin C kann Pigmentflecken aufhellen

wird die Melaninproduktion etwas verlangsamt, die Haut aufgehellt und Pigmentverschiebungen und Altersflecken verblassen. Vitamin C ist für Sie aber nicht nur von innen, sondern auch von außen wichtig. Schon unsere Großmütter wussten, dass Zitronensaft Pigmentflecken aufhellen kann. Kein Wunder, denn Zitronen enthalten den natürlichen Hautaufheller Vitamin C in großen Mengen. Wenn Pigmentflecken für Sie ein Problem sind, sollten Sie diese regelmäßig mit frischem Zitronensaft betupfen. Die Vitamin-C-Grundversorgung über die Nahrung können Sie mit Zitronen, Johannisbeeren, Orangen, Kiwis sicherstellen. Zur Aufhellung dunkler Pigmentflecken reicht das aber oft nicht aus. Hohe Dosen Vitamin C sind meist nur ausreichend durch Nahrungsergänzungspräparate zuzuführen.

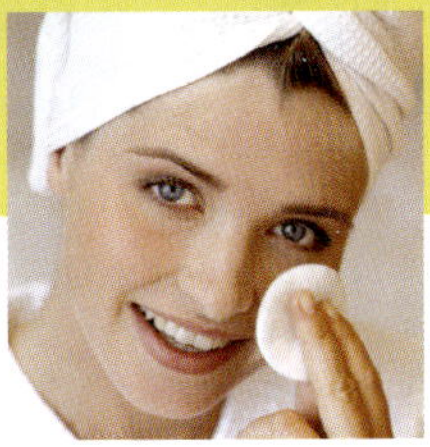

Vorsicht mit Hormonen – auch beim Essen

Eine häufige Ursache für die Entstehung großflächiger, bizarrer Flecken (Melasma, Chloasma) an Stirn, Wangen und Oberlippe beim Sonnentyp 3 und 4 sind Hormonumstellungen (Schwangerschaft, Pille). Hormonartige Stoffe sind aber nicht nur in Hormonpräparaten enthalten, sondern kommen auch in verschiedenen Nahrungsmitteln vor. Sie sollten deshalb Sojaprodukte und Nahrungsergänzungsprodukte mit Soja, Rotklee, Cimicifuga (Traubensilberkerze) nur vorsichtig dosieren und beobachten, wie Ihre Haut darauf reagiert. Der gelegentliche Verzehr phytohormonhaltiger Nahrungsmittel verursacht in der Regel allerdings keine Hautprobleme. Bei häufigem Genuss oder bei der hochkonzentrierten Aufnahme in Form von Nahrungsergänzungspräparaten ist jedoch Vorsicht geboten.

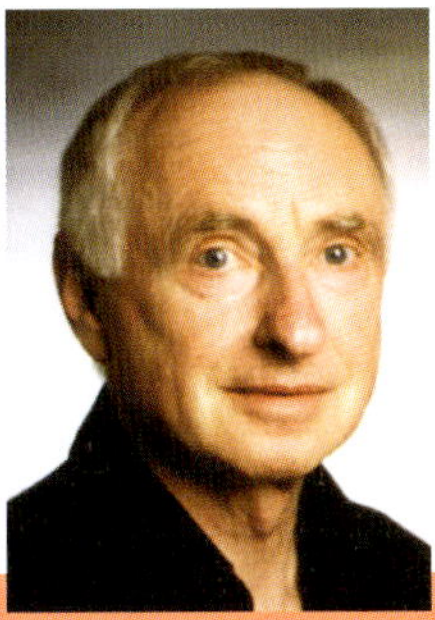

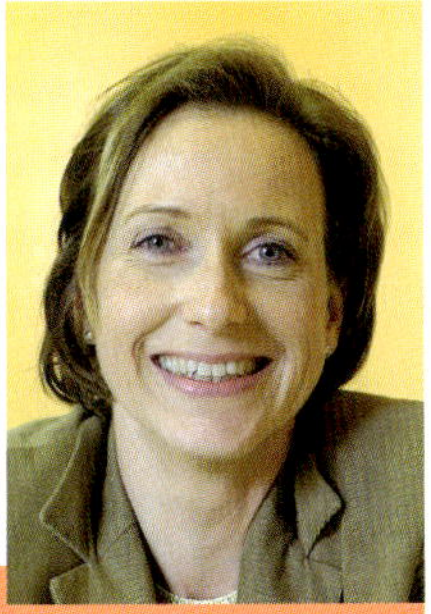

Verwenden Sie das richtige Vitamin E. In unserer Nahrung gibt es mehrere Varianten des Vitamin E. In Nahrungsergänzungsmitteln ist meist nur eine Form, das so genannte Alpha-Tocopherol enthalten. Dieses wird vom Organismus besonders gut aufgenommen. Seit kurzem rückt aber eine andere Vitamin-E-Form in den Mittelpunkt des Interesses, nämlich das so genannte Gamma-Tocopherol. Es besitzt Eigenschaften, die Alpha-Tocopherol nicht hat. Vor allem wirkt es über verschiedene Mechanismen stark entzündungshemmend. Entscheiden Sie sich bei der Wahl eines Vitamin-E-Präparates deshalb nur für solche, die beide Vitamin-E-Varianten enthalten.

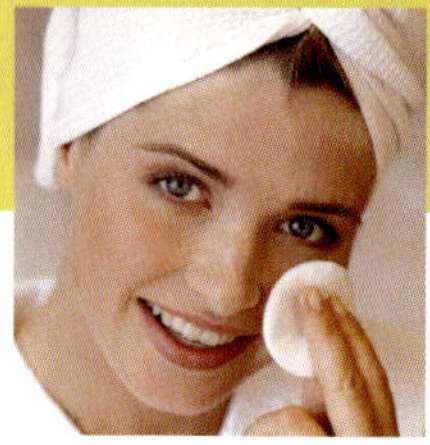

Senf-Arten und die meisten Kohlgemüse wie Blumenkohl oder Rosenkohl enthalten Substanzen, die körpereigenes Östrogen in das weniger aktive Catechol-Östrogen umwandeln können. Dadurch wird der Östrogenspiegel leicht gesenkt, was sich wiederum günstig auf die Bildung großflächiger Pigmentflecken auswirken kann.

Zahlreiche Nahrungsmittel enthalten hormonähnliche Inhaltsstoffe

Östrogenartige Wirkung haben folgende Nahrungsmittel, Gewürze und pflanzliche Arzneimittel:

- Soja und Sojaprodukte
- Leinsamen
- Basilikum
- Hopfen (konzentriert in pflanzlichen Schlafmitteln)
- Rhapontik-Rhabarber (Rheum rhaponticum) (in pflanzlichen Medikamenten gegen Wechseljahresbeschwerden)
- Rotklee (Nahrungsergänzungsmittel)
- Silberkerze (Cimicifuga) (in pflanzlichen Medikamenten gegen Wechseljahresbeschwerden)

Narbenwucherungen verhindern

Menschen mit dunklerem Hauttyp neigen stärker als Hellhäutige zu wulstigen Narben. Die Narbenbildung und Wundheilung lässt sich durch eine ausreichende Versorgung mit Selen, Zink, Vitamin A und Vitamin E günstig beeinflussen. Frische Narben verheilen häufig schöner, wenn sie regelmäßig mit Vitamin-E-Öl (dazu einfach eine Vitamin-E-Kapsel anstechen) oder mit Alpha-Linolensäure (ebenfalls einfach die Kapseln verwenden) massiert werden.

Nahrungsergänzung für Sonnentyp 3 und 4

Mit Hilfe dieser Nahrungsergänzungen können Sie das Risiko für Pigmentflecken und Hautunreinheiten reduzieren. Als Nahrungsergänzung benötigen Sie täglich:

Geeignete und ungeeignete Nahrungsmittel für Sonnentyp 3 und 4

Ungeeignete Nahrungsmittel für Sonnentyp 3 und 4	Günstige Nahrungsmittel für Sonnentyp 3 und 4
Sojaprodukte	*Vitamin-C-reiche Nahrungsmittel wie Zitronen, Johannisbeeren, Orangen, Kiwis*
Phytoöstrogenhaltige Nahrungsergänzung (Cimicifuga, Rotklee, Sojaisoflavone)	*Tees (Grün- und Schwarztee, Oolong-Tee, Cystus-Tee)*
Granatäpfel (nur bei regelmäßigem Verzehr bedenklich)	*Weizenkeime*
Bananen, helle Trauben	*Meeresfrüchte*
Schweinefleisch	*Wild*
Schweineschmalz	*Thunfisch*
Innereien	*Lachs*
Zucker	*Hering*
Weißmehlprodukte	*Makrele*
Gesüßte Säfte und Limonaden	*Dunkle Beerensäfte*
Sonnenblumenöl, Distelöl, Traubenkernöl	*Leinöl, Rapsöl, Walnussöl, Hanföl*
	Alle Obst und Gemüsesorten (außer den in der linken Spalte genannten)

- 50 µg Selen (wichtig für körpereigene Schutzenzyme)
- 15 mg Zink (schützt vor Entzündungen und Hautunreinheiten)
- 4000 I.E. Vitamin A (macht die Haut zart, wichtig für die Zellteilung und Zellreifung. Nicht in der Schwangerschaft)
- 500 mg Vitamin C (reduziert Pigmentstörungen)
- 200 I.E. Vitamin E (Gemisch aus Gamma- und Alpha-Tocopherol, da vor allem Gamma-Tocopherol entzündungshemmend wirkt.
- 1 g Omega-3-Fettsäuren (in Form von Leinölkapseln oder Fischöl)

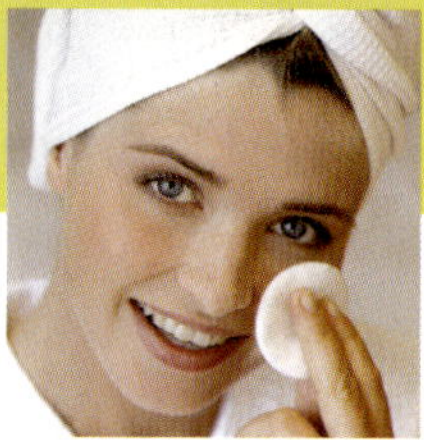

Ernährungsempfehlungen bei trockener Haut

Bei trockener Haut können Sie mit der Ernährung Folgendes erreichen:

- die Haut von innen fetten
- den Feuchtigkeitshaushalt der Haut optimieren und so das Hautbild verbessern

Die Produktion der Hautfette anregen

Der Mangel an Hautlipiden lässt sich – in gewissen Grenzen – recht gut über die Ernährung verbessern. Nur wenn Sie mit der Nahrung ausreichend einfach und mehrfach ungesättigte Fettsäuren aufnehmen, kann der Organismus daraus Hautfette produzieren. Diese verbessern die Schutz- und Barrierefunktion der Haut, helfen Feuchtigkeit zu speichern und beugen Verhornungen und Rauigkeiten vor. Bei Neigung zu trockener Haut oder Ekzemen ist deshalb eine Extraportion Fettsäuren über die Ernährung (pflanzliche Öle, Fisch) oder durch Nahrungsergänzung sinnvoll. Manchmal reicht es aus, diese Empfehlungen während der kalten und trockenen Wintermonate zu beherzigen. Auch äußerlich können Sie Pflanzenöle wie Olivenöl oder Weizenkeimöl zur Pflege anwenden.

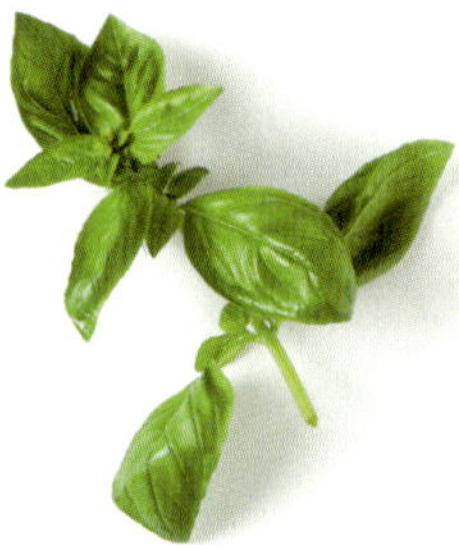

Pflanzenöle können trockene Haut sowohl von außen als auch von innen pflegen.

Den Feuchtigkeitshaushalt regulieren

Wichtig für die Haut ist es außerdem, den Feuchtigkeitshaushalt zu regulieren. Der Feuchtigkeitsgehalt der Haut ist von der Konzentration so genannter »natürlicher Feuchthaltefaktoren« (NMF, Natural moisturizing factor) abhängig. Ein wichtiger hauteigener Feuchthaltefaktor ist Harnstoff (Urea). In Untersuchungen konnte man nachweisen, dass der Harnstoffgehalt in trockener Haut um etwa 50% geringer ist als in normaler Haut. Harnstoff wird beim Abbau von

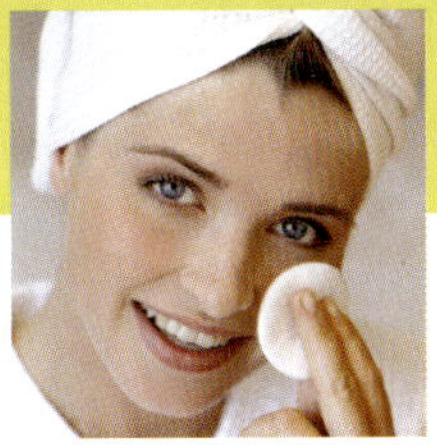

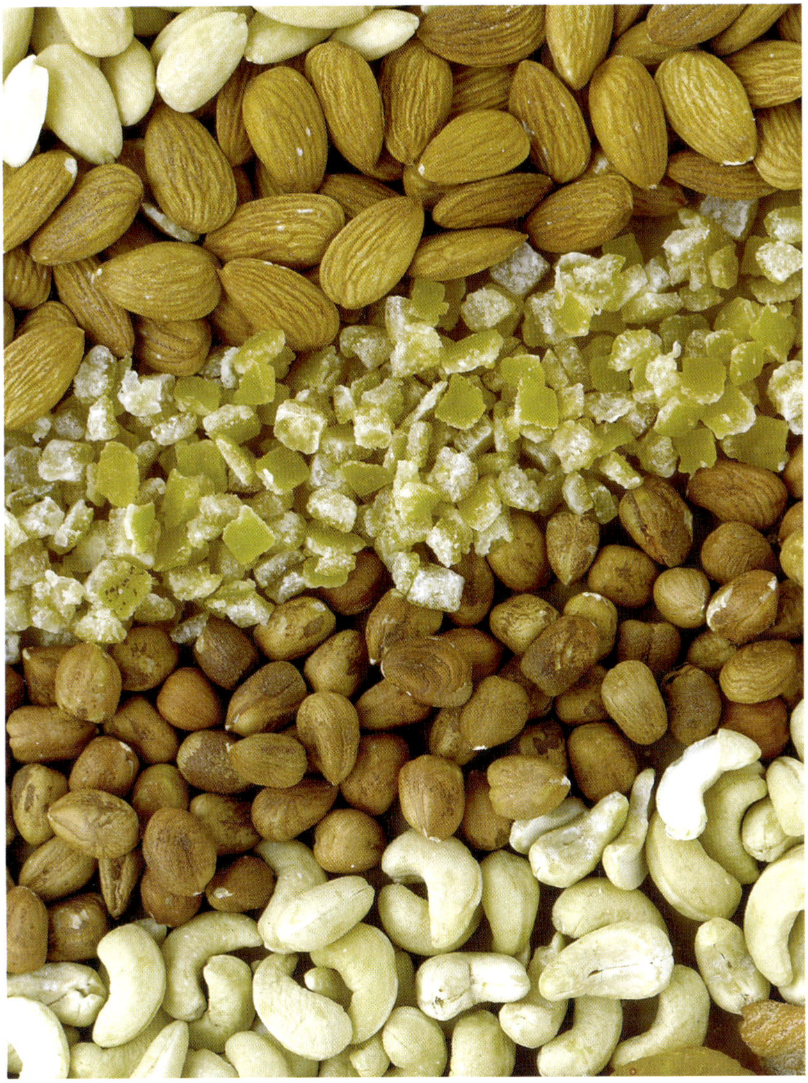

Nüsse und Mandeln enthalten wertvolle pflanzliche Öle und Eiweißbausteine.

Eiweißbausteinen (Aminosäuren, vor allem Arginin) in den Hornzellen der Haut gebildet. Nur bei einer ausreichenden Argininzufuhr kann der Organismus genügend Feuchtigkeitsspeicher bilden. Sehr viel Arginin enthalten Erdnüsse, Weizenkeime, Haselnüsse, Paranüsse, Mandeln, Linsen und Sojabohnen. Zusätzlich sollte auf eine ausreichende Flüssigkeitsversorgung Wert gelegt werden.

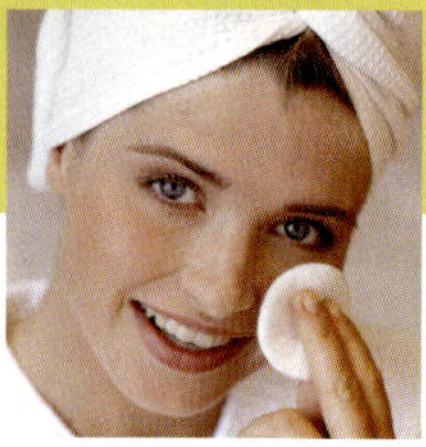

Empfehlungen zur täglichen Nahrungsergänzung bei trockener Haut:

- 500–1000 mg Nachtkerzensamenöl oder Borretschöl (enthalten Gamma-Linolensäure (GLA), die wichtig ist für die Bildung von Hautlipiden. Aufgrund eines Enzymmangels können Menschen mit Neurodermitis GLA nicht selber bilden. Achtung: Nur in Kombination mit Alpha-Linolensäure einnehmen, um das Omega-6-/Omega-3-Fettsäure-Verhältnis nicht zu stören. Präparate: z.B. Efamol, Epogam, Quintesal
- 900 mg Alpha-Linolensäure (ALA) – wirkt entzündungshemmend und regt die Produktion von Hautlipiden an. Präparate: Alpha-Linolensäure Dr. Bosshammer, Campanion
- 1000 mg Fischöl (günstige Wirkung auf Entzündungen und Rückfettung der Haut)
- 1 Gramm Arginin (wichtig für die Bildung körpereigener Feuchtigkeitsbinder). Achtung: Menschen, die häufig Herpesinfektionen haben, sollten kein Arginin einnehmen.
- 200 IE Vitamin E

Ernährungsempfehlungen bei Mischhaut

Auch die Probleme der Mischhaut lassen sich mit Hilfe von Nahrungsergänzungsmitteln beeinflussen

Mischhaut hat zwei Probleme, die sich mit Hilfe von Nahrungsergänzungsmitteln beeinflussen lassen:

- Fettige Haut in der T-Zone
- Trockene Haut an den Schläfen und Wangen

Das Hautbild optimieren

Mit Hilfe der Ernährung und Nahrungsergänzung lässt sich die Talgproduktion in den trockenen Arealen etwas anregen, gleichzeitig aber die Neigung zu Entzündungen und Unreinheiten in der T-Zone mildern. Je nachdem, welche Haut-

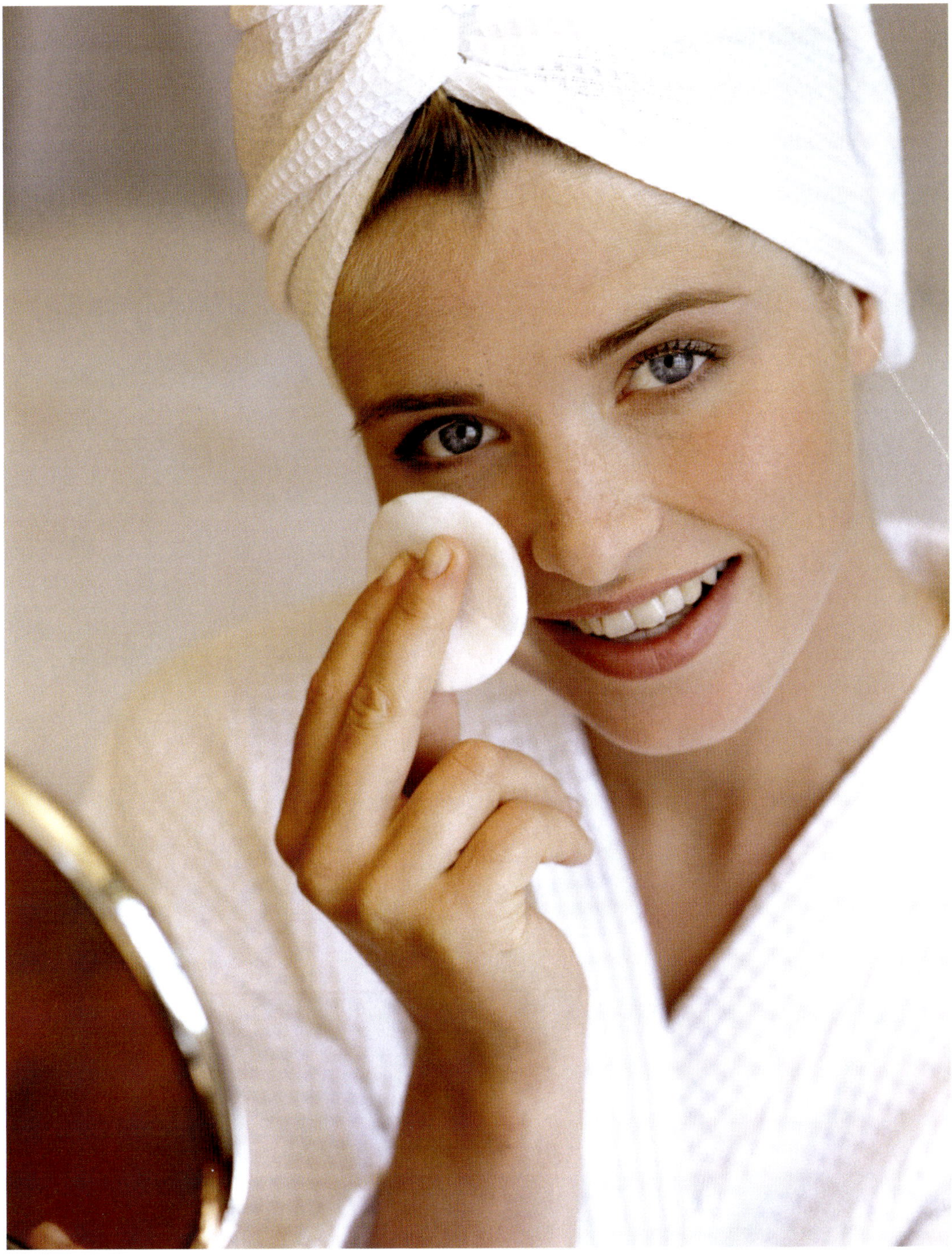

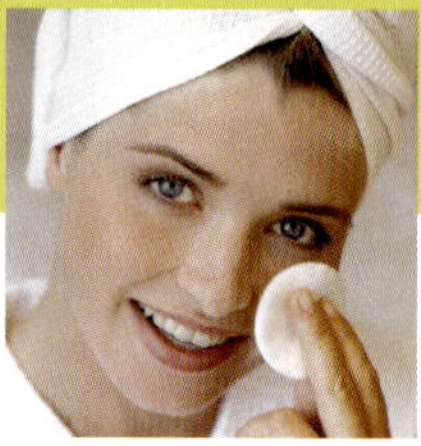

areale Ihnen aktuell am meisten Probleme bereiten, sollten Sie Ihre Nahrungsergänzung zusammenstellen. Zink und Selen wirken entzündungshemmend, Zink reguliert zudem die Talgproduktion. Fettsäuren fetten die trockenen Areale von innen, sie regen allerdings auch in der T-Zone die Talgproduktion an. Beobachten Sie die Reaktion Ihrer Haut auf die Nahrungsergänzungsmittel deshalb besonders gut. Verzichten Sie auf hochdosierte B-Vitamine, Biotin und »Hefetabletten«. Diese verschlechtern bei Mischhaut häufig das Hautbild.

Hochdosierte B-Vitamine werden bei Neigung zu unreiner Haut meist schlecht vertragen

Empfehlungen zur täglichen Nahrungsergänzung bei Mischhaut:

- 15 mg Zink (unterstützt die Schutzenzyme der Haut, wirkt entzündungshemmend)
- 200 µg Selen (unterstützt die Schutzenzyme der Haut, wirkt entzündungshemmend)
- 600 mg Alpha-Linolensäure (ALA – wirkt entzündungshemmend und regt die Produktion von Hautlipiden an). Diese Dosierung gilt nur, wenn Sie nicht schon im Rahmen des Basisprogramms ALA einnehmen.
- 1000 mg Fischöl (günstige Wirkung auf Entzündungen und Rückfettung der Haut). Diese Dosierung gilt nur, wenn Sie nicht schon im Rahmen des Basisprogramms Fischöl einnehmen.

Ernährungsempfehlungen bei fettiger Haut

Fettige Haut hat zwei Probleme, die sich mit Hilfe von Nahrungsergänzungsmitteln beeinflussen lassen:

- Vermehrter Glanz durch verstärkte Talgproduktion im gesamten Gesicht

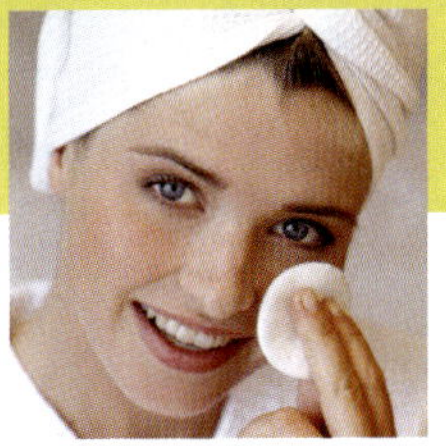

- Neigung zu Entzündungen, eitrigen Pusteln und Mitessern

Mit Hilfe der Ernährung und Nahrungsergänzung lässt sich bei fettiger, zu Unreinheiten und Akne neigender Haut die Talgproduktion etwas reduzieren und die Entzündungsaktivität lindern. Zink beeinflusst den Testosteronstoffwechsel und reguliert dadurch die Talgproduktion günstig. Außerdem wird das Wachstum von Bakterien, die für Unreinheiten verantwortlich sind, gehemmt. Vitamin E und Selen greifen in den Arachidonsäurestoffwechsel ein und regulieren die Bildung von Entzündungsstoffen.
Verzichten Sie auf hochdosierte B-Vitamine, Biotin und »Hefetabletten«. Diese verschlechtern bei Neigung zu fetter Haut häufig das Hautbild.

In der Schwangerschaft und Stillzeit haben die meisten Frauen wenig Probleme mit der Haut.

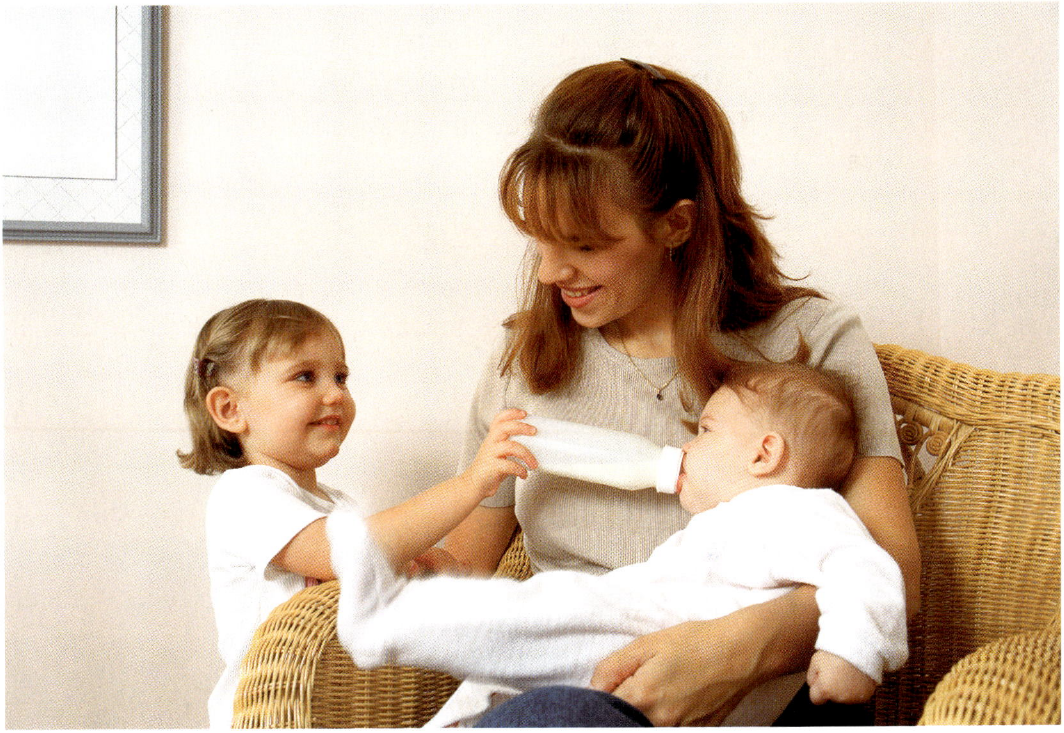

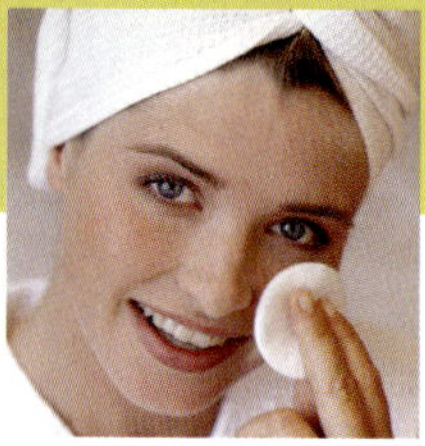

Empfehlungen zur täglichen Nahrungsergänzung bei fettiger, zu Akne neigender Haut:

- 20 mg Zink, bei Akne 50 bis 75 mg Zink (Behandlung bei Akne mit 50 bis 75 mg über 6 bis 8 Wochen durchführen, bei deutlicher Besserung der Hauterscheinungen sollte die Behandlung bis zum Abheilen fortgeführt werden, sonst wieder Reduktion auf 20 mg). Präparate: Zinkit, Zinkorotat u.a.
- 5000 (–10 000) I U Vitamin A (reduziert die übermäßige Talgproduktion. Vorsicht: In der Schwangerschaft sollte wegen eines erhöhten Missbildungsrisikos auf eine zusätzliche Vitamin-A-Gabe verzichtet werden, Frauen im gebärfähigen Alter sollten die tägliche Zufuhr von 3000 IU Vitamin A nicht dauerhaft überschreiten)
- 250 IE Vitamin E und 200 µg Selen (Bei unreiner, fettiger Haut teilweise gute Erfolge mit einer kombinierten Selen-/Vitamin-E-Gabe über 2–3 Monate)

Verzichten Sie auf hochdosierte B-Vitamine, Biotin und »Hefetabletten«. Diese verschlechtern bei Neigung zu fetter Haut häufig das Hautbild.

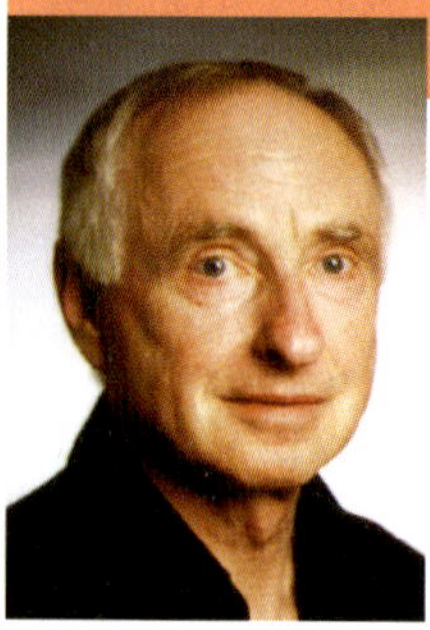

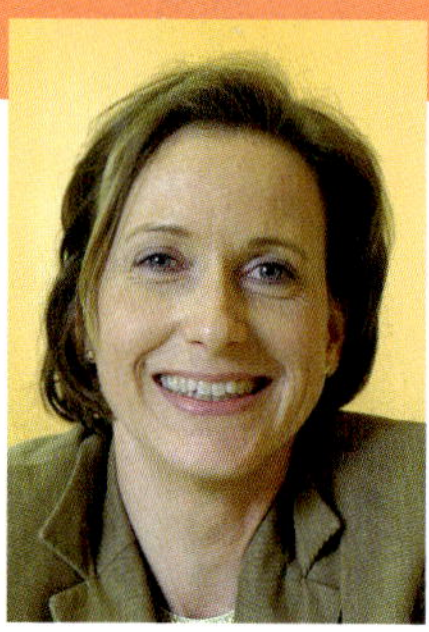

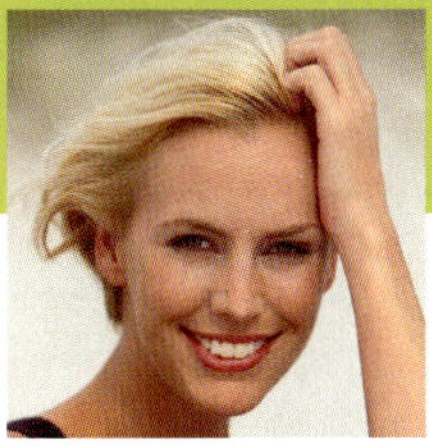

Ernährungsempfehlungen bei bestimmten Hautproblemen

Hautgesundheit essen

Die richtige Ernährung kann Ihnen nicht nur zu einer schönen, gepflegten Haut verhelfen. Auch zahlreiche Hautkrankheiten sprechen auf bestimmte Nahrungsmittel an, weshalb unsere Ernährungsgewohnheiten das Hautbild sowohl verbessern als auch verschlechtern können. Teilweise wurde der Zusammenhang zwischen Hautkrankheiten und bestimmten Nahrungsmitteln inzwischen wissenschaftlich mit Hilfe von Studien und Untersuchungen überprüft, teilweise beruhen die Empfehlungen aber auch auf Beobachtungen von zahlreichen Betroffenen. Wenn Sie selber unter dem einen oder anderen Hautproblem leiden, sollten Sie die nachfolgenden Tipps und Hinweise durchaus einmal ausprobieren. Deutliche Erfolge stellen sich meist erst nach vier bis acht Wochen ein – Sie müssen also etwas Geduld mitbringen.

Auch zahlreiche Hautkrankheiten sprechen auf bestimmte Nahrungsmittel an

Sonnenschutz zum Essen – die richtige Ernährung bei Sonnenallergie und Lichtempfindlichkeit

Lichtschutzfaktor auf dem Teller

Meistens unterschätzen wir die Kraft der Sonne im Alltag. Während wir uns am Strand und im Schwimmbad noch gewissenhaft mit Sonnenschutzmitteln eincremen, setzen wir uns häufig ungeschützt ins Straßencafé und vergessen den

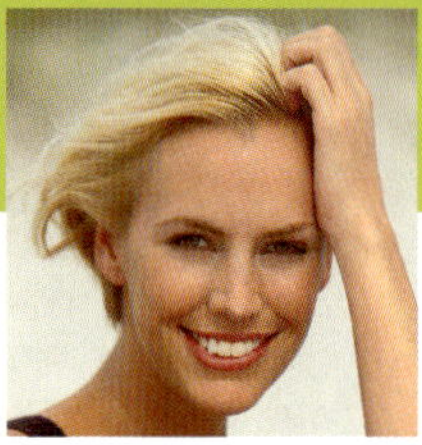

Sonnenschutz vor dem Sport oder beim Grillfest. Aber auch hier entfaltet die Sonne ihre ganze Kraft und ritzt Fältchen in die unbedeckte Haut. Besonders bei Menschen des Sonnentyps 1 und 2 summieren sich die täglichen Sonnenschäden und beschleunigen die Hautalterung. Auch Sonnenallergie ist bei diesem Sonnentyp sehr häufig. Wie einfach wäre es doch da, wenn wir morgens zum Frühstück eine Pille schlucken und so die Haut den ganzen Tag von Kopf bis Fuß vor Sonnenschäden bewahren könnten. Bis man ein solches Präparat in der Apotheke kaufen kann, dauert es sicher noch einige Zeit. Doch es gibt bereits die Sonnencreme zum Einnehmen. Warum gehen Sie nicht einfach mal in die Küche und schauen nach, ob Sie diesen Sonnenschutz vielleicht gerade aus dem Supermarkt mitgebracht haben. Tomaten und Tomatenmark, Möhren, Karottensaft, Wassermelone und Olivenöl können die Widerstandskraft der Haut gegen Sonnenallergie, Sonnenbrand und Faltenbildung erhöhen und sogar einen messbaren Lichtschutzfaktor aufbauen – vorausgesetzt, sie werden regelmäßig verzehrt.

Es gibt bereits die Sonnencreme zum Einnehmen

Tomatenmark statt Sonnencreme?

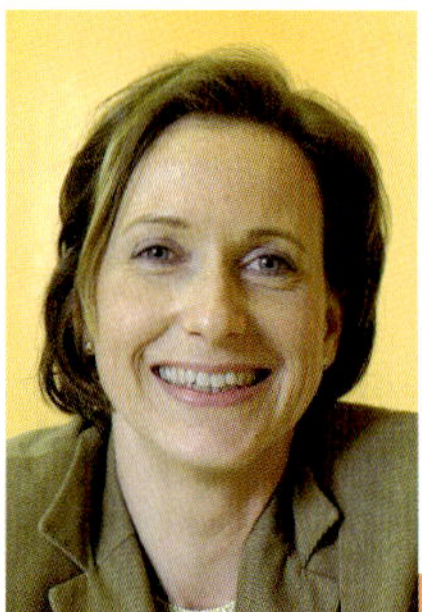

Wer gerne Pizza oder Pasta isst, hat zukünftig noch einen guten Grund, italienisches Essen zu genießen. Gerichte mit Tomatenmark sind ein hervorragender Sonnenschutz – so das Ergebnis einer Studie des Instituts für Physiologische

Sonnenlicht ist ein wichtiger »Altersbeschleuniger«. Mit Nahrungsmitteln lässt sich ein »Grundschutz« gegen UV-Strahlen aufbauen. Zusätzlich sollte aber täglich eine Creme mit Lichtschutzfaktor angewendet werden. Die Höhe des notwendigen Lichtschutzfaktors ist vom individuellen Sonnentyp (siehe Seite 90) abhängig.

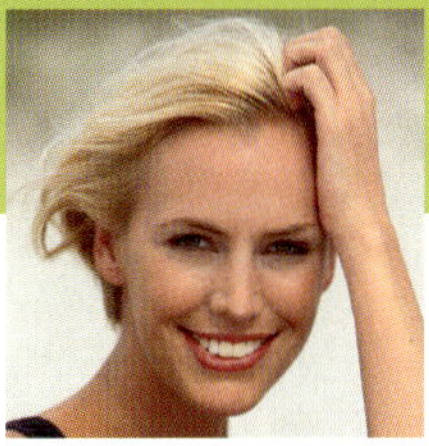

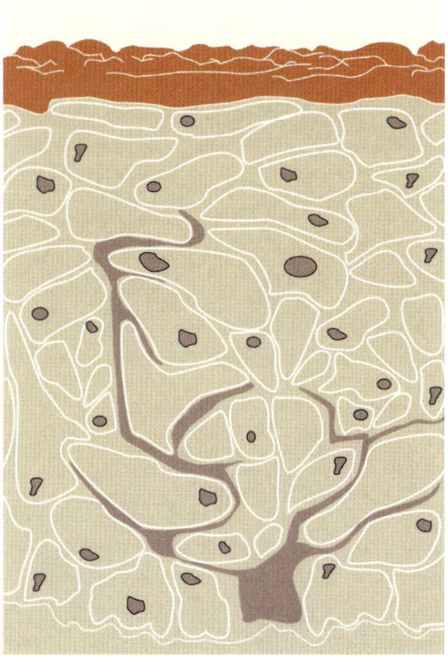

Wie Bräune entsteht: Die Melanozyten in der Keimschicht produzieren das dunkle Pigment Melanin. Je mehr es das Hautgewebe durchzieht, desto dunkler die Farbe und desto besser der natürliche Sonnenschutz.

Chemie der Düsseldorfer Heine-Universität. Mit der Untersuchung konnte erstmals wissenschaftlich nachgewiesen werden, dass mit »gängigen Lebensmitteln aus dem Supermarkt« ein Hautschutzeffekt erzielt werden kann, erklären die Leiter der Untersuchung Prof. Wilhelm Stahl und Prof. Helmut Sies. Die Studienteilnehmer mussten mehrere Wochen lang täglich etwa 40 Gramm Tomatenmark verspeisen. Ob als Brotaufstrich, Pastasoße oder in der Suppe blieb ihnen überlassen. Verglichen mit der Kontrollgruppe, die sich ganz normal ernähren konnte, hatte die Haut der »Tomatengruppe« nach zehn Wochen einen Sonnenschutzfaktor von 2 bis 3 aufgebaut. Natürlich macht diese Ernährung nicht die Anwendung einer Sonnencreme vor einem Sonnenbad überflüssig – allerdings lässt sich so ein »Grundschutz« für die gesamte Haut erzielen. Immerhin hält ein Lichtschutzfaktor 2 die Hälfte der Sonnenstrahlen ab, bei einem Lichtschutzfaktor 4 werden 75% der UV-Strahlen herausgefiltert.

Bei Neigung zu Sonnenallergie kann auch der regelmäßige Verzehr probiotischer Produkte (Joghurt, Joghurtdrinks) oder probiotischer Nahrungsergänzung dazu beitragen, die Haut vor den juckenden Papeln zu schützen. Probiotika sind Produkte mit lebenden Mikroorganismen, die wichtig sind für die Abwehrkräfte und das Bakteriengleichgewicht im Darm.

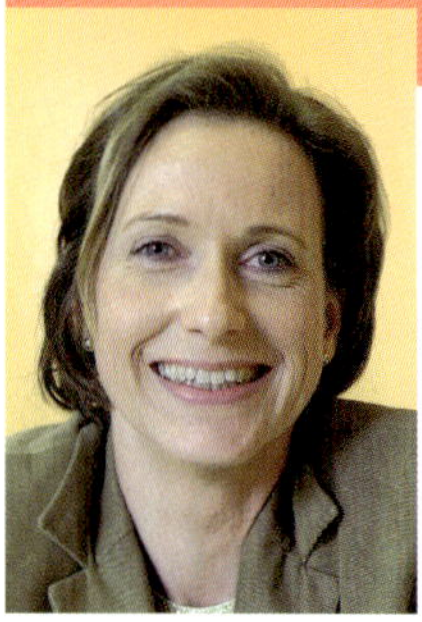

Lycopin lässt Tomaten erröten

Verantwortlich für die Schutzwirkung ist vor allem das Tomatenpigment »Lycopin«. Dieses ist für die rote Farbe des Gemüses verantwortlich und gehört zur Gruppe der so genannten Karotinoide. Lycopin schützt die Haut wahrscheinlich auf zweifache Weise vor Sonnenallergie, Sonnenbrand und Hautalterung. Zum einen lagert sich der Tomatenfarbstoff in die Haut ein und schützt so – ähnlich wie ein Sonnenschirm – die Hautzellen vor UV-Strahlen. Außerdem fängt Lycopin freie Radikale ab, die bei Sonnenbestrahlung in der Haut entstehen und für Sonnenbrand und Faltenbildung mitverantwortlich sind.

Tomatensoße besser als Tomatensalat

Die besten Lycopinlieferanten sind Tomaten, Wassermelone und Pink Grapefruit und Tomatenprodukte. Einen besonders hohen Lycopingehalt haben Obst und Gemüse, die im Freien gewachsen sind und viel Sonne tanken konnten. Besonders hoch konzentriert ist der Schutzstoff in Tomatenmark, Tomatensoße, Tomatensaft und sogar in Ketchup.

Das Tomatenmark, das in der Untersuchung verwendet wurde, enthielt rund 40 mg Lycopin pro 100 Gramm. Das entspricht bei der in der Studie verwendeten täglichen Menge von 40 Gramm Tomatenmark einer täglichen Auf-

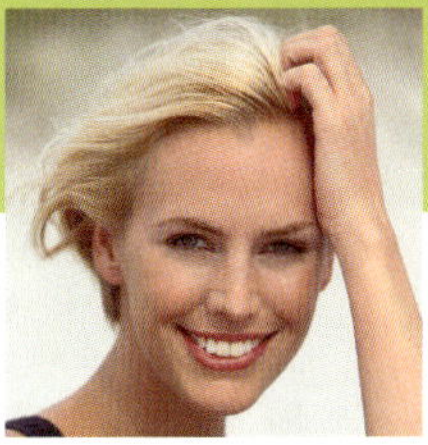

Bereits ein niedriger UV-Schutz zwischen 2 und 4, wie man ihn beispielsweise auch durch die Ernährung erreichen kann, ist in der Lage, einen beträchtlichen Teil der UV-Strahlung herauszufiltern.

LSF	UVB-Absorption in %
2	50
4	75
8	87,5
15	93,3
20	95
30	96,7

Tabelle mod. nach: Kindl G: Sonnenschutz 2000, www.pharmazeutische-zeitung.de

nahme von 16 mg Lycopin. Wer Tomatenmark nicht mag, kann den gleichen Schutz auch mit 200 ml Tomatensaft, einer Portion Tomatensoße, einem Teller Tomatensuppe oder etwa 350 Gramm Wassermelone erreichen. Wichtig ist es, die Tomatenprodukte vor allem im Sommer regelmäßig zu verzehren, denn nach etwa zweiwöchiger »Tomatenabstinenz« geht der Schutz leider wieder verloren.

Ein Sonnenbad für die Wissenschaft

Wissenschaft kann manchmal trocken sein – in einigen Fällen aber auch richtig Spaß machen. Die »Versuchspersonen« und Studienleiter der Berlin-Eilath-Studie sind sicher von vielen beneidet worden, denn wer kann sonst schon behaupten, dass er sich im Dienst der Wissenschaft in den Liegestuhl legen muss. 20 junge Frauen kamen in den Genuss, sich 13 Tage am Strand des Roten Meeres in Eilath, Israel zu

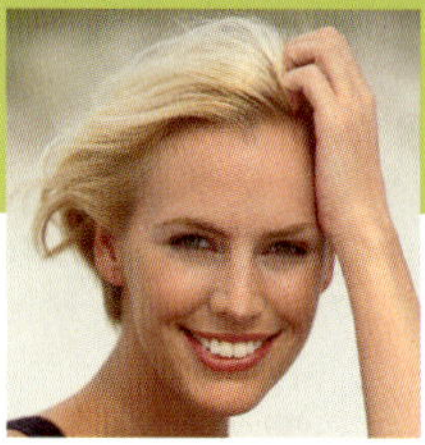

sonnen. Zuvor hatte eine Gruppe bereits 10 Wochen lang täglich 30 mg Betacarotin eingenommen, die anderen Frauen erhielten ein wirkungsloses Placebo. Am Strand cremten sich alle Teilnehmerinnen (die Sonnentypen waren in beiden Gruppen gleich verteilt) dann noch mit einer Sonnencreme ein. Doch bei denen, die bereits vor dem »Sonnenurlaub« und auch während des zweiwöchigen Aufenthaltes den Karottenfarbstoff Betacarotin erhalten hatten, rötete sich

Lycopingehalte verschiedener Obst- und Gemüsesorten in mg/100g

Obst- / Gemüsesorte	Lycopin in mg/100g
Wassermelone	*5 mg*
Tomaten	*4–5 mg*
Pink Grapefruit	*1,5 mg*
Persimmon	*0,16 mg*
Aprikose	*0,05 mg*
Tomatenprodukte	**Lycopin in mg/100g**
Konzentriertes Tomatenmark	*40 bis 60 mg*
Tomatenpaste	*30 mg*
Ketchup	*17 mg*
Tomatensauce	*16 mg*
Dosentomaten	*10 mg*
Tomatensaft	*9 mg*

(Quellen: Focus (8.4.2002), Holden et al., 1999)

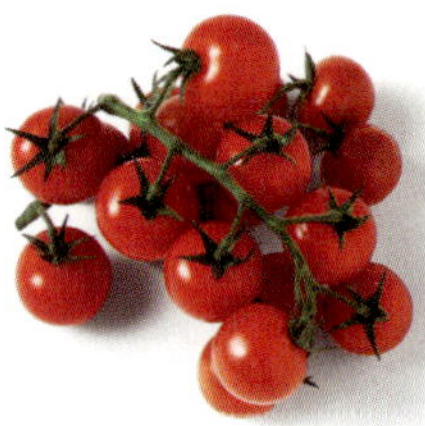

Sonnenschutz-Rezept: Tomatensuppe

(für 2 Personen)

500 g geschälte Tomaten (aus der Dose), 1 Zwiebel, 2 EL Rapsöl, 2 Knoblauchzehen, 100 ml Wasser, Salz und Pfeffer, 30 g frisch geriebener Parmesankäse, 1 Stängel Basilikum

Zwiebeln klein schneiden, im Öl glasig dünsten.
Tomaten mit kochendem Wasser überbrühen, häuten, in Würfel schneiden. Wenn Sie Dosentomaten verwenden, geht es noch schneller, dann müssen Sie nur die Dose öffnen.
Tomaten zu den Zwiebeln geben.
Knoblauchzehen mit der Knoblauchpresse dazu pressen.
Etwa 15 Minuten köcheln lassen.
Wasser hinzugeben, aufkochen lassen und mit Salz und Pfeffer abschmecken.
Alles mit dem Pürierstab oder dem Mixer pürieren.
Mit geriebenem Parmesan und Basilikumblättern bestreuen.

Skin-Faktor der Tomatensuppe: Lycopin-Booster! Tomaten sind Hauptlieferanten des Altersschutzstoffs Lycopin. Der rote Tomatenfarbstoff Lycopin schützt vor freien Radikalen, bremst die Hautalterung und baut einen Schutz vor schädlichen UV-Strahlen auf. Eine Portion dieser Tomatensuppe enthält etwa 25 mg Lycopin – bereits mit einer täglichen Aufnahme von 16 mg Tomatenfarbstoff lässt sich ein wirkungsvoller Lichtschutz aufbauen. Lycopin kann aus gekochten und zerkleinerten Tomaten von unserem Körper viel besser aufgenommen werden als aus frischen Tomaten. Gekochte Tomaten enthalten doppelt so viel Lycopin wie die gleiche Menge frischer (roher) Tomaten.

Variationen:

1. Scharfe Tomatensuppe: Braten Sie mit der Zwiebel zusammen eine scharfe Peperonischote sowie eine kleine Paprikaschote an. Geben Sie, je nach Geschmack, noch eine Knoblauchzehe hinzu und schmecken Sie die Suppe am Ende eventuell mit Chilipulver ab.
2. Gazpacho – die Scharfe, Kühle für heiße Sommerabende: Scharfe Tomatensuppe zubereiten, kalt stellen und vor dem Servieren ein bis zwei Eiswürfel auf jeden Teller geben.
3. Cremige Suppe: Ziehen Sie 50 ml Sojasahne unter die fertige Suppe.

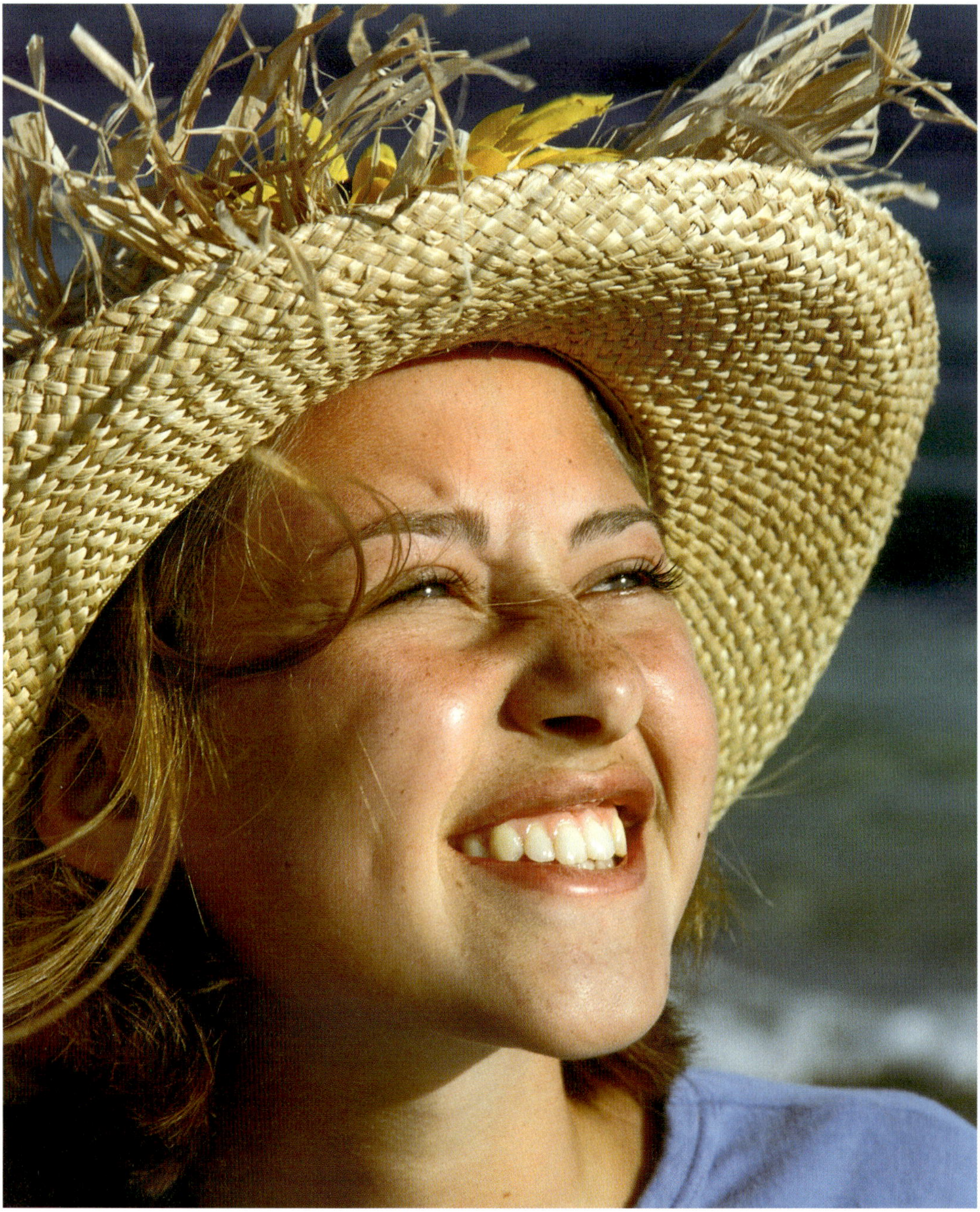

Sonnenanbeter sollten darauf achten, ausreichend Möhren- und Tomatenfarbstoff mit der Nahrung aufzunehmen.

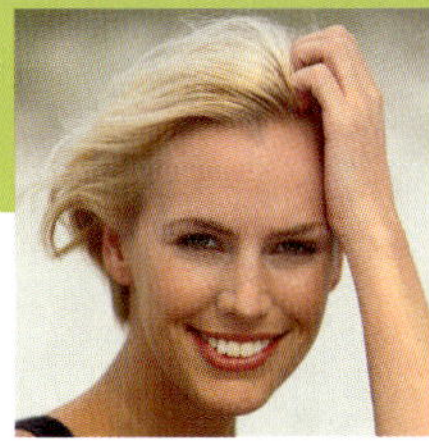

die Haut unter der intensiven Sonnenstrahlung am Roten Meer weniger als in der »Placebo-Gruppe«. Die Studienleiter schließen daraus, dass betacarotinreiche Nahrung bzw. Nahrungsergänzung vor und während eines Sonnenaufenthaltes in Kombination mit Sonnenschutzprodukten die Haut besser vor Sonnenbrand und Lichtschäden schützt als die alleinige Anwendung von Sonnencreme.

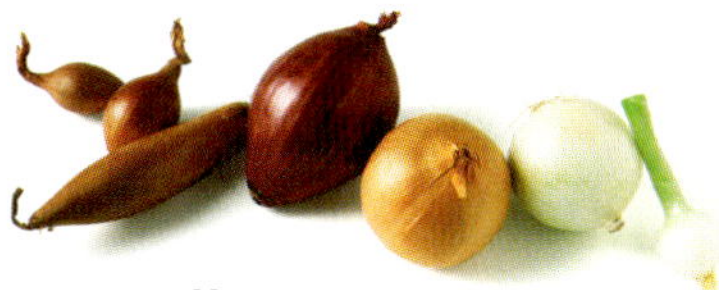

Besser gekocht als roh

Forscher der Cornell University in Ithaca haben festgestellt, dass durch besonders langes Kochen der Tomaten mehr Lycopine freigesetzt werden als beim kurzen Dünsten. Durch das Erhitzen werden die Zellhüllen aufgebrochen und damit das Lycopin freigesetzt. Bei der Untersuchung wurden Tomaten bei 88 °C zwei, 15 und 30 Minuten gekocht. Dabei sank zwar der Vitamin-C-Gehalt, der Lycopingehalt stieg aber um 54% bzw. 164%.
Ähnlich wie Tomaten sollte man auch Möhren öfters gekocht oder zerkleinert verzehren, denn dann versorgen sie den Organismus besser mit dem wichtigen Betacarotin. Durch die harten Zellwände der rohen Möhren kann der Körper das darin enthaltene Betacarotin kaum aufnehmen. Erst das Kochen bricht die Zellmembranen auf. Karotten enthalten besonders viel Betacarotin, das sich in den oberen Hautschichten einlagert und so der Haut eine frische bräunliche Farbe verleiht. Außerdem ist Betacarotin ein sehr aktiver »Radikalenfänger« und schützt die Haut vor zellschädigenden Substanzen wie den »freien Radikalen«. Wer von dem Vitamingehalt der Karotten profitieren möchte, muss die Möhren übrigens immer mit etwas Fett verzehren. Denn erst Butter, Öl oder Sahne geben dem Körper die Möglichkeit, die fettlöslichen Vitamine aufzunehmen.

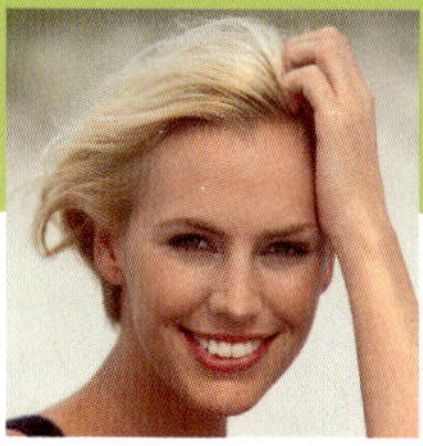

Betacarotingehalt in Lebensmitteln		
Betacarotingehalt je 100 g		10 mg Betacarotin sind enthalten in
Pfefferminze	*11 mg*	*1 mittelgroße Karotte oder*
Petersilie	*8 mg*	*1 kleine Süßkartoffel oder*
Karotten	*6 mg*	*100 ml Karottensaft oder*
Spinat	*5 mg*	*2 mittelgroße rote Paprika oder*
Rote Bete	*5 mg*	*200 g Spinat oder*
Grünkohl	*5 mg*	*12 Aprikosen*
Kresse	*3 mg*	
Brokkoli gekocht	*2,5 mg*	
Endiviensalat	*2 mg*	

Ihre Urlaubsvorbereitung aus dem Gemüsegarten

Karotinoide, zu denen der Tomatenfarbstoff Lycopin und der Möhrenfarbstoff Betacarotin gehören, können die Haut vor Schäden durch UV-Strahlen schützen und einen Lichtschutz aufbauen, wenn sie regelmäßig und in ausreichender Konzentration aufgenommen werden. Besonders für Menschen mit heller Haut ist dieser »Grundschutz«, zusätzlich zur regelmäßigen Anwendung einer Sonnencreme, besonders wichtig.

Wer bereits im Frühling beginnt, regelmäßig etwa 20 mg Betacarotin und etwa 15 mg Lycopin aufzunehmen, kann die

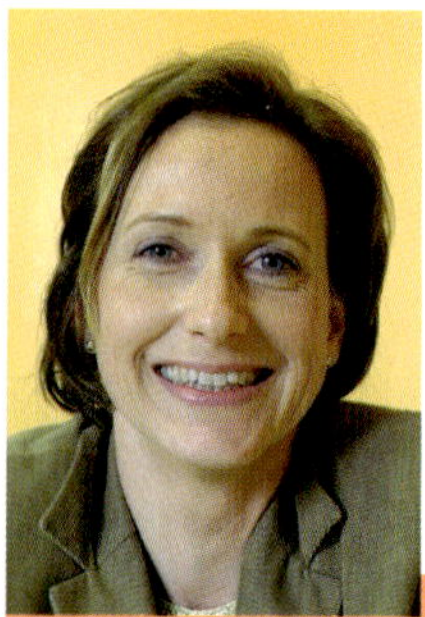

Die Vitamine Folsäure und Nikotinsäureamid (Vitamin B3), die beide an der Bildung des Hautpigments beteiligt sind, helfen manchmal, die juckende Sonnenallergie zu verhindern.

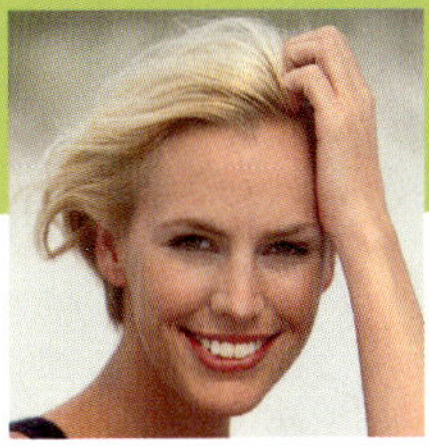

Gefahr eines Sonnenbrandes, einer Sonnenallergie und Hautschäden im Sommer verringern. Ein bis zwei Möhren oder ein Glas Möhrensaft oder eine große Portion Spinat decken den täglichen Betacarotinbedarf. Netter Nebeneffekt des Möhrenkonsums: Nach einigen Wochen schimmert die Haut leicht bräunlich.
Mit Lycopin ist man ausreichend versorgt, wenn man täglich ein Glas Tomatensaft trinkt, ein Brot mit einem Esslöffel Tomatenmark bestreicht oder einen Teller Nudeln mit Tomatensoße verzehrt.
Achtung: Die Vitamine bieten einen zusätzlichen Schutz, ersetzen aber bei einem langen Aufenthalt in der Sonne und bei starker Sonnenintensität nicht die Sonnencreme. Lassen Sie die Finger von so genannten »Bräunungstabletten«, die ausschließlich Betacarotin enthalten. Diese haben sich in der Vergangenheit mehrfach als gesundheitsschädlich erwiesen. Schwangere sollten nicht mehr als zwei Gläser Karottensaft täglich trinken.

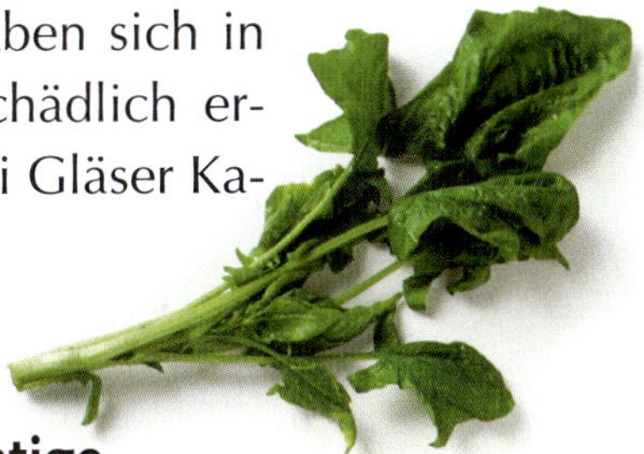

Den Pickeln keine Chance geben – die richtige Ernährung bei Neigung zu Akne, Pusteln und unreiner Haut

Die üblichen Verdächtigen: Schokolade, Chips und Würstchen

Akne ist eine der häufigsten Hautkrankheiten. Mehr als 80% der Jugendlichen leiden unter dieser Erkrankung der Talgdrüsenfollikel. Oft bleibt die Neigung zu Pickeln auch noch bis weit ins Erwachsenenalter hinein bestehen. Schweregrad und Dauer der Akne werden unter anderem bestimmt durch Hormone, Talgproduktion, Verhornung der so ge-

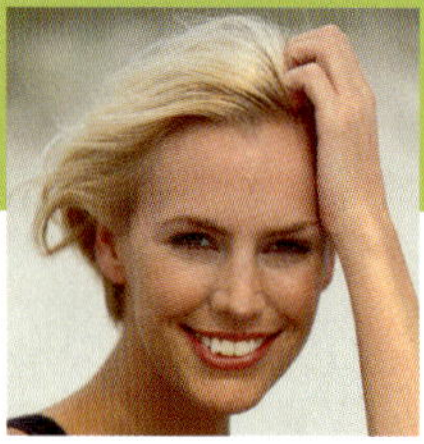

nannten »Talgdrüsenfollikel« und Besiedelung der Follikel mit Aknebakterien (Propionibacterium acnes).

Immer wieder wird auch die Bedeutung der Ernährung im Zusammenhang mit Akne diskutiert und in der Literatur widersprüchlich beurteilt. In einer Untersuchung gaben 42 Prozent der befragten Schüler an, dass mehr Pickel sprießen, wenn sie bestimmte Nahrungsmittel essen. Schokolade und fette Speisen standen ganz oben auf dieser Liste. In anderen Untersuchungen konnte ein Zusammenhang der Hautkrankheit mit bestimmten Nahrungsmitteln jedoch nicht immer nachgewiesen werden. Dennoch berichten viele Betroffene glaubhaft, dass sich der Hautzustand verschlechtert, wenn bestimmte Nahrungsmittel verzehrt werden. Verdächtigt werden immer wieder fette Nahrungsmittel, die sehr viel gesättigte Fettsäuren und Arachidonsäure enthalten wie Schweinefleisch, Wurst, Schweineschmalz oder fetter Käse. Tatsächlich weiß man, dass Arachidonsäure Entzündungen anheizen und so eine Akne zum »Aufblühen« bringen kann.

Wer zu Akne neigt, sollte bei einigen Nahrungsmitteln vorsichtig sein

Macht der Milchbart Pickel?

Milch gilt allgemein als ein gesundes Lebensmittel, das nicht nur Teenager mit Eiweiß und dem wichtigen Knochenmineral Kalzium versorgt. Doch eine Untersuchung der renommierten Harvard Universität in Boston konnte einen Zusammenhang zwischen dem übermäßigen Milchgenuss und der Verschlechterung einer Akne nachweisen. »Seit mehr als 40 Jahren ist die Frage, ob es einen Zusammenhang zwischen Akne und Ernährung gibt, unbeantwortet geblieben«, sagt Dr. Clement A. Adebamowo, einer der Studienautoren. »Ungeachtet der Beobachtungen der Betroffenen hat die Medizin stets behauptet, dass es hier keine Verbindung gäbe.« Die aktuelle Untersuchung belegt, dass die Aknepa-

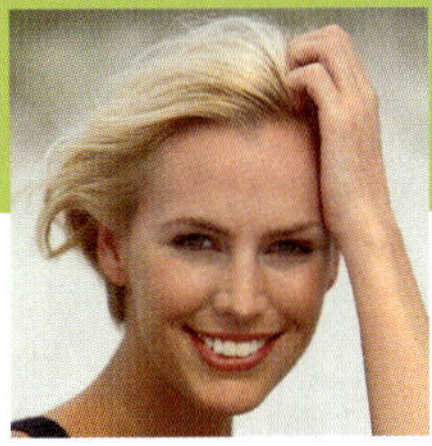

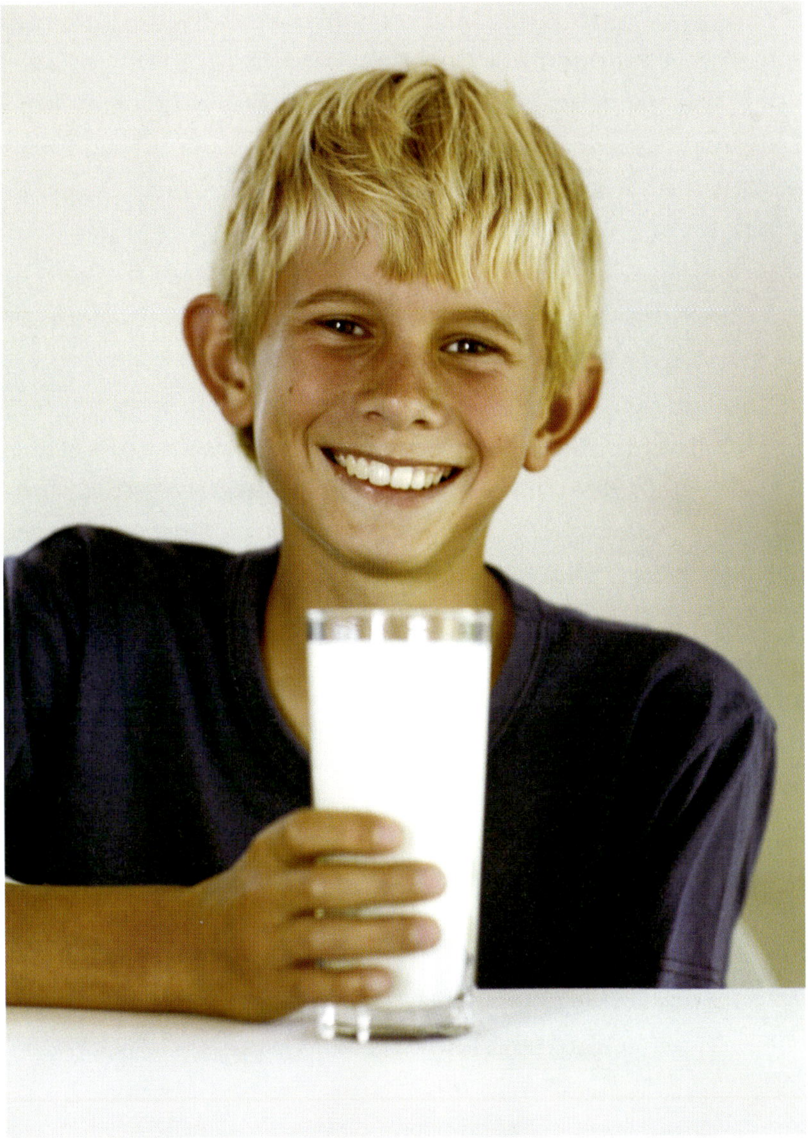

In einigen Fällen konnte ein Zusammenhang zwischen Milchprodukten und unreiner Haut nachgewiesen werden.

tienten mit ihren Beobachtungen gar nicht so falsch lagen. Um herauszufinden, ob der Verzehr von Milch oder Milchprodukten tatsächlich mit einem »Akne-Ausbruch« zusammenhängt, analysierten Adebamowo und sein Team die Ernährungsgewohnheiten von mehr als 47 000 Kranken-

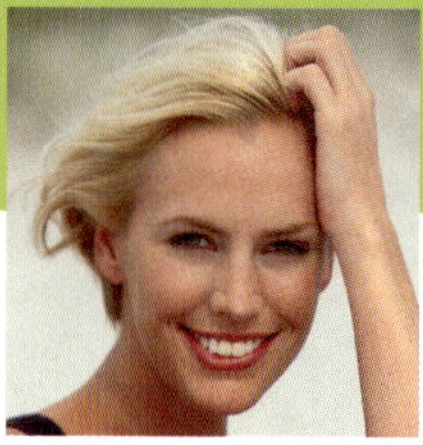

schwestern, die an der »National Nurse Health Study II« teilnahmen. Die Frauen wurden befragt, wie sie sich als Teenager ernährt haben, vor allem, ob sie regelmäßig Milch und Milchprodukte verzehrt haben und ob sie als Jugendliche unter einer schweren Akne gelitten haben. Das Ergebnis: Wer mehr als drei Portionen Milch oder Milchprodukte täglich zu sich nahm, hatte ein 22 Prozent höheres Risiko verglichen mit den Teenagern, die nur einmal täglich oder seltener Milchprodukte verzehrten. Frauen, die angaben, in ihrer Jugend vor allem Magermilch getrunken zu haben, hatten deutlich häufiger Pickel (44 Prozent öfter) als diejenigen, die Vollmilch oder fettarme Milch bevorzugten. Interessanterweise stieg die Pickelgefahr auch beim täglichen Verzehr von Milchprodukten wie Milchshakes, Hüttenkäse oder Frischkäse um mehr als 60 Prozent an. Hingegen machte laut der Harvard-Studie der mäßige Verzehr von Schokolade, Süßigkeiten, Limonade, Pommes frites oder Pizza das Gesicht nicht pickeliger.

Milchprodukte scheinen bei Akne schädlicher zu sein als Schokolade und Pommes

Vom Milchfett können die Pusteln eigentlich nicht kommen, denn besonders häufig traf es die Magermilch-Fans unter den Teenagern. Die Wissenschaftler vermuten, es könnte an den Hormonen liegen (obwohl man nicht weiß, warum in der Magermilch mehr Hormone sein sollen), die in der

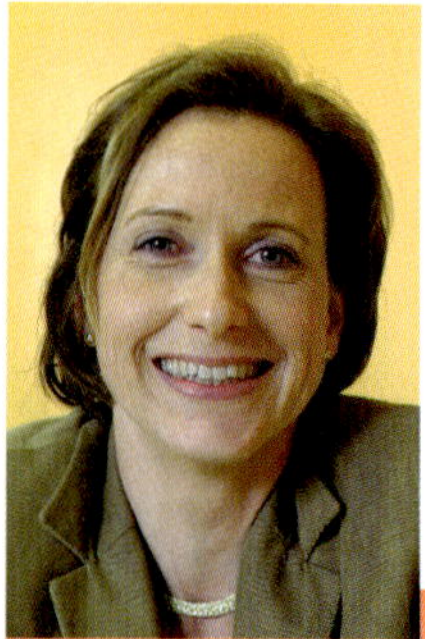

Besserung bei Akne können auch verschiedene Tees bringen. Folgende Teemischung, die Sie sich in einer Apotheke zusammenstellen lassen können, hat sich bewährt:

30 g Stiefmütterchen, 15 g Arnikablüten, 15 g Hirtentäschelkraut, 20 g Holunderblüten

2 Teelöffel auf 250 ml kochendes Wasser, 10 Minuten ziehen lassen, 2 x täglich eine Tasse trinken.

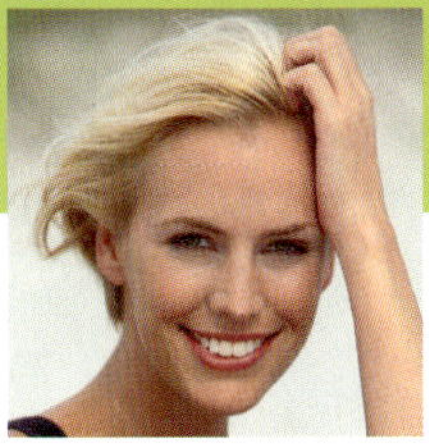

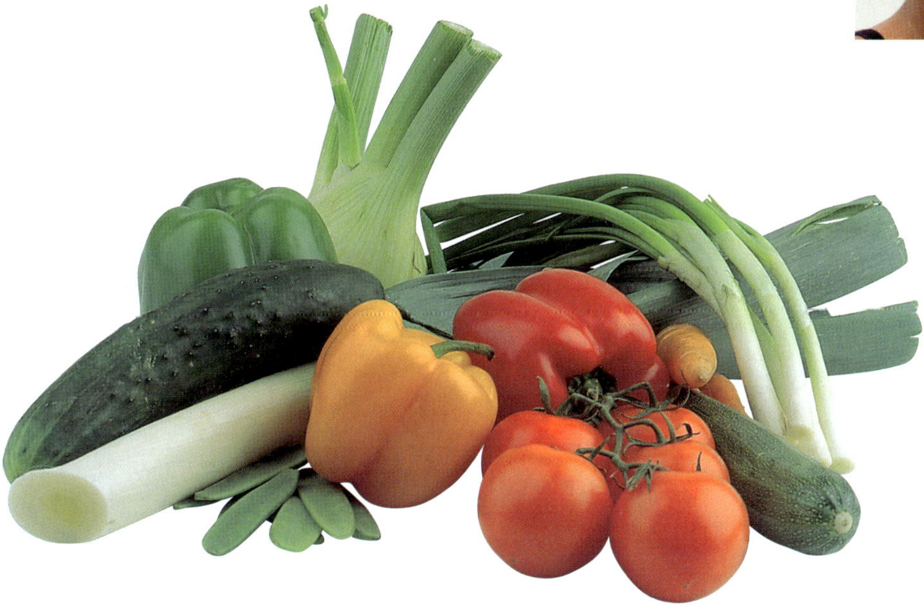

Milch enthalten sind, denn in der Milch sind – wenn zum Teil auch nur in Spuren – unter anderem Testosteron-Androgen-Vorläufer nachweisbar und der Einfluss dieser Hormone auf die Akne ist seit langem bekannt.

Mikronährstoffe bei Akne

Verschiedene Mikronährstoffe können den Verlauf der Akne günstig beeinflussen. So sind bei Aknepatienten häufig die Zinkspiegel deutlich erniedrigt. In zahlreichen Untersuchungen konnte durch die Gabe von Zink in mittleren bis hohen Dosen eine deutliche Reduktion der Entzündung nachgewiesen werden, die mit der Wirkung von Antibiotika vergleichbar ist. Vor allem bei entzündlichen Akneformen ist Zink gut geeignet. Vitamin E und Selen sind ebenfalls zur unterstützenden Behandlung bei Akne sinnvoll, denn sie greifen regulierend in die Bildung der Arachidonsäure und entzündungsfördernder Botenstoffe ein.

Verschiedene Mikronährstoffe können den Verlauf der Akne günstig beeinflussen

Nahrungsmittelempfehlungen bei Akne	
Ungeeignete Nahrungsmittel und Mikronährstoffe bei Akne (diese Nahrungsmittel sollten Sie versuchsweise weglassen und den Hautzustand beobachten)	Günstige Nahrungsmittel und Mikronährstoffe bei Akne (diese verschlechtern den Hautzustand nicht, können hingegen zur Besserung des Hautbildes beitragen)
Schweinefleisch	*Alle Obst- und Gemüsesorten*
Schweineschmalz	*Alle Arten von Fisch*
Sonnenblumenöl, Distelöl	*Rapsöl, Walnussöl, Leinöl*
Scharfe, »reife« Käsesorten mit hohem Fettgehalt	*Wild*
Milchprodukte in großen Mengen (vor allem fettarme Milch, Hüttenkäse, Frischkäse, Milchshakes)	*Vollkornprodukte*
Schokolade	
Nüsse	
Hefe	
Scharfe Gewürze (Paprika, Chili, Pfeffer)	
Stark zuckerhaltige Nahrungsmittel und Getränke	
Chips und frittierte Speisen	
Nahrungsergänzung	Nahrungsergänzung
B-Vitamine	*Zink (20 bis 50 mg)*
Hefetabletten	*Selen (100 – 200 µg)*
Biotin	*Vitamin A (5000 IE)*
Jodsalz	*Vitamin E (400 mg)*

Wenn »Hautvitamine« der Haut schaden

Einige Empfehlungen gegen Akne halten sich hartnäckig, obwohl deren Wirksamkeit keinesfalls belegt ist. So etwa

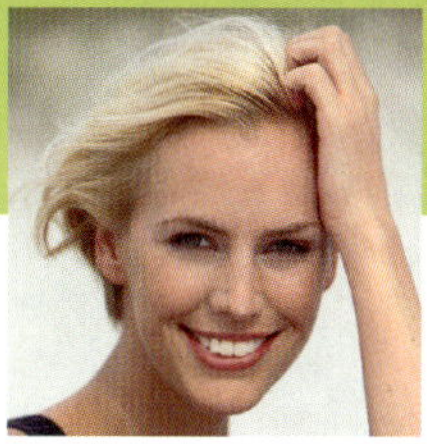

der Rat, zur Verbesserung des Hautzustandes regelmäßig Hefetabletten, B-Vitamine oder Biotin einzunehmen. Im besten Fall bleibt die Einnahme der Präparate ohne Effekt. Häufig kommt es aber zu einer deutlichen Verschlechterung des Hautbildes, denn B-Vitamine, die auch in Hefetabletten enthalten sind und Biotin sind »Nahrung« für die Aknebakterien und regen deren Wachstum oft stark an.

Rosacea – Nahrungsmittel, die den »Fluch der Kelten« anlocken

Schon Falten und noch Pickel?

Pusteln an Stirn, Wange, Nase und Kinn, erweiterte Äderchen und anfallsartige Rötungen der Gesichtshaut – die Hauterscheinungen erinnern manchmal an Akne, doch die Betroffenen sind meist schon längst aus dem »Pickelalter« heraus. Dahinter verbirgt sich oft eine andere Hautkrankheit, die so genannte Rosacea. Der Name leitet sich vom lateinischen Wort rosaceus, rosenfarben ab und spielt auf die meist intensive Rötung um Nase, Kinn und Stirn an. Schätzungen zufolge leiden in Mitteleuropa etwa 5% der Bevölkerung unter dieser chronischen Hauterkrankung. Vom »Fluch der Kelten«, »curse of the Celts« spricht man deshalb auch im englischsprachigen Raum, denn die Hautveränderungen treten bevorzugt bei hellhäutigen »keltischen« Hauttypen mit Sommersprossen, blauen oder grünen Augen und roten oder blonden Haaren (Sonnentyp 1 und 2) auf.

Schätzungen zufolge leiden in Mitteleuropa etwa 5% der Bevölkerung unter dieser chronischen Hauterkrankung

Unbehandelt verläuft die Rosacea in mehreren Stadien. Zunächst bemerken die Betroffenen plötzlich auftretende »flush-artige« Gesichtsrötungen, die durch viele äußere Faktoren – auch durch Nahrungsmittel und Getränke – aus-

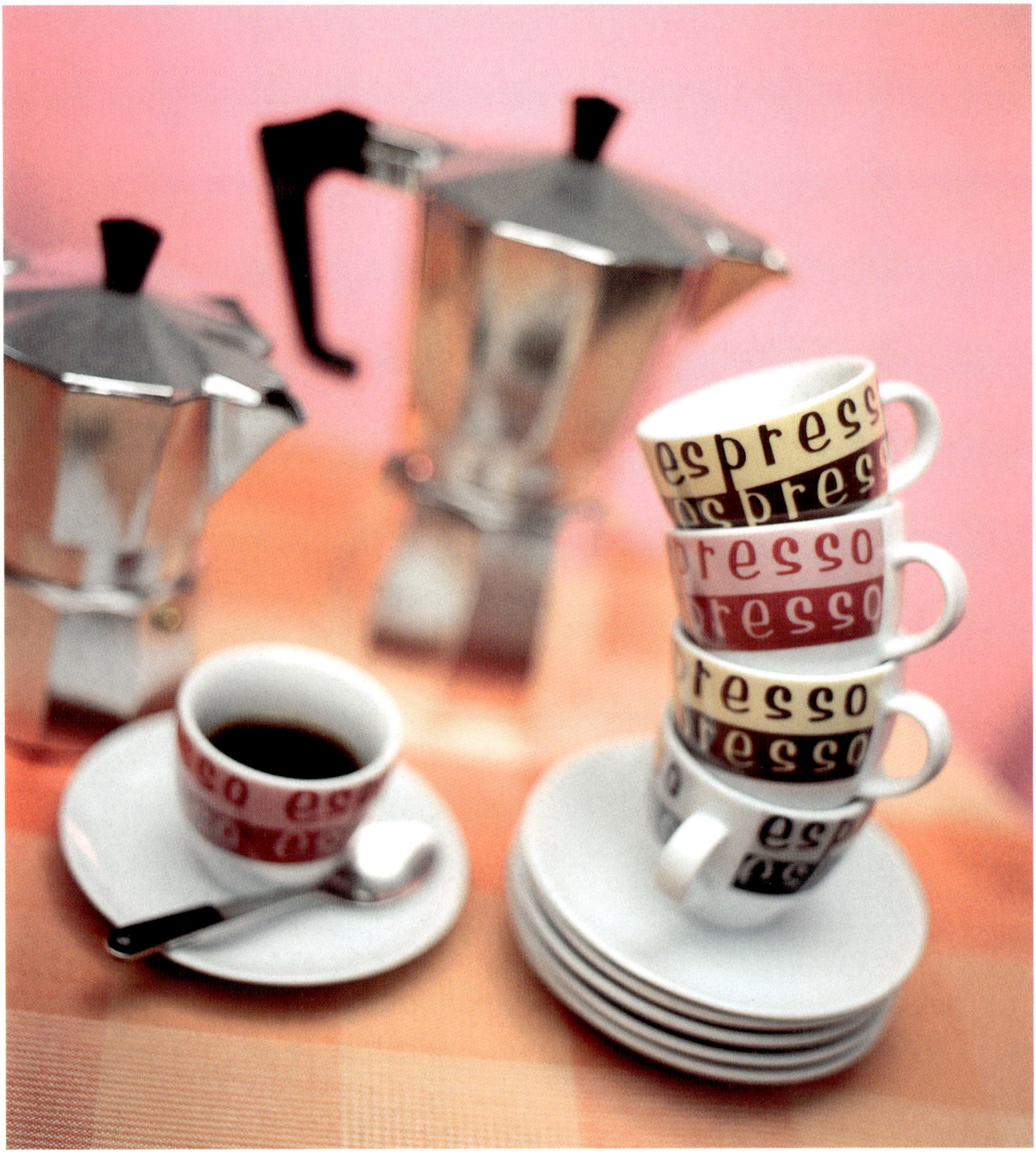

Starker Espresso kann die Rosacea-Symptome verstärken.

gelöst werden können. Zu Beginn der Erkrankung klingen diese »Flushs« nach kurzer Dauer wieder ab. Mit der Zeit bleiben die Rötungen im Nasen- und Wangenbereich aber immer länger, teilweise Stunden oder Tage lang bestehen. In

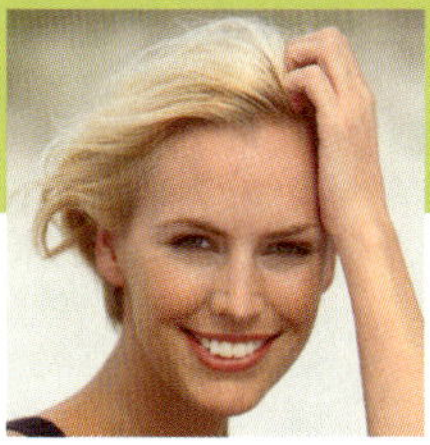

dieser Phase entwickeln sich oft auch erweiterte Äderchen, so genannte Teleangiektasien vor allem an den Wangen und im Bereich um Mund und Nase. Später kommen rötliche Knötchen und Pusteln hinzu, die tatsächlich etwas an Aknepickel erinnern können. Mit der Zeit verdickt sich die Haut allmählich.

Über die Ursachen der Rosacea ist wenig bekannt. Einige Untersuchungen deuten auf eine Regulationsstörung im Gefäß- und Nervensystem hin, die zu einer stärkeren Durchblutung und Temperaturerhöhung im Gesichtsbereich führt.

Über die Ursachen der Rosacea ist wenig bekannt

Vorsicht, heiß und scharf!

Meiden sollten Sie vor allem so genannte Provokationsfaktoren. Neben Hitze und Sonnenlicht (verwenden Sie immer einen hohen Lichtschutzfaktor) scheinen vor allem verschiedene Nahrungsmittel die Rosacea zu verschlechtern. Bekannt ist, dass Alkohol, heiße Getränke wie Kaffee, Tee oder

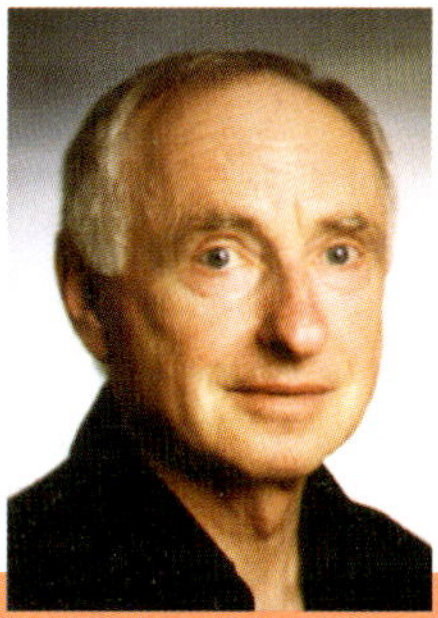

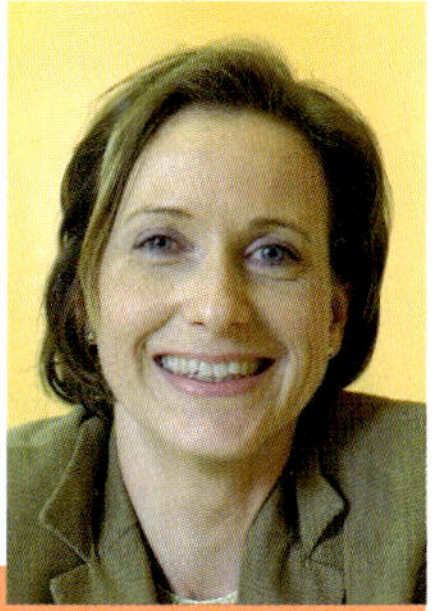

Günstig auf Rötung und Reizung können sich auch lauwarme oder kühle Schwarzteeumschläge auswirken. Brühen Sie dazu einen sehr starken schwarzen Tee auf (drei Teebeutel auf eine Tasse kochendes Wasser), lassen Sie diesen mindestens 30 Minuten ziehen, damit die hautberuhigenden Gerbstoffe freigesetzt werden und machen Sie mit dem Sud mehrmals täglich Umschläge.

Nahrungsmittelempfehlungen bei Rosacea	
Ungeeignete Nahrungsmittel bei Rosacea	**Günstige Nahrungsmittel und Mikronährstoffe bei Rosacea**
Alkohol	*Alle Obst- und Gemüsesorten*
Scharfe Gewürze (Paprika, Chili, Pfeffer)	*Alle Arten von Fisch*
Heiße Getränke (Tee, Kaffee, Glühwein)	*Rapsöl, Walnussöl, Leinöl*
Schweinefleisch	*Wild*
Schweineschmalz	*Vollkornprodukte*
Sonnenblumenöl, Distelöl	*Zink (20 bis 50 mg)*
	Selen (100 – 200 µg)
	Biotin (5 – 10 mg)

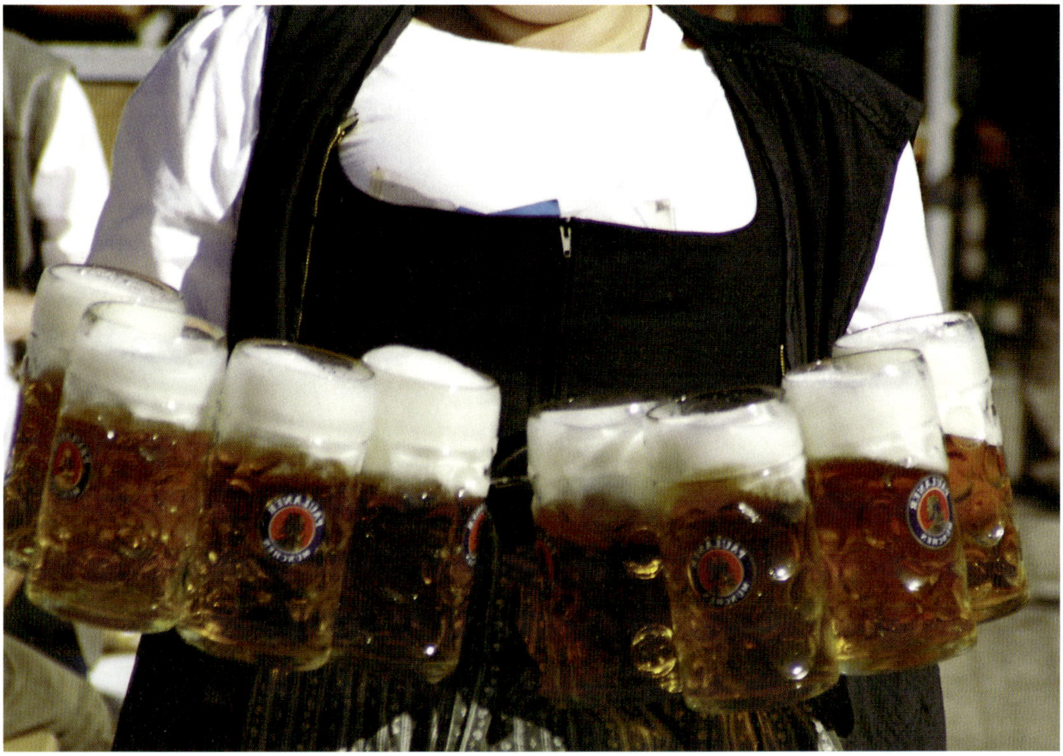

Alkohol – auch in »Maßen« – sollten Menschen mit Rosacea besser meiden.

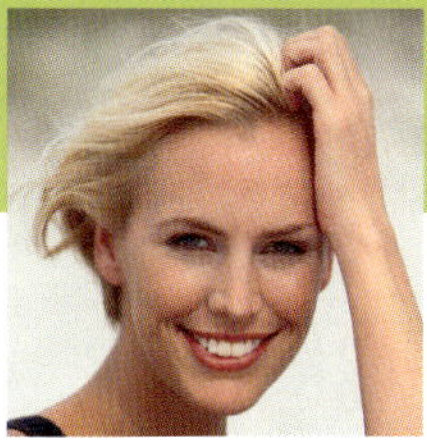

Glühwein sowie scharfe Speisen einen Schub auslösen können. Diese regen die Durchblutung an und verschlechtern den Hautzustand. Beobachten Sie, welche individuellen Auslöser bei Ihnen in Frage kommen und meiden Sie diese konsequent.

Die verstärkte Talgproduktion lässt sich durch eine übliche Ernährungsumstellung kaum beeinflussen. Bei einer hartnäckigen Rosacea kann aber Heilfasten durchaus Besserung bringen. Durch zeitweises Fasten lässt sich die Talgproduktion um etwa 40% senken.

Beobachten Sie, welche individuellen Auslöser bei Ihnen in Frage kommen und meiden Sie diese konsequent

Auch die nachweislich entzündungshemmende Wirkung des Spurenelements Zink kann man bei Rosacea nutzen. Ein Therapieversuch mit täglich 25 bis 50 mg (teilweise auch 75 mg) Zink über zwei bis drei Monate ist durchaus sinnvoll.

Schuppenflechte – die überstürzte Zellteilung beruhigen

Was die Krankheit ausbrechen lässt

Die Schuppenflechte (Psoriasis), eine Erkrankung, die mit einer starken Entzündung der Haut einhergeht, zählt in unseren Breiten zu den häufigsten Hauterkrankungen. Etwa zwei bis drei Prozent der Bevölkerung sind davon betroffen. Ob und wann die Erkrankung aber zum ersten Mal zum Ausbruch kommt, hängt von zahlreichen äußeren Einflüssen, den so genannten »Provokationsfaktoren« ab. Infekte, vor allem Halsentzündungen, schwere Sonnenbrände, Alkoholkonsum, Stress und psychische Belastungen spielen hier eine wichtige Rolle. Psoriasisherde können außerdem durch Hautverletzungen provoziert werden. Hier sollte nicht nur an schwere Verletzungen gedacht werden. Auch durch Aku-

Psoriasis – etwa zwei bis drei Prozent der Bevölkerung sind davon betroffen

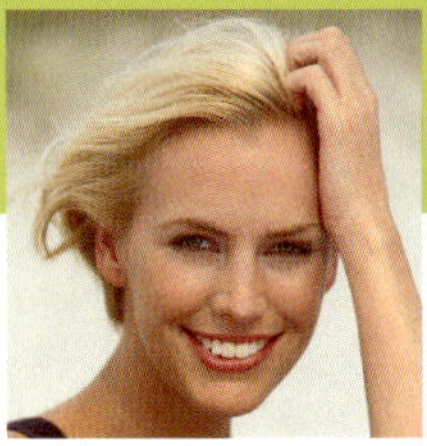

punktur, Tätowierungen, Impfungen, Insektenstiche oder ein intensives Peeling können neue Psoriasisherde entstehen.

Die Psoriasisherde können prinzipiell alle Körperstellen betreffen. Besonders häufig treten Hautveränderungen am behaarten Kopf, den Ellenbogen, Knien und in der Gesäßfalte auf. Oft sind Hände und Füße betroffen. Scharf abgegrenzte, rote, oft über das Hautniveau erhabene Schuppenflechtenherde kennzeichnen die Erkrankung. Die Herde sind regelmäßig mit einer mehr oder weniger dicken silbrig-weißen Schuppenkruste bedeckt, die der Erkrankung den Namen gegeben hat.

Jeden Tag eine Hand voll Schuppen

Verantwortlich für die massive Schuppenbildung ist eine Störung der natürlichen Hauterneuerung. Hornzellen (Keratinozyten) werden in der Basalzellschicht der Oberhaut gebildet, durchlaufen einen Reifungsprozess, gelangen nach einer bestimmten Zeit an die Hautoberfläche und werden hier abgestoßen. In gesunder Haut benötigen die Hornzellen für diesen Vorgang etwa vier Wochen. Bei Patienten mit Psoriasis ist der Vorgang der Hauterneuerung deutlich beschleunigt, der Lebenszyklus der Hornzellen ist teilweise auf vier Tage verkürzt. Während gesunde Haut täglich etwa ein Gramm Hornschuppen verliert, stößt die Haut des Psoriasispatienten jeden Tag teilweise mehr als 10 Gramm Hornzellen – das ist fast eine Hand voll – ab, die dann als große, weißsilbrige Schuppen sichtbar werden.

Bei der Psoriasis ist die Teilung der Hornzellen massiv beschleunigt

Vollwertkost und Fischöl

Es gibt verschiedene Bevölkerungsgruppen, bei denen die Schuppenflechte extrem selten ist. Vor allem unter Eskimos

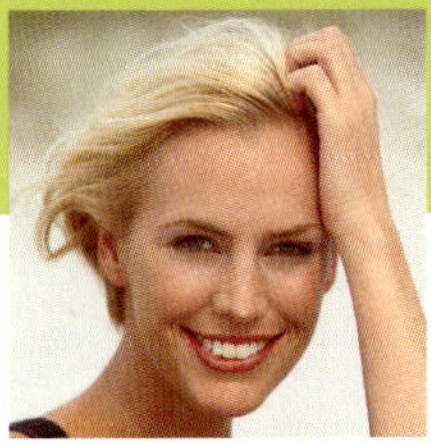

(Inuit) ist diese Hautkrankheit weitgehend unbekannt. Doch sobald in den Dörfern der Inuit der westliche Lebensstil Einzug hält und sich die Ernährungsgewohnheiten ändern, erkranken plötzlich auch die scheinbar resistenten Eskimos an Schuppenflechte. Warum ist das so? Die traditionelle Ernährung der Grönlandbewohner besteht vor allem aus fettem Seefisch, der große Mengen hautfreundlicher Omega-3-Fettsäuren enthält. Diese Schutzfette (wie wir u.a. schon in dem Kapitel »Öle und Fettsäuren« gehört haben) sind die Gegenspieler der Omega-6-Fettsäuren, denn sie hemmen in unserem Stoffwechsel die Produktion von Entzündungsstoffen und blockieren somit Entzündungsprozesse. Zusätzlich werden die Omega-3-Fettsäuren noch in Botenstoffe mit einer stark entzündungshemmenden Wirkung umgewandelt.

Menschen mit Psoriasis profitieren oft von einer Erhöhung der Omega-3-Fettsäuren-Zufuhr

Eine ausreichende Zufuhr der richtigen Fettsäuren ist tatsächlich eine natürliche Medizin für alle Menschen, die unter Schuppenflechte und trockener Haut leiden, denn diese Fettsäuren bremsen Entzündungen und regen die hauteigene Talgproduktion an. Vor allem Leinöl oder fette Fischsorten wie Thunfisch, Lachs, Hering, Aal, Ölsardine, Makrele und Sardinen liefern ausreichende Mengen des entzündungshemmenden, Omega-3-Fettsäure-haltigen Fischöls. Kein Wunder also, dass ein holländisches Sprichwort lautet: »Ein Land mit vielen Heringen kann mit wenigen Ärzten auskommen«. Zahlreiche Untersuchungen belegen, dass sich sowohl Hautentzündung als auch Rötung und vermehrte Schuppenbildung bei Psoriasis über die Ernährung günstig beeinflussen lassen und sich auch die überstürzte Zellteilung wieder normalisiert (Wolters 2005).

Auch für das »Bayerische Landesamt für Gesundheit und Lebensmittelsicherheit« ist die aus Omega-3-Fettsäuren (Leinöl, Fischöl) gebildete »Eicosapentaensäure« »die wichtigste Fettsäure für die Entzündungshemmung«.

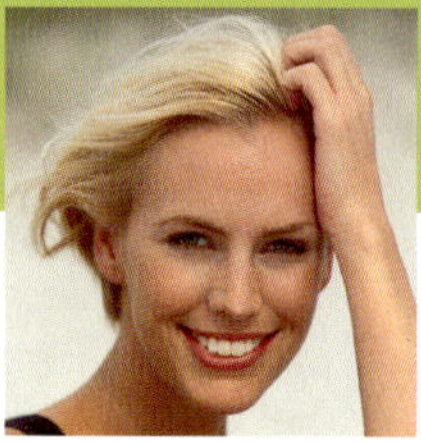

Das belegt auch eine aktuelle Studie der amerikanischen Pennsylvania State University, die kürzlich im »Journal of Nutrition« publiziert wurde. Hier konnte erstmals der Beweis erbracht werden, dass eine ausreichende Zufuhr von Alpha-Linolensäure sogar die Blutwerte günstig beeinflussen und den Entzündungsmarker CRP (C-reaktives Protein) senken kann. 23 Studienteilnehmer erhielten zwei Wochen lang eine mit Alpha-Linolensäure angereicherte Diät. Darunter kam es bei den Probanden zu einer deutlichen Senkung der Entzündungswerte. Bei einigen Versuchsteilnehmern fielen die CRP-Werte sogar dramatisch ab, stellte die Studienleiterin Dr. Penny Kris-Etherton, Professorin für Ernährungswissenschaft fest.

Alpha-Linolensäure kann sich günstig auf Entzündung und Schuppenbildung bei Psoriasis auswirken

Eine ausreichende Zufuhr entzündungshemmender Omega-3-Fettsäuren über Fisch und pflanzliche Öle oder Nahrungsergänzungsmittel ist deshalb für alle Psoriatiker sinnvoll. Täglich sollten mindestens 1 g Alpha-Linolensäure und 1,5 g Fischöl zugeführt werden. Über die Ernährung ist es meist nicht möglich, regelmäßig diese Mengen aufzunehmen. Deshalb ist hier die Zufuhr über Nahrungsergänzungsmittel sinnvoll. Zusätzlicher Fischgenuss zweimal wöchentlich unterstützt die Heilung. Bei diesen höheren Dosierungen ungesättigter Fettsäuren sind zusätzlich 200 I.E. Vitamin E notwendig, um eine optimale Wirkung der Fettsäuren im Körper zu garantieren. Vitamin D spielt eine wichtige Rolle für die Zellteilung. Einige Patienten profitieren von einer zusätzlichen Vitamin-D-Gabe.

Hier ist Vorsicht geboten

Viele Psoriatiker berichten, dass häufiger Genuss von Schweinefleisch, Schweineschmalz und fetter Wurst die Schuppenflechte zum Aufblühen bringt.

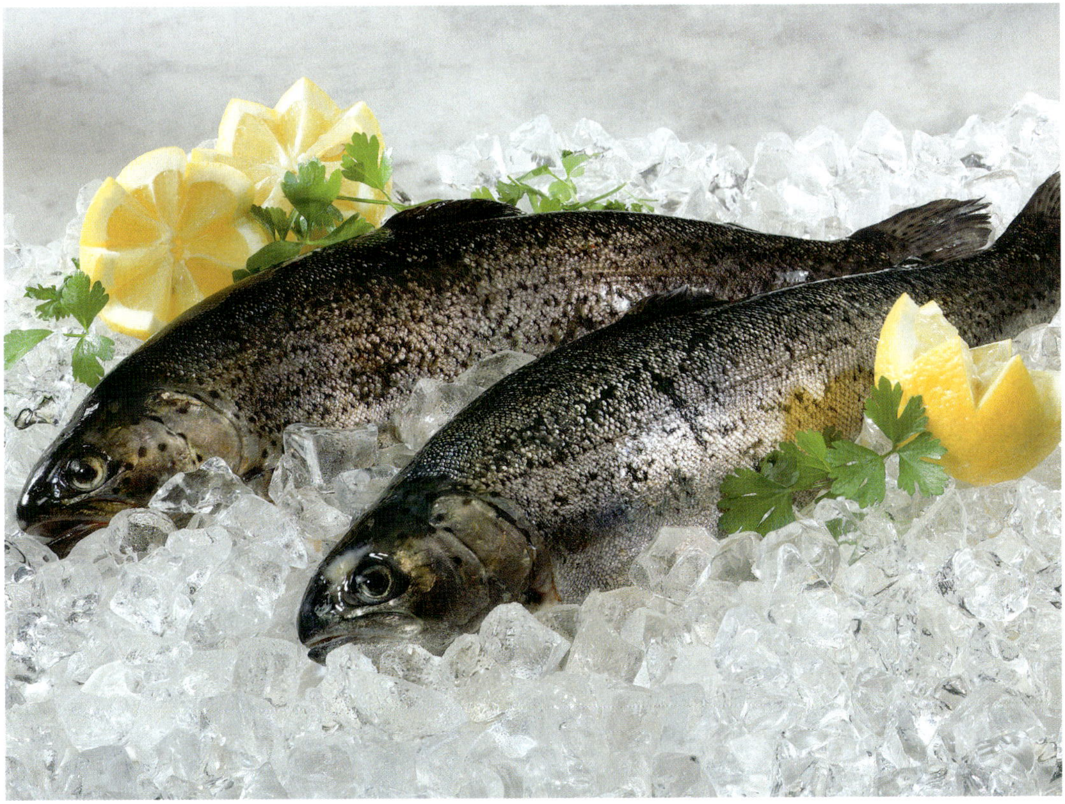

Fisch ist nicht gleich Fisch. Forellen schmecken zwar lecker, enthalten aber nur geringe Mengen Omega-3-Fettsäuren.

Kein Wunder, denn diese Nahrungsmittel enthalten viel Arachidonsäure und heizen die Entzündung in der Haut weiter an. Interessant ist in diesem Zusammenhang die Beobachtung, dass die entzündungsfördernde Arachidonsäure, eine Omega-6-Fettsäure, in der psoriatischen Haut um das 20fache erhöht ist. Aus diesem Grund sollten Personen mit Schuppenflechte nicht nur mehr Omega-3-Fettsäuren aufnehmen, sondern auch die Entzündungsfette in der Nahrung reduzieren, d.h. vor allem Schweinefleisch und Wurst sowie Distel- und Sonnenblumenöl meiden.
Auch scharfe Gewürze und Zitrusfrüchte können – möglicherweise durch eine vermehrte Reizung und Durchblutung der Haut – eine Verschlechterung herbeiführen. Versuchs-

Nahrungsmittelempfehlung bei Schuppenflechte	
Ungeeignete Nahrungsmittel, Mikronährstoffe und Medikamente bei Schuppenflechte (diese Nahrungsmittel sollten Sie versuchsweise weglassen und den Hautzustand beobachten)	**Günstige Nahrungsmittel und Mikronährstoffe bei Schuppenflechte**
Alkohol (auch in kleinen Mengen)	*Alle Arten von Fisch, vor allem fette Fischsorten*
Scharf gewürzte Speisen	*Rapsöl, Hanföl, Walnussöl, Leinöl*
Zitrusfrüchte	*Alle Obst- und Gemüsesorten*
Schweinefleisch	*Wild*
Schweineschmalz	*Vollkornprodukte*
Sonnenblumenöl, Distelöl	
Medikamente und Nahrungsergänzungsmittel	**Medikamente und Nahrungsergänzungsmittel**
Betablocker (Medikamente gegen hohen Blutdruck)	*Nahrungsergänzungsmittel mit Omega-3-Fettsäuren (Fischöl 2 Gramm, Alpha-Linolensäure 1 Gramm)*
Lithium (Medikament gegen Depressionen)	*Vitamin A (5000 IE)*
Einige Schmerzmittel	*Vitamin E (400 mg)*
	Vitamin D (10 µg)
	Zink (20 bis 50 mg)
	Kupfer (2–3 mg)
	Selen (100 – 200 µg)

weise sollten auch diese Nahrungsmittel vorübergehend gemieden werden. Als gesichert gilt, dass regelmäßiger Alkoholkonsum, auch wenn es sich dabei nur um das tägliche Glas Wein oder Bier handelt, eine ungünstige Wirkung auf die Schuppenflechte hat. Übermäßiger Alkoholgenuss kann oft einen schweren Psoriasisschub provozieren.

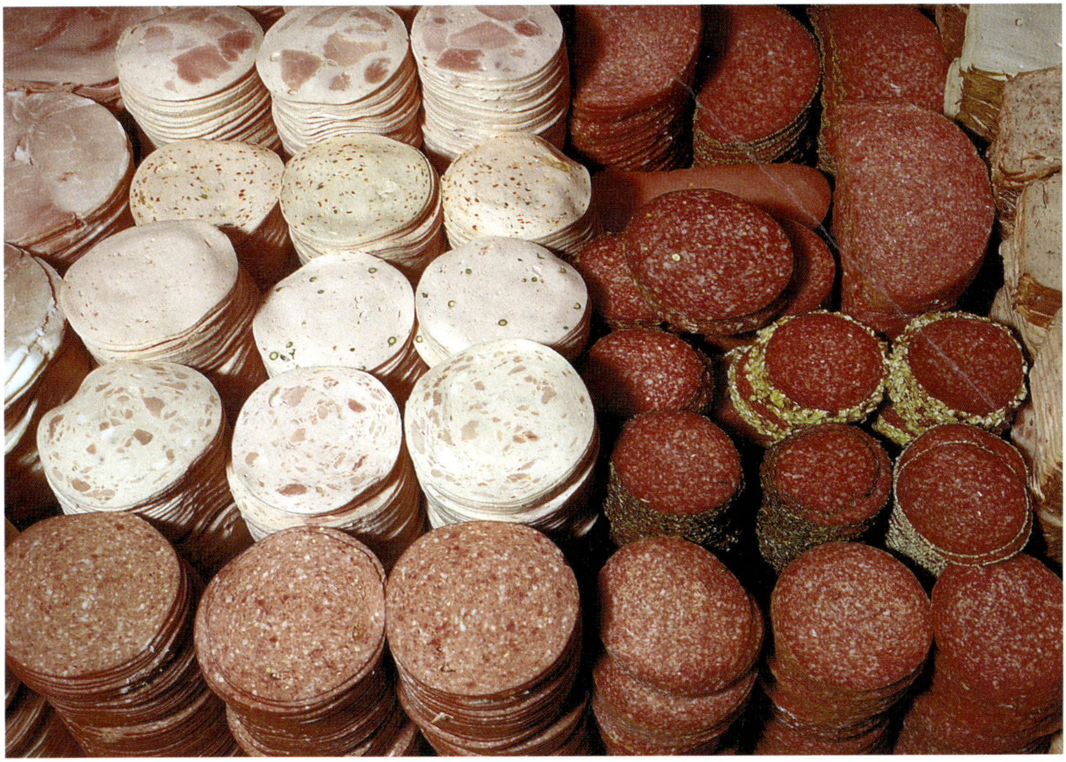

Schweinefleisch und Wurst sollten Menschen mit Psoriasis besser meiden.

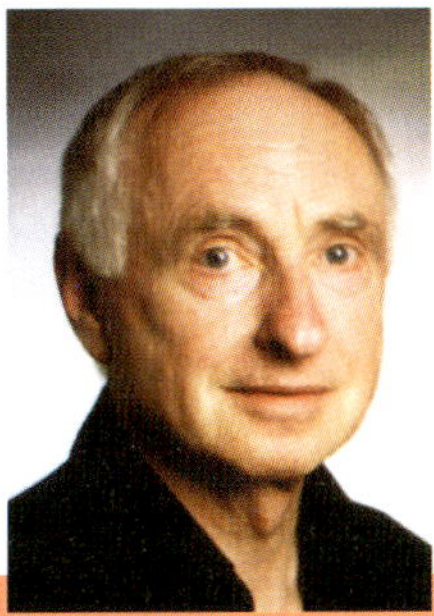

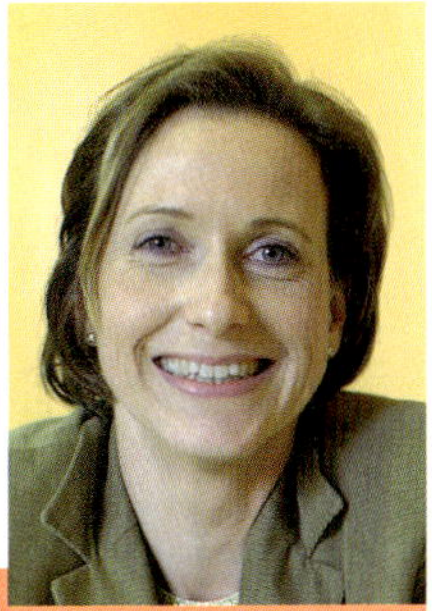

Stoffwechseltee zur unterstützenden Behandlung bei Schuppenflechte

20 g Bittersüß, 20 g Brennnesselblätter, 20 g Fenchel, 20 g Kümmel, 10 g Löwenzahnwurzel, 10 g Sennesblätter

1 Esslöffel der Teemischung mit $^1/_2$ Liter kochendem Wasser aufgießen, 10 Minuten ziehen lassen. Ein- bis zweimal täglich eine große Tasse davon trinken.

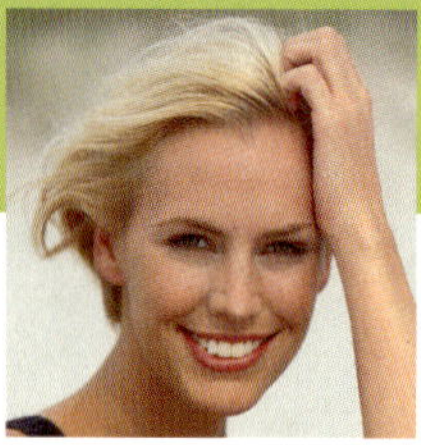

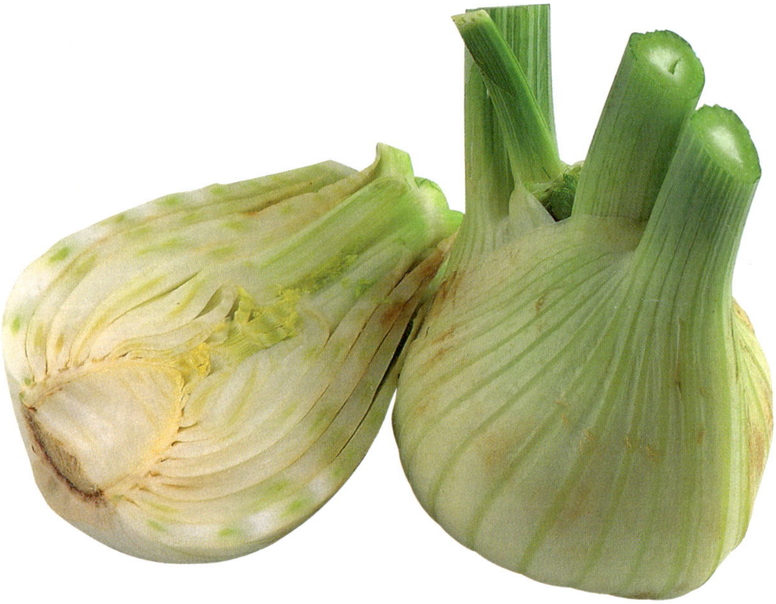

Zink und Selen sind einen Versuch wert

Mit den Schuppen gehen dem Körper Tag für Tag auch wichtige Spurenelemente und Eiweißbausteine verloren. Doch obwohl man im Blut von Psoriasispatienten regelmäßig deutlich erniedrigte Zink- und Selenwerte feststellen kann, konnte durch die zusätzliche Gabe von Zink und/oder Selen keine Besserung der Hauterscheinungen erreicht werden. Dennoch ist es wichtig, diesen Mangel durch die Nahrung

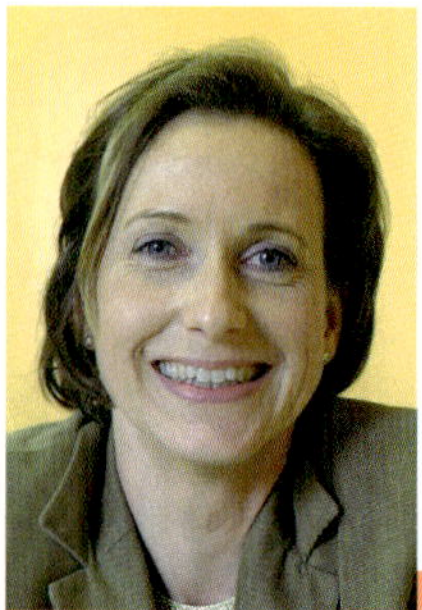

Oolong-Tee lindert Beschwerden bei Neurodermitis. Oolong-Tee ist ein so genannter »anfermentierter« Tee, der zwischen grünem und schwarzem Tee steht. Er besitzt einen hohen Anteil sekundärer Pflanzenstoffe, die sich günstig auf Allergien und Immunsystem auswirken. In einer Untersuchung mussten 118 Neurodermitispatienten nach jeder Mahlzeit eine Tasse Oolong-Tee trinken. Bereits nach vier Wochen wiesen 63 Prozent der Versuchsteilnehmer eine deutliche Besserung von Ekzemen und Juckreiz auf.

ERNÄHRUNG

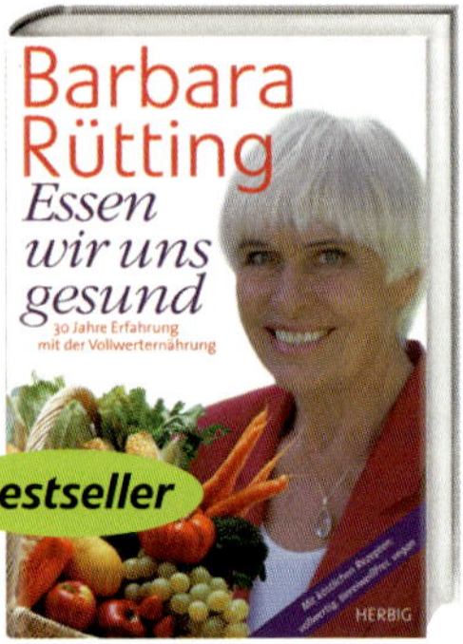

Barbara Rütting
Essen wir uns gesund
Die Bestsellerautorin macht Lust auf vollwertiges Essen.
320 S., ISBN 3-7766-2293-8
€ D 24,90 • € A 25,60 • CHF 43,70

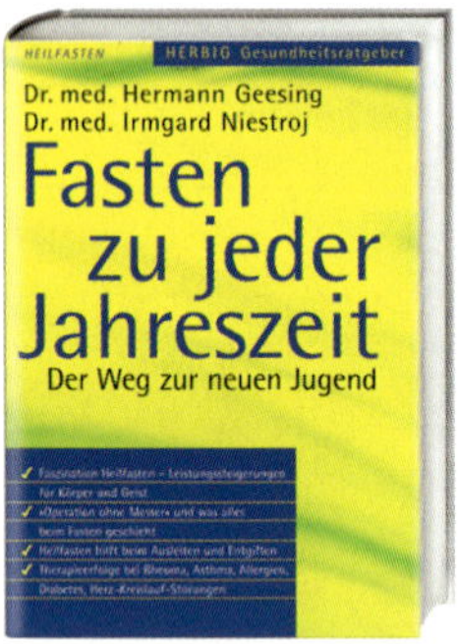

Hermann Geesing
Irmgard Niestroj
Fasten zu jeder Jahreszeit
Gesund abnehmen und Krankheiten vorbeugen mit der richtigen Fastenkur.
224 Seiten, ISBN 3-7766-2406-X
€ D 14,90 • € A 15,40 • CHF 26,80

Walter Hartenbach
Die Cholesterin-Lüge
Der erfahrene Mediziner räumt mit den größten Cholesterin-Lügen auf.
160 Seiten, ISBN 3-7766-2277-6
€ D 14,90 • € A 15,40 • CHF 26,80

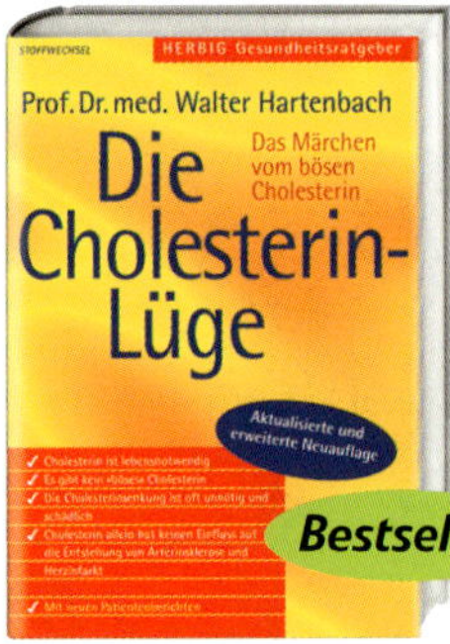

Michaela Axt-Gadermann
Peter Axt: Skin Food
Die Dr. Axt-Methode: Anti-Aging für die Haut durch richtige Ernährung.
ca. 220 Seiten ISBN 3-7766-2466-3
ca. € D 19,90 • ca. € A 20,50
ca. CHF 34,90

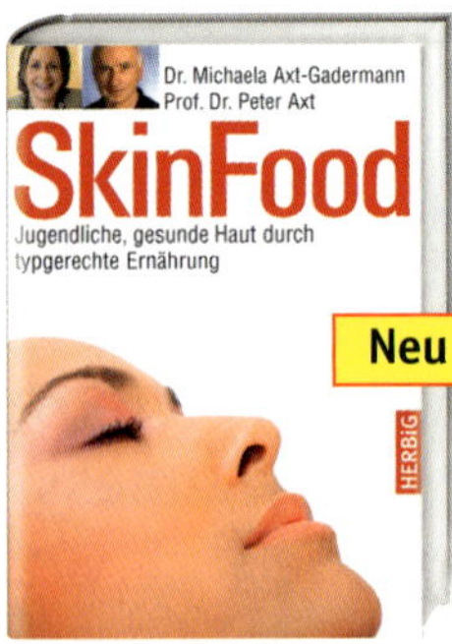

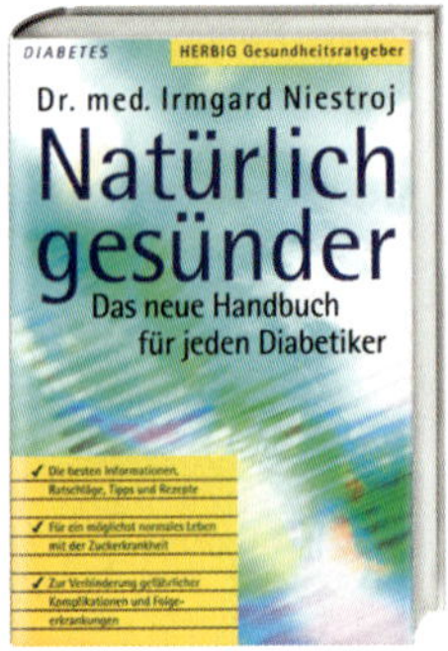

Irmgard Niestroj
Natürlich gesünder
Kompetentes Diabetiker-Handbuch mit vielen nützlichen Tipps und Rezepten.
296 Seiten, ISBN 3-7766-2432-9
€ D 17,50 • € A 18,- • CHF 31,10

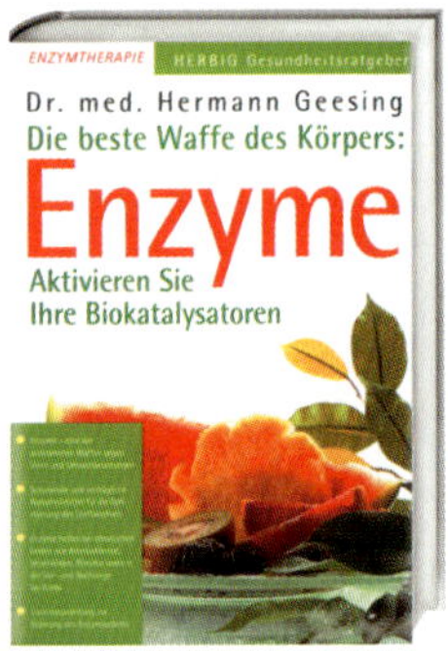

Hermann Geesing
Enzyme
Wie Enzyme wirken und bei Gesundheitsstörungen richtig angewendet werden.
168 Seiten, ISBN 3-7766-2285-7
€ D 14,90 • € A 15,40 • CHF 26,80

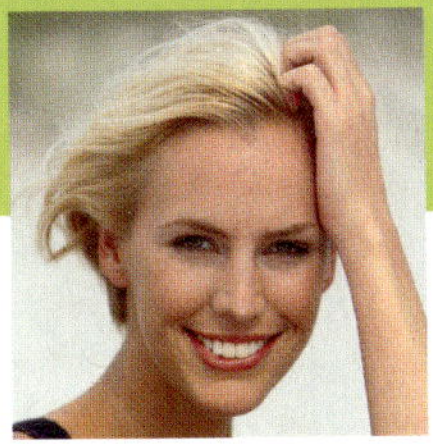

oder Nahrungsergänzungspräparate auszugleichen, denn die Spurenelemente gehen wahrscheinlich mit der starken Schuppung verloren und fehlen dann dem Organismus, denn sie erfüllen zahlreiche Aufgaben.

Neurodermitis – dem Juckreiz Paroli bieten

»Das Schlimmste ist der Juckreiz«, klagen viele Patienten, die unter Neurodermitis leiden. Gleichzeitig ist die gesamte Haut sehr trocken. Hinzu kommen raue, schuppige, manchmal auch nässende Ekzeme vor allem in den Beugen (Ellenbeugen, Kniekehlen, Handgelenksbeugen), am Hals und Nacken. Eine einheitliche Ursache der Neurodermitis ist nicht bekannt. Wahrscheinlich sind mehrere Faktoren an der Entstehung der Erkrankung beteiligt. Die Anlage zu Neurodermitis wird vererbt. Zahlreiche Provokationsfaktoren wie Stress, Nahrungsmittelallergien, falsche Hautpflege (zu häufiges, zu heißes Baden und Duschen, Verwendung entfettender Seifen) können den Hautzustand verschlechtern.

Die Haut von innen fetten

Gamma-Linolensäure (GLS) ist eine Fettsäure, die besonders wichtig ist für das Abwehr- und Barrieresystem der Haut, für die Produktion von Hautfetten und die Fähigkeit der Haut, Feuchtigkeit zu binden. Bei gesunden Menschen werden Fettsäuren aus der Nahrung wie z.B. Linolsäure durch Enzyme in Gamma-Linolensäure (GLS) umgewandelt. Bei Neurodermitikern ist dieser Umwandlungsprozess blockiert, in den Hautzellen entsteht dadurch ein Mangel an GLS. Um die Schutz- und Barrierefunktion der Haut wiederherzustel-

Fettsäuren sind wichtig für eine intakte Hautbarriere

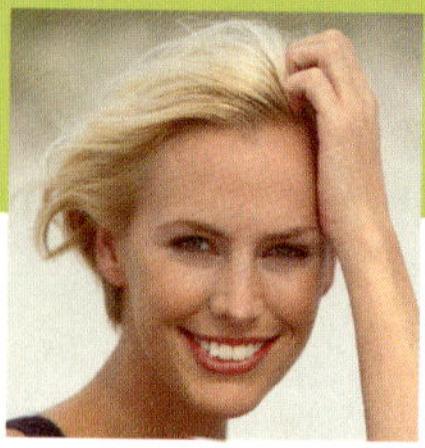

len, muss die Zufuhr an Gamma-Linolensäure deshalb bei Neurodermitikern erhöht werden. Mit der normalen Ernährung gelingt das allerdings meist nicht, weshalb es sinnvoll ist, auf Nahrungsergänzungsmittel mit hochkonzentrierter Gamma-Linolensäure zurückzugreifen. Die Gamma-Linolensäure wirkt sich günstig auf Ekzeme und Juckreiz bei Neurodermitis und anderen Hautkrankheiten aus. Gamma-Linolensäure-reiche Öle sind Nachtkerzen-, Hanf-, Borretschöl, Kernöl der schwarzen Johannisbeere oder Stachelbeere. Allerdings liefern die meisten dieser Öle auch große Mengen Omega-6-Fettsäuren, deren Anteil in der Nahrung ja eher gesenkt werden sollte. Günstig ist es deshalb, zusätzlich entzündungshemmende Omega-3-Öle zu verwenden oder vor allem auf Hanföl mit seinem günstigen Fettsäure-Verhältnis zurückzugreifen. Pro Kilogramm Körpergewicht werden etwa 12 bis 15 Milligramm GLS benötigt. Ein Erwachsener muss dafür z.B. 1–2 Esslöffel Hanföl pro Tag einnehmen, Kinder entsprechend weniger. Bis zu einer Besserung des Hautzustandes können zwei bis drei Monate vergehen.

Gamma-Linolensäure wirkt sich günstig auf Ekzeme und Juckreiz bei Neurodermitis und anderen Hautkrankheiten aus

Empfehlungen zur täglichen Nahrungsergänzung bei Neurodermitis:

- 1000 mg Gamma-Linolensäure (wichtig für die Bildung von Hautlipiden. Aufgrund eines Enzymmangels können Menschen mit Neurodermitis GLA nicht selber bilden. Achtung: Nur in Kombination mit Alpha-Linolensäure

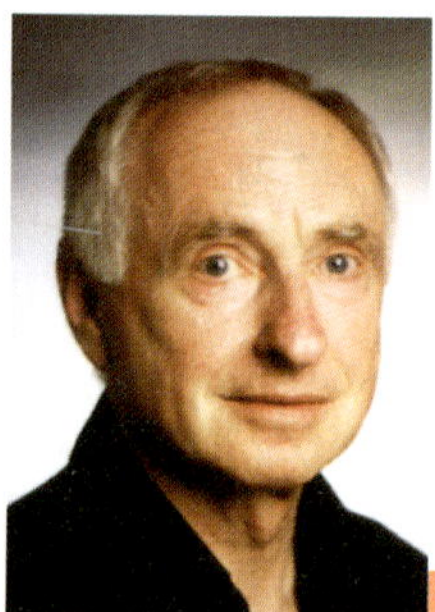

Durch Sauerstoff oxidieren die hochwertigen Öle rasch und verlieren ihre Wirkung. Öle deshalb entweder nur in kleinen Mengen kaufen und rasch aufbrauchen oder auf die sicherere Anwendung von ölhaltigen Kapseln zurückgreifen.

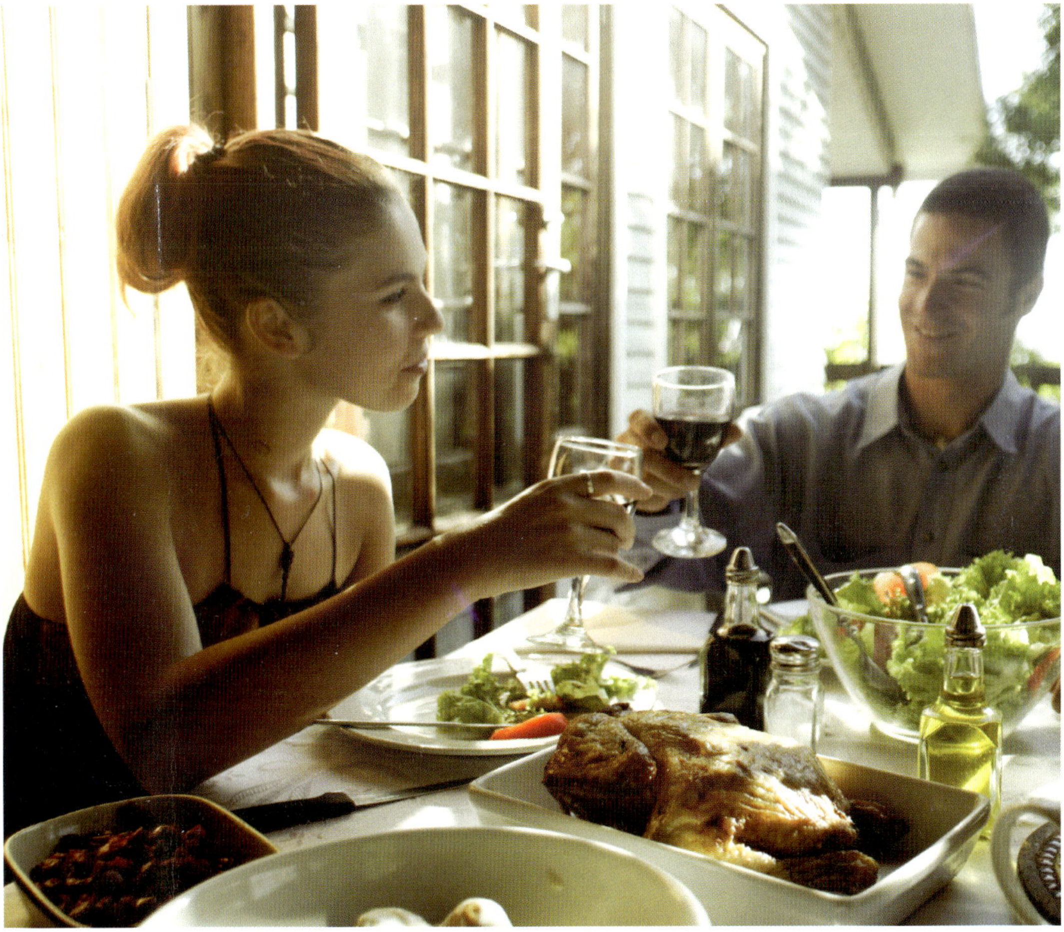

einnehmen, um das Omega-6- / Omega-3-Fettsäure-Verhältnis nicht zu stören) Präparate: z.B. Efamol, Epogam, Quintesal

- 900 mg Alpha-Linolensäure (ALA – wirkt entzündungshemmend und regt die Produktion von Hautlipiden an) Präparate: Alpha-Linolensäure Dr. Bosshammer, Hautnährkapseln
- 1 Gramm Arginin (wichtig für die Bildung körpereigener Feuchtigkeitsbinder, nicht bei Neigung zu häufigen Herpes-Infektionen anwenden)

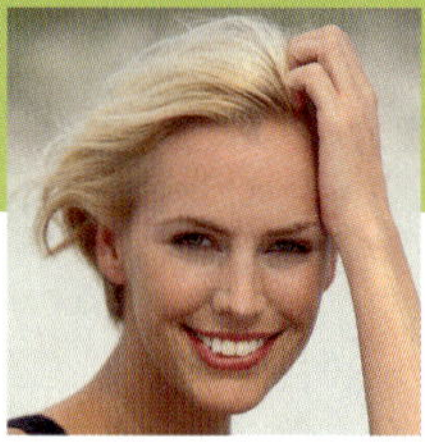

- 500 mg Vitamin C (senkt bei Allergikern den Histaminspiegel und bessert dadurch oft Juckreiz und Entzündung)
- 20 mg Zink (wirkt entzündungshemmend)

Neurodermitis und Nahrungsmittelallergien

Etwa ein Drittel der Neurodermitiker leidet gleichzeitig unter Nahrungsmittelallergien. Besonders häufig treten Reaktionen auf bestimmte Nahrungsmittel bei Kindern auf. Jedoch muss an dieser Stelle angemerkt werden, dass eine Neurodermitis nicht automatisch mit Unverträglichkeiten oder Allergien einhergeht. Immerhin lassen sich allergische Reaktionen auf Lebensmittel bei etwa zwei Drittel der Neurodermitiker nicht nachweisen.

Nicht jeder Neurodermitiker leidet unter Nahrungsmittelallergien

Bei einem Verdacht oder einer bereits nachgewiesenen Nahrungsmittelallergie ist eine Ernährungsumstellung jedoch sinnvoll und beeinflusst auch die Hautkrankheit meistens günstig. Ein Ernährungstagebuch, in dem einige Zeit über die täglichen Mahlzeiten und den Hautzustand Buch geführt wird, hilft oft, den verdächtigen Lebensmitteln auf die Schliche zu kommen. Milch, Eier, Soja, Haselnüsse, Erdnüsse, Weizenmehl, Fisch und Meeresfrüchte führen die »Hitliste« der häufigsten Nahrungsmittelallergien an. Kinder, die bereits unter Allergien oder Neurodermitis leiden, sollten diese Nahrungsmittel in den ersten 18 bis 24 Monaten nicht erhalten.

Einen allgemeingültigen Speiseplan für Allergiker oder eine typische »Neurodermitis-Diät« gibt es hingegen nicht. Viele der sehr strengen Ernährungsvorschläge bergen langfristig die Gefahr einer Fehlernährung. In jedem Fall sollte deshalb individuell nach den nicht vertragenen Nahrungsmitteln geforscht werden und diese aus dem Speiseplan gestrichen

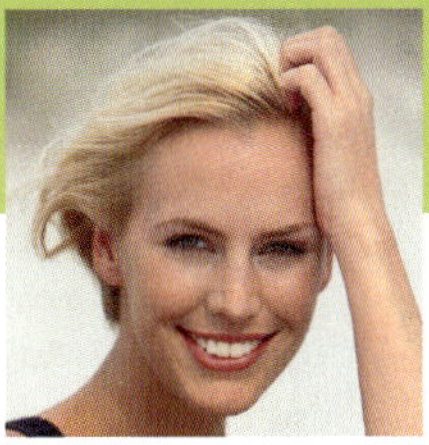

werden. Der Verdacht kann durch Hauttestungen und Blutuntersuchungen überprüft werden.

Vorsicht, Kreuzallergie

Woran liegt es, dass viele Birkenpollenallergiker auch Äpfel und Haselnüsse nicht vertragen, oder dass Menschen, die auf Beifuß überempfindlich reagieren, meist auch auf andere Kräuter und Gewürze allergisch reagieren? In diesen Fällen liegen nicht zwangsläufig mehrere Allergien vor, meist handelt es sich um eine Überempfindlichkeit auf einen Inhaltsstoff, der sowohl in den Pollenkörnern als auch in verschiedenen Lebensmitteln vorkommt. Man spricht deshalb von einer so genannten »Kreuzallergie«. Folgende Kreuzallergien zwischen Pollen und Nahrungsmitteln sollten Menschen mit Neurodermitis, Heuschnupfen und allergischem Asthma kennen und beachten:

Woran liegt es, dass viele Birkenpollenallergiker auch Äpfel und Haselnüsse nicht vertragen?

Häufige Kreuzallergien

Allergene	Nahrungsmittel, die häufig nicht vertragen werden
Frühblüherpollen (Birke, Hasel, Erle)	*Äpfel, Haselnüsse, Mandeln, Kirschen, Pflaumen, Pfirsiche, Birnen. (Vor allem roh werden diese Nüsse und Früchte nicht vertragen, gekocht können sie meist verzehrt werden.)*
Beifußpollen	*Karotte, Chili, Paprika, Sellerie, grüner und schwarzer Pfeffer, Kümmel, Curry, Anis*
Kamillepollen, Chrysanthemen, Löwenzahnpollen	*Estragon, Sonnenblumenkerne*
Gräser- und Getreidepollen	*Tomate, Pfefferminz, Sojabohnen, Erdnüsse*
Latex	*Avocado, Banane, Kiwi, Kastanien*
Alle Pollen	*Honig. Hier liegt allerdings keine »Kreuzallergie« vor, sondern die Pollenkörner im Honig können für die allergischen Beschwerden verantwortlich sein*

Tipps für Kreuzallergiker:

- **Ersetzen Sie rohes Obst durch gekochtes – das wird meist vertragen**
- **Nüsse werden im Kuchen häufig vertragen, verursachen roh aber Beschwerden**
- **Oft werden nicht alle Apfel- oder Birnensorten gleichermaßen schlecht vertragen. Experimentieren Sie mit verschiedenen Sorten. Manche Allergiker vertragen rohes Obst, wenn sie dieses großzügig schälen. Andere können »Bio-Äpfel« essen, vertragen aber Obst aus konventionellem Anbau nicht**
- **Ersetzen Sie Steinobst häufiger durch Beeren (Himbeeren, Erdbeeren, Heidelbeeren, Johannisbeeren u. ä.). Diese bereiten meist keine Probleme.**

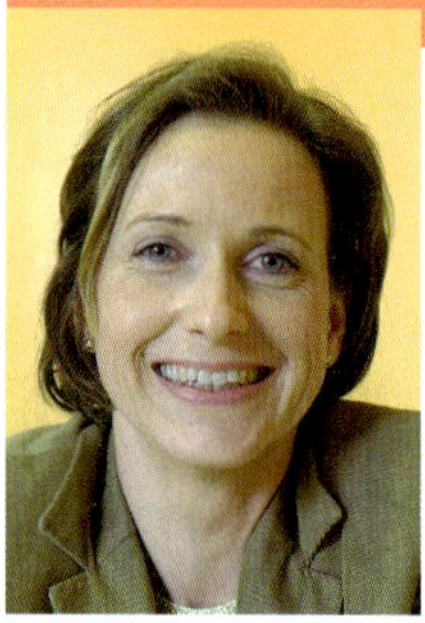

Herpesbläschen keine Chance geben

Mit Hilfe der Ernährung und bestimmter Mikronährstoffe lassen sich Häufigkeit und Schwere der Herpes-Ausbrüche günstig beeinflussen

Ein Sonnenbad, Stress oder eine Erkältung und schon sind die Lippenbläschen da. Fast 90% der Erwachsenen und 75% der Jugendlichen sind mit Herpes simplex infiziert. Das Herpes-Virus-1 (HSV-1) verursacht die besagten Lippenbläschen, Fieberbläschen oder auch Gletscherbrand genannt, während die Infektion mit einem anderen Virusstamm (HSV-2) meist eine Genitalinfektion nach sich zieht. Ist das Virus erst einmal in den Körper gelangt, wird man es nicht mehr los, es zieht sich in Nervenknoten zurück und bricht erst wieder aus, wenn die Abwehr geschwächt ist. Während manche Menschen jeden Monat an die Herpesinfektion erinnert werden, leiden andere nur selten darunter.

Mit Hilfe der Ernährung und bestimmter Mikronährstoffe lassen sich nicht nur die Abwehrkräfte gegen Viren steigern, sondern auch das Wachstum der Herpes-Viren und so die Häufigkeit und Schwere der Herpes-Ausbrüche günstig beeinflussen.

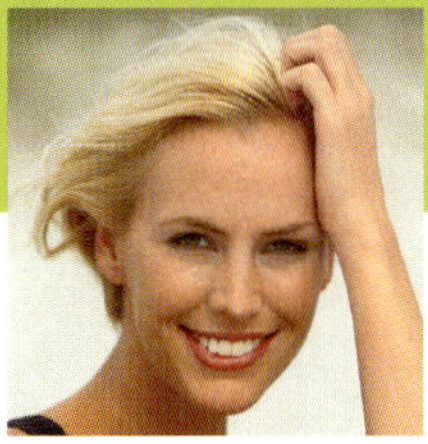

Auf Arginin und Lysin achten

Besonders wichtige Mikronährstoffe für Herpesgeplagte scheinen zwei Eiweißbausteine (Aminosäuren) zu sein: Arginin und Lysin. Das Herpes-Virus benötigt eine regelmäßige Zufuhr von Arginin für sein Wachstum. Diese Aminosäure fördert demnach die Entwicklung von Herpesbläschen. Der Gegenspieler ist Lysin, denn die Aufnahme größerer Mengen von Lysin hemmt das Viruswachstum, unter anderem dadurch, dass es die Argininmenge verringert, die dem Virus zur Verfügung steht. Durch eine lysinreiche und gleichzeitig argininarme Ernährung lassen sich Häufigkeit und Schweregrad der Herpes-Ausbrüche günstig beeinflus-

Achtung, Birkenpollenallergiker: Äpfel und Haselnüsse werden häufig auch nicht vertragen.

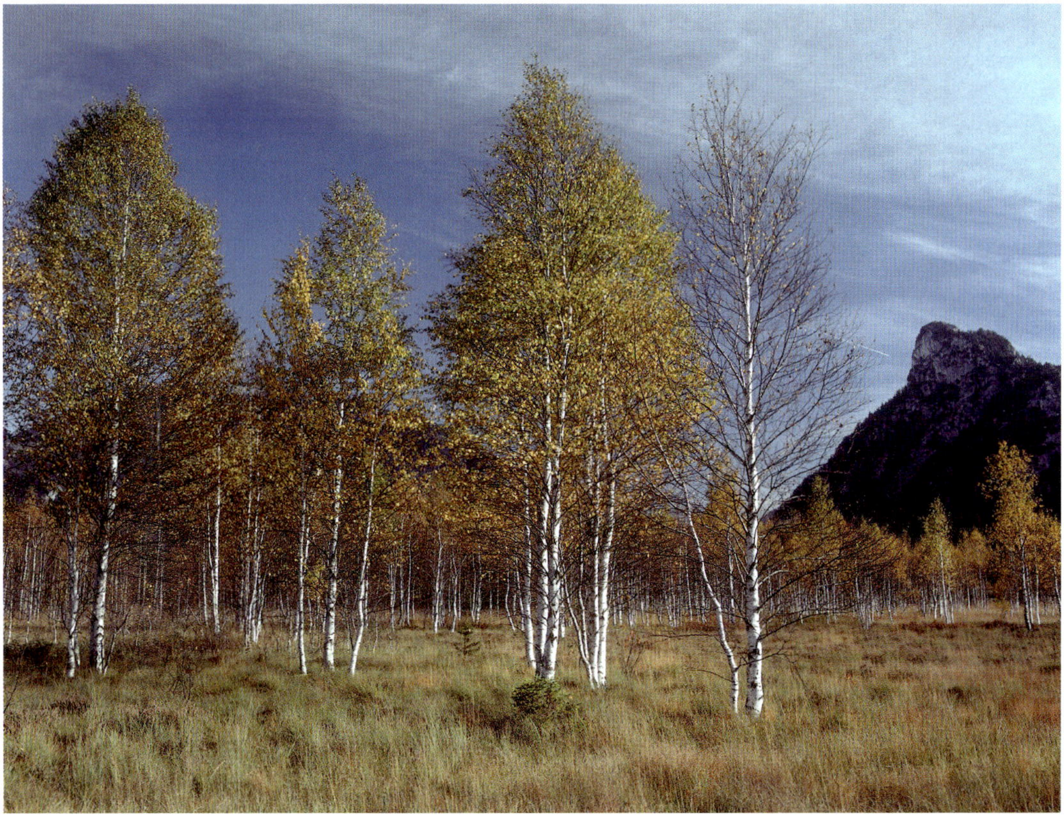

Nahrungsmittelempfehlungen bei Herpes	
Ungeeignete Nahrungsmittel, Mikronährstoffe und Medikamente bei häufigen Herpes-simplex-Infektionen	**Günstige Nahrungsmittel (günstiges Arginin/Lysin-Verhältnis) und Mikronährstoffe bei häufigen Herpes-simplex-Infektionen**
Nüsse	*Fisch (Kabeljau, Thunfisch)*
Schokolade	*Eier*
Rosinen	*Milchprodukte*
Gelatine	*Geflügel*
	Kartoffel
	Hülsenfrüchte
Nahrungsergänzungsmittel	**Nahrungsergänzungsmittel**
Arginin	*Lysin 500 mg (bei aktivem Herpes 3 x 500 mg)*
	Zink 20 mg (bei aktivem Herpes 2 x 20 mg)
	Vitamin C 500 mg – 1 g
	Bioflavonoide (Quercetin, Rutin) 600–1200 mg

sen. Auch eine zeitweilige Nahrungsergänzung mit Lysin-Präparaten kann sinnvoll sein. (Gröber 2000, Griffith 1978)

Herpes-Viren haben immer dann eine Chance wieder auszubrechen, wenn die Abwehrkräfte geschwächt sind

Die Abwehr stärken

Herpes-Viren haben immer dann eine Chance wieder auszubrechen, wenn die Abwehrkräfte geschwächt sind. Es liegt also nahe, das Immunsystem auch mit Hilfe der richtigen Mikronährstoffe bei seiner Arbeit zu unterstützen. Eine wichtige Rolle hierbei spielt wieder Zink, denn es stärkt die Abwehrkräfte. Das Spurenelement ist sowohl für die Bildung von Antikörpern als auch für die Funktionsfähigkeit der Lymphozyten (Abwehrzellen) wichtig. Außerdem hem-

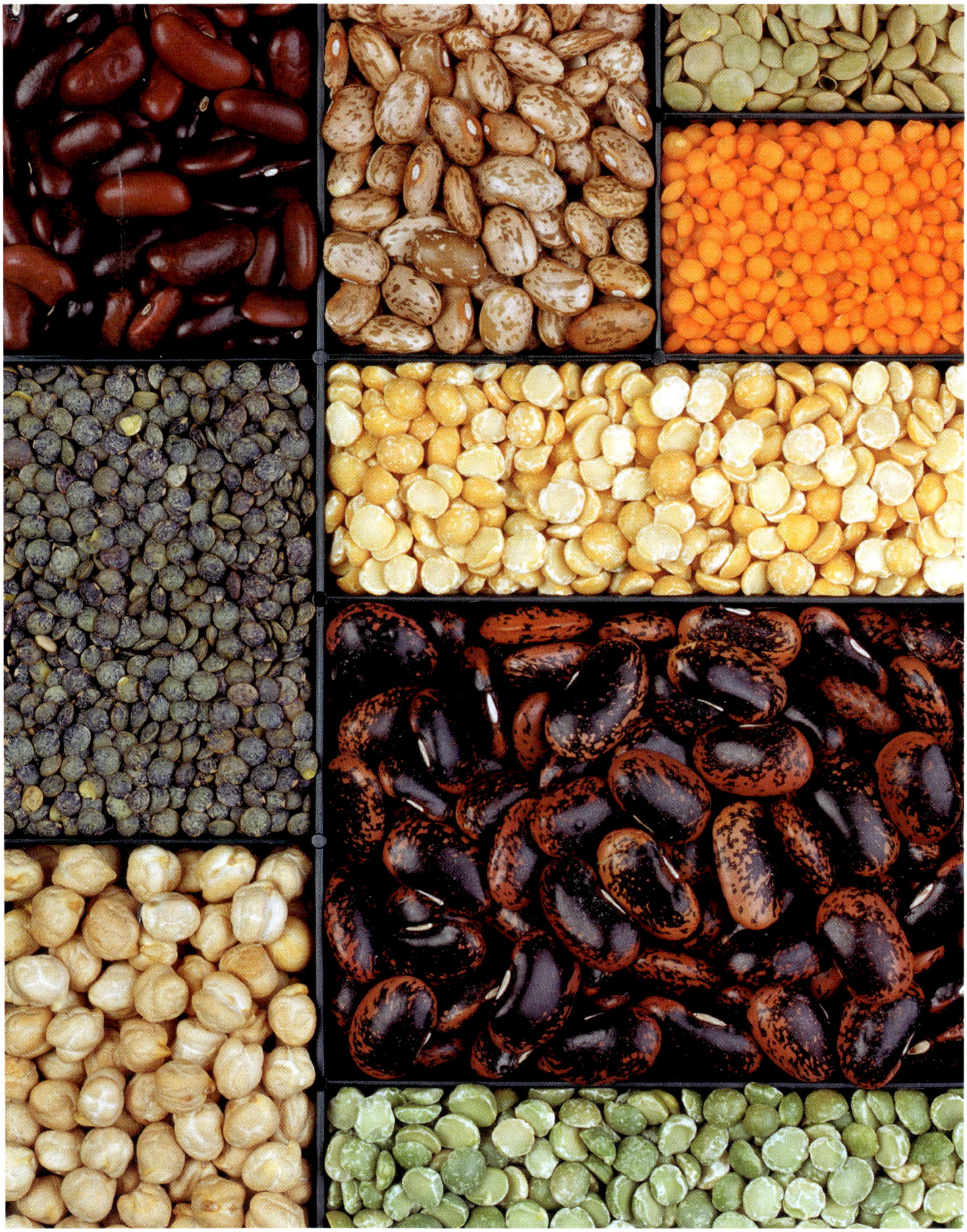

Hülsenfrüchte aller Art weisen ein günstiges Aminosäureverhältnis auf.

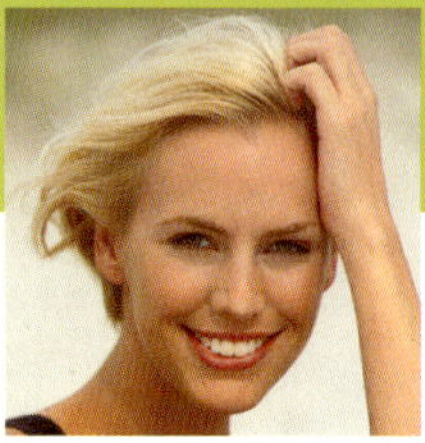

men Zinkionen die Ausbreitung der Herpes-Viren im Körper. Sogar äußerlich in Form von Zinkpaste angewandt beschleunigt der Mikronährstoff die Abheilung der Bläschen. Die Bedeutung von Vitamin C für die Abwehrkräfte ist allgemein bekannt. Auch bei einer Herpeserkrankung wirkt das Vitamin. In einer Untersuchung heilten die Bläschen deutlich schneller ab, wenn bei den ersten Anzeichen 3-mal täglich 600 mg Vitamin C und 600 mg Bioflavonoide eingenommen wurden (Gröber 2000, Terezhalmy 1978).

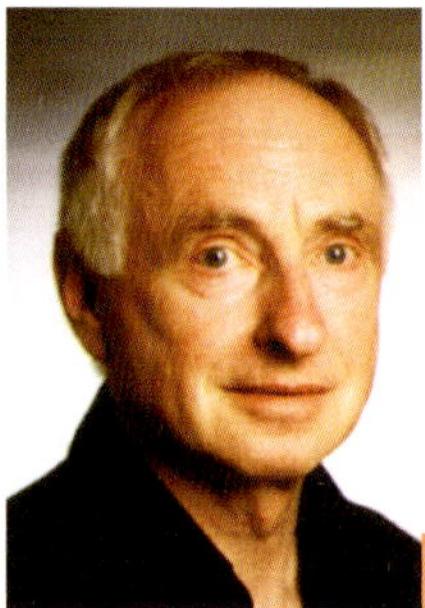

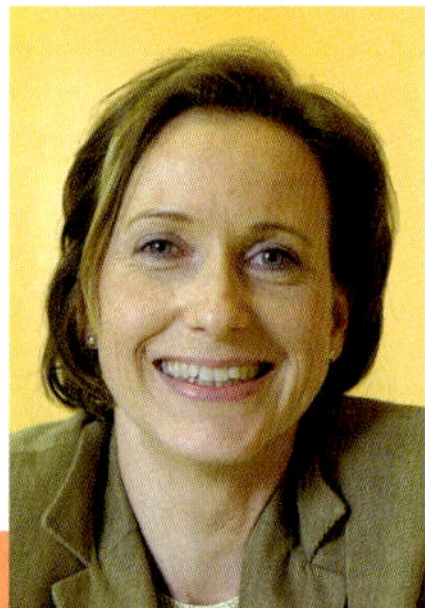

Wichtig für die Wirksamkeit aller genannter Maßnahmen bei Herpes ist die rechtzeitige Anwendung, d.h. spätestens beim ersten Kribbeln anfangen.

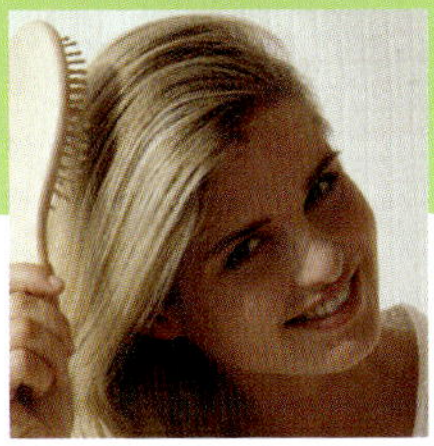

Nutricosmetik – Nahrungsergänzung für schöne Haut

Mikronährstoffe und deren Bedeutung für Haut und Haare

Um ihre Schutzfunktion zu gewährleisten, aber auch für Wachstum, Heilung und Regeneration sind Haut und Haare ständig auf eine ausreichende Zufuhr von Vitaminen, Mineralstoffen und Spurenelementen angewiesen.
Die wichtigsten Vitamine sind: Vitamin A (Retinol, Vit.-A-Vorstufe ß-Carotin), Vitamin B_1 (Thiamin), Vitamin B_2 (Riboflavin), Vitamin B_3 (Niacin), Vitamin B_5 (Pantothensäure), Vitamin B_6 (Pyridoxin), Vitamin B_{12} (Cobalamin), Folsäure, Vitamin C (Ascorbinsäure), Vitamin D (Calciferol), Vitamin E (Tocopherol), Vitamin H (Biotin).

Vitamin A (Retinol, Karotinoide)

Bedeutung für die Haut:
Vitamin A ist ein Antioxidans und stimuliert das Immunsystem. Es ist für die normale Entwicklung von Geweben, insbesondere der Zellerneuerung und Wundheilung der Haut wichtig. Vitamin A wirkt regulierend auf übermäßige Verhornungen und hat einen günstigen Einfluss auf Zellteilung und Regeneration. Es glättet die Haut und beugt Austrocknung und Abschuppung vor. Auch bei der Jungerhaltung der Haut spielt Vitamin A eine wichtige Rolle. So ist Vitamin-A-Säure nicht nur bei Jugendlichen ein wirksames Mittel gegen Akne, sondern kann – örtlich angewendet – auch bei älteren Menschen Fältchen mindern. Unter dem Ein-

Vitamin A ist wichtig für Zellteilung und Wundheilung

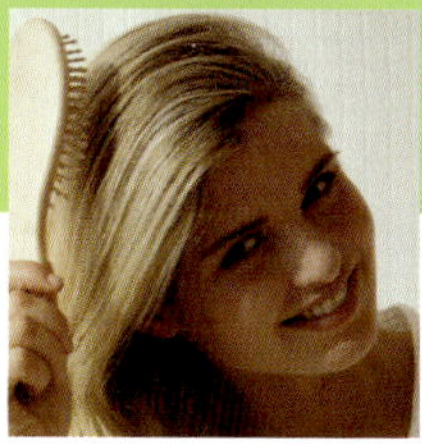

fluss von Sonnenlicht verringert sich der Vitamin-A-Gehalt der Haut. Eine ausreichende Zufuhr von Vitamin A, z.B. in Form einer retinolhaltigen Creme kann Sonnenschäden verringern.

Hautkrankheiten, bei denen Vitamin A helfen kann:
Akne vulgaris, Allergien, Psoriasis, übermäßige Verhornungen, Steigerung der Abwehrkräfte

Mangelsymptome:
Typische Hautsymptome, die auf einen Vitamin-A-Mangel hindeuten, sind trockene schuppige Haut, glanzloses Haar, brüchige Fingernägel. Besondere Bedeutung hat Vitamin A für Sehen im Dunkeln. Typisch für einen Vitamin-A-Mangel sind deshalb auch Sehschwierigkeiten in der Dämmerung oder sogar Nachtblindheit. Vorsicht: Schwangere Frauen dürfen keine hohen Vitamin-A-Dosen einnehmen, Gefahr der Missbildung des ungeborenen Kindes.

Schwangere sollten keine zusätzlichen Vitamin-A-Präparate einnehmen

Vorkommen:
Vitamin A kommt in verschiedenen Formen vor. Das Vitamin A aus tierischen Lebensmitteln (Leber, Eier, Käse) wird als Retinol bezeichnet. Pflanzliche Vitamin-A-Vorstufen sind die Carotinoide, die im Körper in Vitamin A umgewandelt werden können. Im Gegensatz zu Vitamin A aus tierischen Lebensmitteln ist eine Überdosierung bei diesen Vitamin-A-Vorstufen ausgeschlossen. Der Körper wandelt nur so viel um, wie er benötigt. Eines der aktivsten Antioxidantien ist sicher Betacarotin. Ist es im Körper ausreichend vorhanden, kann es dazu beitragen, Sonnenschäden der Haut gering zu halten. Die Einnahme von isoliertem Betacarotin in Form von Tabletten (»Bräunungstabletten«) ist allerdings umstritten. Besser und gesünder ist hier die Zufuhr aus Betacaro-

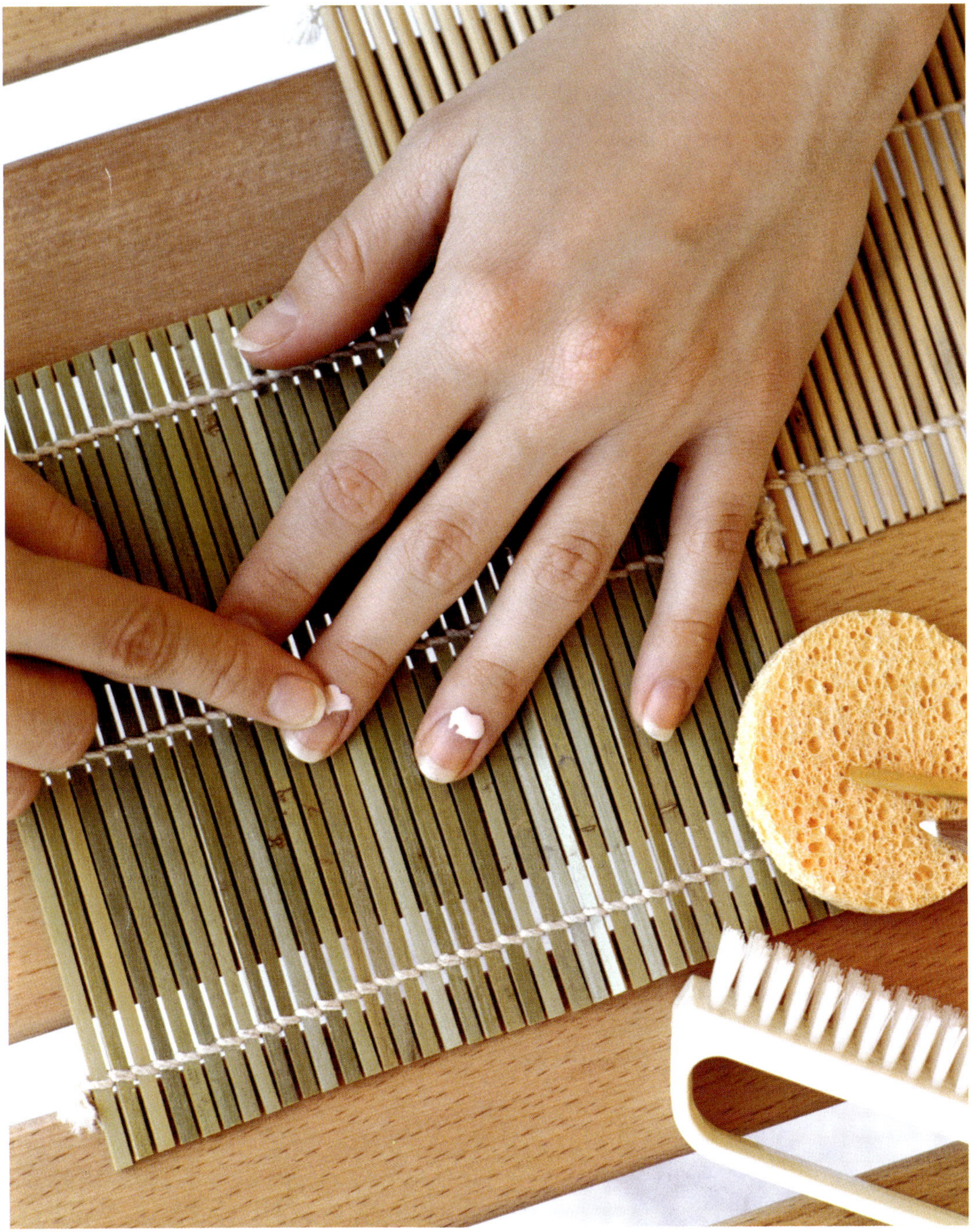

Eine ausgewogene Nährstoffzufuhr ist auch für die Nägel unerlässlich.

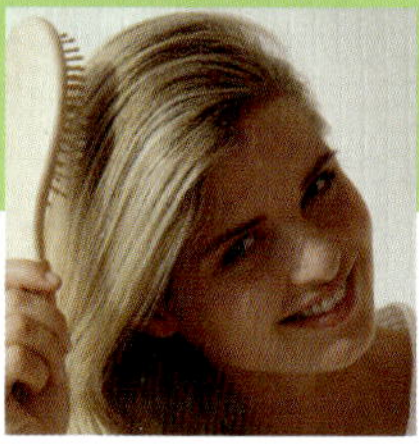

tin-reichen Nahrungsmitteln, z.B. in Form von Karottensaft (siehe auch Seite 136)

Tagesdosis zur Vermeidung von Mangelzuständen:
4000–5000 I.E.
Therapeutisch werden teilweise auch bis zu 10 000 I.E. eingesetzt. (Vorsicht, nicht in der Schwangerschaft!)

Vitamin B_1 (Thiamin)

Bedeutung für die Haut
Vitamin B_1 hat zunächst keinen direkten Bezug zur Haut. B_1 ist vor allem wichtig für den Zuckerstoffwechsel und beeinflusst hierdurch indirekt die Hautalterung. Vitamin B_1 beschleunigt die Verarbeitung von Glukose (Zucker) und senkt den Blutzuckerspiegel. Dadurch wird das Risiko einer Glykierung der Kollagenfasern gesenkt. Bei einem Vitamin-B_1-Mangel ist der Abbau des Zuckers deutlich verlangsamt. Außerdem erfüllt Vitamin B_1 auch wichtige Aufgaben im Nervensystem. Eine hochdosierte Vitamin-B-Gabe incl. Vitamin B_1 bessert häufig Schmerzen nach Gürtelrose (Zoster).

Vitamin B_1 reguliert den Blutzuckerspiegel und schützt vor Glykierung

Hautkrankheiten, bei denen Vitamin B_1 helfen kann:
Schutz vor Hautalterung, Behandlung von Nervenschmerzen z. B. nach Gürtelrose

Mangelsymptome:
Keine typischen Mangelsymptome an der Haut bekannt. Bei einem Vitamin-B_1-Mangel kommt es vor allem zu Störungen des Nervensystems, Muskelabbau und Herzmuskelschwäche (Beri-Beri-Krankheit).

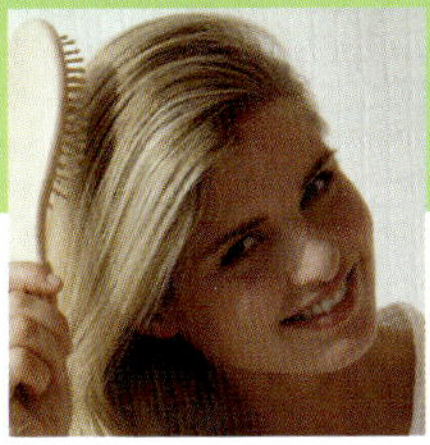

Vorkommen:
Haferflocken, Weizen- und Roggen-Vollkornmehl (nicht im ausgemahlenen Mehl!), Vollkornreis (nicht im polierten Reis), Mais, grüne Erbsen

Tagesdosis zur Vermeidung von Mangelzuständen:
1,0–1,5 mg

Therapeutische Dosis:
3–5 mg

Vitamin B_2 (Riboflavin)

Bedeutung für die Haut
Bereits bei einem leichten Vitamin-B_2-Mangel kann es zu einer vermehrten Verhornung und Schuppung in den Hautfalten zwischen Nase und Mund (Nasollabialfalte) kommen. Auch eingerissene Mundwinkel und Mundschleimhautentzündungen können auf einen Vitamin-B_2-Mangel hinweisen.

Auch eingerissene Mundwinkel und Mundschleimhautentzündungen können auf einen Vitamin-B_2-Mangel hinweisen

Vorkommen:
Käse (Gorgonzola, Emmentaler), Rindfleisch, Grünkohl, Hering, Vollmilch, Hühnerfleisch, Hülsenfrüchte

Tagesdosis zur Vermeidung von Mangelzuständen:
1,2–5 mg

Therapeutische Dosis:
10–15 mg

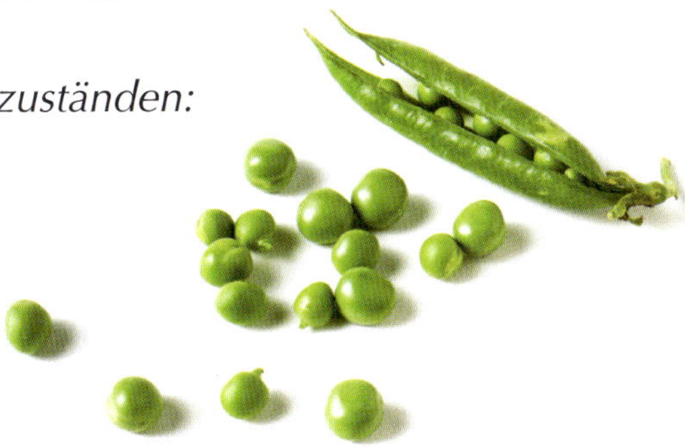

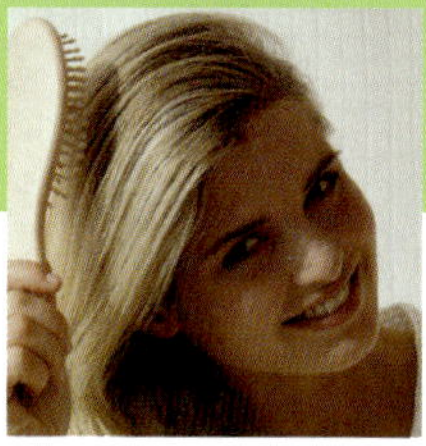

Vitamin B_3 (Niacin)

Bedeutung für die Haut:
Bei einem Vitamin-B_3-Mangel treten vor allem an Körperstellen, die der Sonne ausgesetzt sind, Rötungen und Schuppung auf. Auch aufgesprungene Lippen können auf einen Vitamin-B_3-Mangel hinweisen. Das Vitamin spielt außerdem bei der Abwehr freier Radikale eine wichtige Rolle.

Aufgesprungene Lippen können auf einen Vitamin-B_3-Mangel hinweisen

Mangelsymptome:
Haut- und Schleimhautveränderungen

Vorkommen:
Vitamin B_3 ist enthalten in: Kalbsleber, Erdnüssen, Thunfisch, Hühnerfleisch

Tagesdosis zur Vermeidung von Mangelzuständen:
15–20 mg

Therapeutische Dosis:
40–50 mg

Vitamin B_6 (Pyridoxin)

Vitamin B_6 ist vor allem für den Eiweißstoffwechsel wichtig, denn das Vitamin beeinflusst die Quervernetzung des Bindegewebes und somit auch die Elastizität der Haut. Bei einem Vitamin-B_6-Mangel kann es zu einer so genannten seborrhoischen Dermatitis mit Rötung und Schuppung um Augen, Nase und Mund kommen. Auch Entzündungen an den Lippen sowie eingerissene Mundwinkel können auf einen Vitamin-B_6-Mangel hindeuten

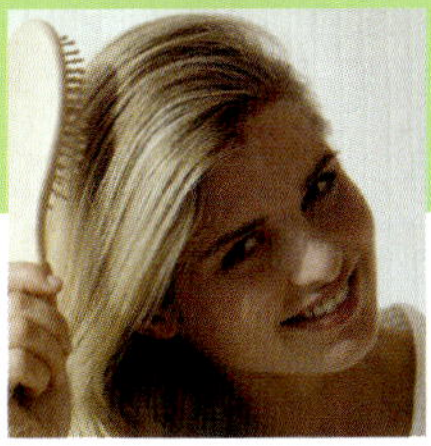

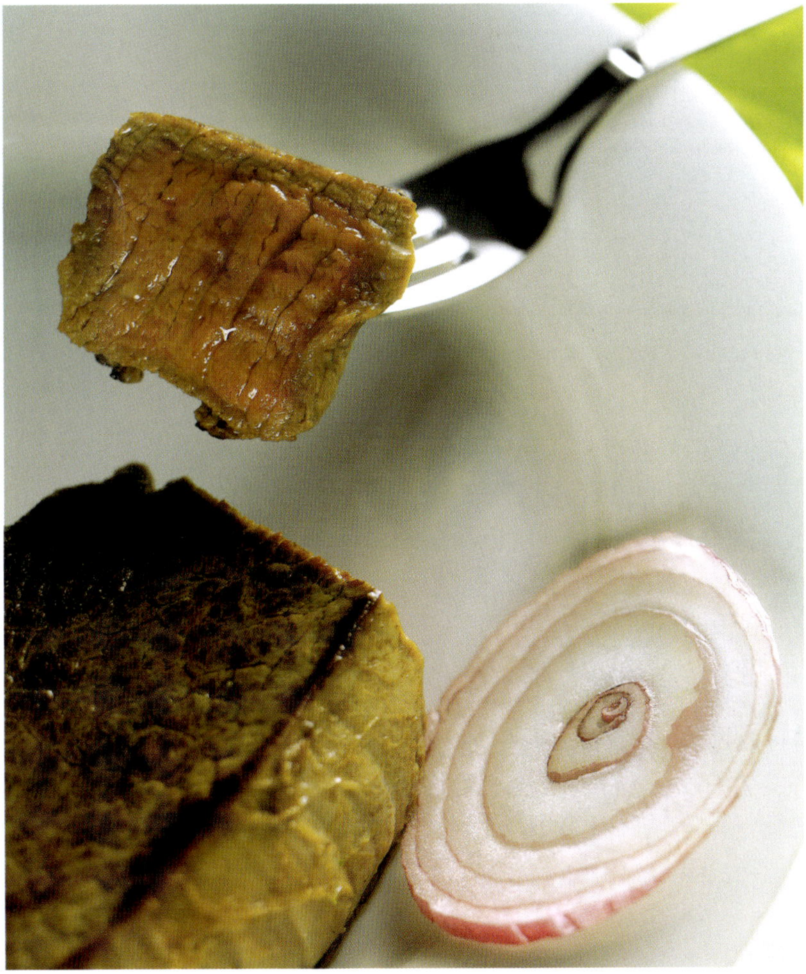

Eine gute Quelle für Vitamin B_3 ist Rindfleisch.

Mangelsymptome:
Neben Hautentzündungen treten häufig Nervosität, Schlaflosigkeit und Störungen der Sensibilität auf. Häufig kommt es zu einer Abwehrschwäche. Bei einem Mangel besteht ein erhöhtes Risiko für Herz-Kreislauf-Erkrankungen.

Vorkommen:
Fisch, Hühnerfleisch, Hülsenfrüchte, Reis, Kartoffel, Avocado, Erdnüsse, Getreideprodukte

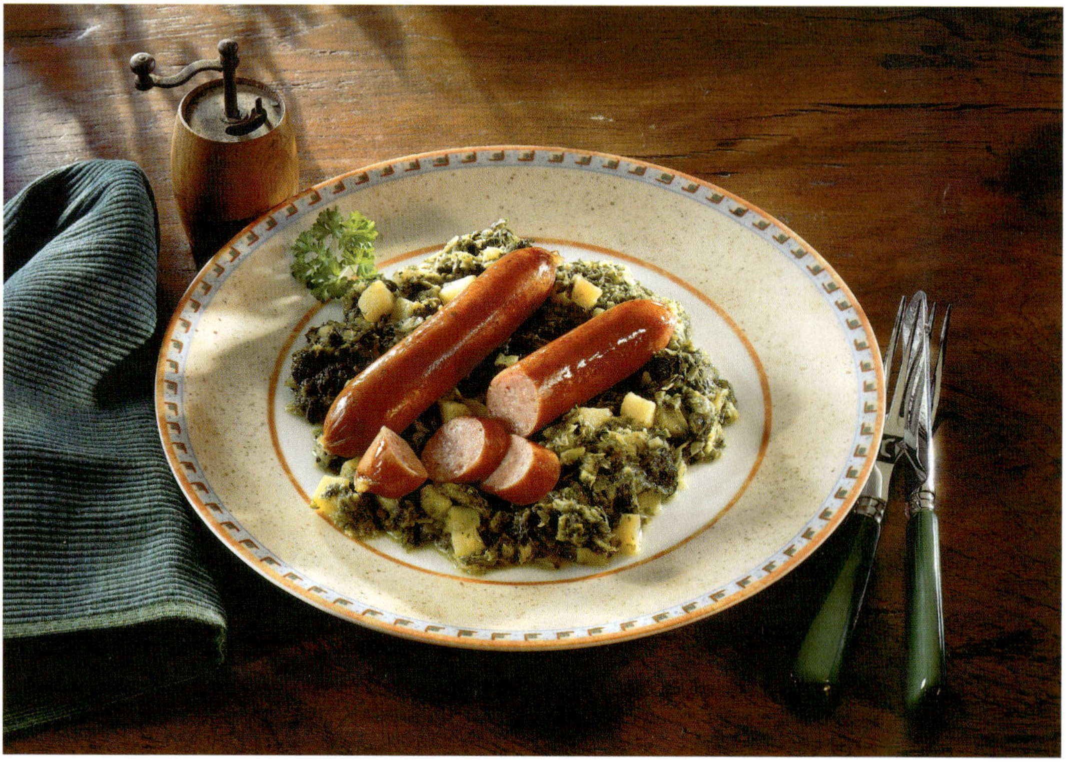

Schweinefleisch ist zwar eine gute Quelle für Vitamin B_{12}, in gesundheitlicher Hinsicht aber nicht unbedingt empfehlenswert.

Tagesdosis zur Vermeidung von Mangelzuständen:
1,5–2,0 mg

Therapeutische Dosis:
4–6 mg

Vitamin B_{12} (Cobalamin)

Bedeutung für die Haut:
Vitamin B_{12} ist essenziell für eine ganze Reihe von Syntheseleistungen der Zellen, denn es ist am Eiweiß- und Aminosäure-Stoffwechsel beteiligt und beeinflusst Wachstum, Reifung und Teilung der Zellen. Eine ausreichende Versorgung mit diesem Vitamin ist deshalb für alle Zellen, die sich

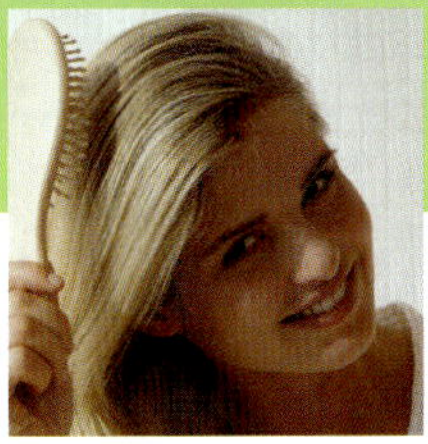

schnell teilen, wie etwa die Hautzellen, wichtig. Bei einem Mangel kann es zu einer so genannten seborrhoischen Dermatitis (Schuppung und Rötung an Augenbrauen, Nase und Nasolabialfalte) kommen.

Hautkrankheiten, bei denen Vitamin B_{12} helfen kann:
Seborrhoische Dermatits, unterstützende Therapie bei Gürtelrosenschmerzen (Herpes Zoster). Achtung: Bei Neigung zu Akne keine B-Vitamine, vor allem kein Vitamin B_{12} einnehmen.

Mangelsymptome:
Blutarmut (perniziöse Anämie), Nervenstörungen.
Bei einem Mangel kann es zu ausgeprägten Hyperpigmentierungen (Pigmentflecken) kommen.

Vorkommen:
Vitamin B_{12} kommt fast ausschließlich in Produkten tierischen Ursprungs vor. Gute Quellen sind Innereien (darauf sollten Sie wegen des hohen Arachidonsäuregehaltes aber besser verzichten), Hering, Forelle, Schweine- und Rindfleisch, Eier, Käse, Milch. Besonders bei Vegetariern besteht deshalb das Risiko eines Vitamin-B_{12}-Mangels.

Vegetarier sollten besonders auf eine ausreichende Vitamin-B_{12}-Zufuhr achten

Tagesdosis zur Vermeidung von Mangelzuständen:
2µg

Therapeutische Dosis:
4–6 µg

Achtung: Bei Akne sollten alle Vitamine der B-Gruppe nicht bzw. nur in niedriger Dosierung eingenommen werden, denn sie regen das Wachstum der Aknebakterien an. Oft

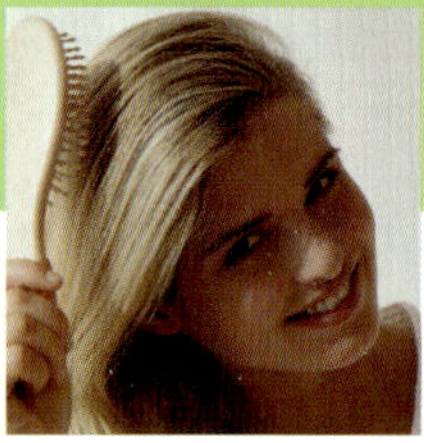

führen die bei Akne empfohlenen Hefetabletten nicht zu einer Besserung, sondern sogar zu einer Verschlechterung des Hautbildes. Verantwortlich dafür ist der hohe Vitamin-B-Anteil der Hefe.

Vitamin C (Ascorbinsäure)

Bedeutung für die Haut:
Vitamin C ist eines der wichtigsten Antioxidantien. Es fängt so genannte freie Radikale ab und bremst dadurch den Alterungsprozess der Haut. Vitamin C spielt außerdem eine wichtige Rolle bei der Proteinsynthese und der Kollagenbildung im Bindegewebe. Eine ausreichende Zufuhr von Vitamin C hält das Bindegewebe elastisch und straff und fördert die Fähigkeit, Feuchtigkeit zu binden. Vitamin C hemmt das Enzym »Tyrosinase«, das vor allem bei der Pigmentbildung eine wichtige Rolle spielt. Dadurch wird die Melaninproduktion verlangsamt, die Haut aufgehellt und Pigmentverschiebungen und Altersflecken verblassen. Inzwischen kann Vitamin C, das normalerweise sehr empfindlich auf äußere Einflüsse reagiert, in Kosmetika stabilisiert werden. Nach einer Einwirkzeit wird es in die Zellen aufgenommen und kann nicht mehr abgewaschen werden. Dadurch kann es die Hautzellen auch noch Tage nach der Anwendung vor Schäden schützen.

Vitamin C ist für die Bildung der Kollagenfasern unerlässlich

Mangelsymptome:
Ein langfristiger Vitamin-C-Mangel führt zu Skorbut. Erste Symptome sind oft Muskelschwäche, Müdigkeit, Abgeschlagenheit und erhöhte Infektanfälligkeit. Eine erhöhte Blutungsneigung ist ebenfalls Folge eines Vitamin-C-Mangels. Es kommt zu Blutungen in Haut, Zahnfleisch, Gelenken und Muskulatur. Das Zahnfleisch entzündet sich, Zähne

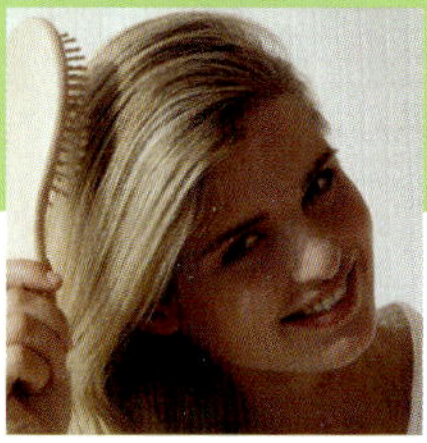

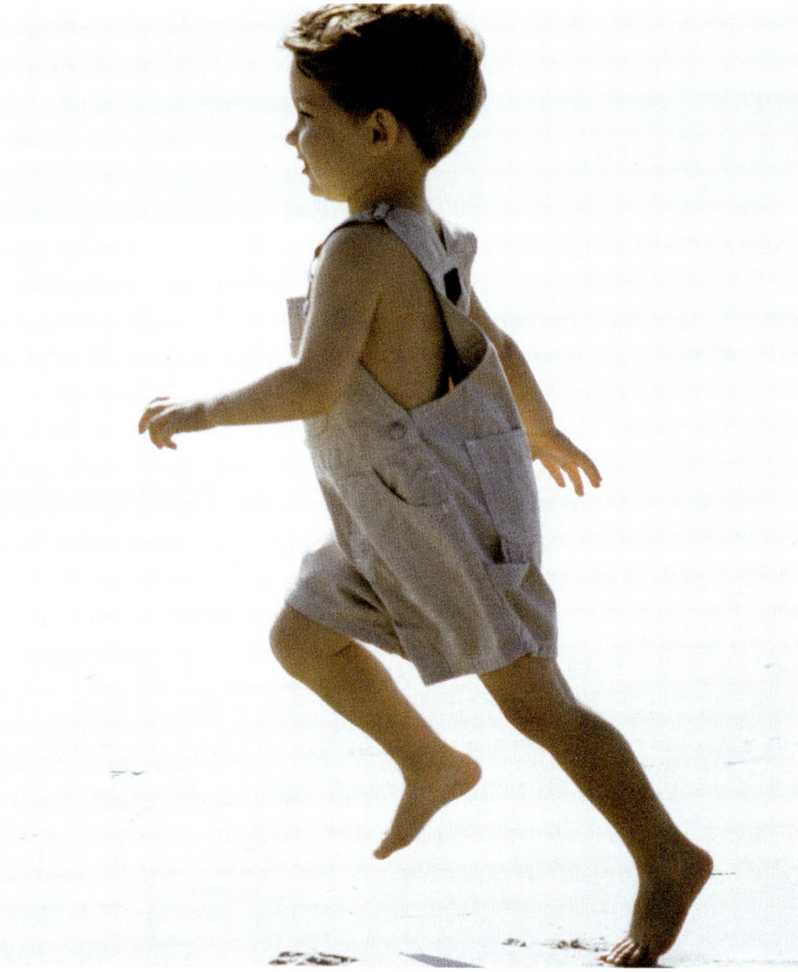

Bei Kleinkindern ist Vitamin C auch für das Knochenwachstum wichtig.

können ausfallen. Durch die Beeinflussung des Kollagenstoffwechsels führt ein Vitamin-C-Mangel auch zu Wundheilungsstörungen und bei Kleinkindern zu einer Beeinträchtigung des Knochenwachstums.

Hautkrankheiten, bei denen Vitamin C helfen kann:
Venenerkrankungen, Gefäßentzündungen, Allergien, Aphten, Lippenherpes, Wundheilungsstörungen, Zahnfleischbluten

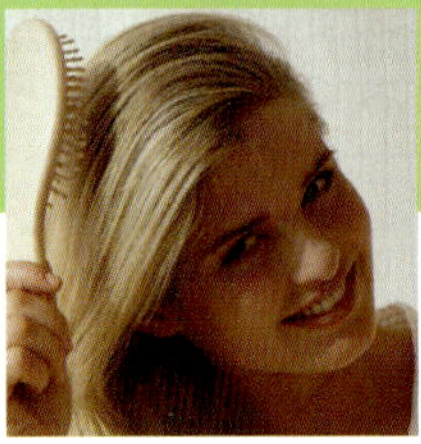

Vorkommen:
Kohlrabi, Rotkohl, Zwiebeln, Brokkoli, Grünkohl, Rosenkohl, Fenchelgemüse, rote Paprika, Kartoffeln, Weintrauben, Himbeeren, Johannisbeeren, Orangen, Papaya, Pfirsiche, Stachelbeeren, Äpfel, Erdbeeren, Grapefruit, Hagebutten, Kiwis, Mangos, Melonen und Zitronen

Tagesdosis zur Vermeidung von Mangelzuständen:
75 mg

Therapeutische Dosis:
250–1000 mg

Vitamin E (Tocopherol)

Bedeutung für die Haut:
Vitamin E ist ein fettlösliches Antioxidans und inzwischen in den meisten Sonnenschutzprodukten sowie Hautcremes enthalten. Vitamin E ist nicht nur ein wirksamer Radikalenfänger, sondern reines Vitamin E hat selbst einen – wenn auch geringen – Lichtschutzfaktor. Dieser liegt etwa bei LSF 3. Allerdings lässt sich der Hautschutz nur durch Auftragen, nicht aber durch die hochdosierte Einnahme von Vitamin E erreichen. Unter dem Einfluss von UV-Strahlen verringert sich die Vitamin-E-Konzentration in der Haut um bis zu 50%. Günstig ist es deshalb, die Haut schon vor dem Sonnenbaden mit Vitamin E abzusättigen. Nach dem Sonnenbaden aufgetragen kann reines Vitamin-E-Öl sogar Sonnenbrände mildern. In Form von »Tocopherolacetat« gelangt es gut in die Epidermis, dort wird freies Vitamin E abgespalten, das in die Zellwand eingelagert werden kann und diese vor den Angriffen freier Radikale schützt. Vitamin E kann seine volle Wirkung allerdings nur dann entfalten, wenn es hoch-

Vitamin E in Kosmetika muss ausreichend hoch dosiert sein, um die Haut vor Sonnenschäden zu schützen

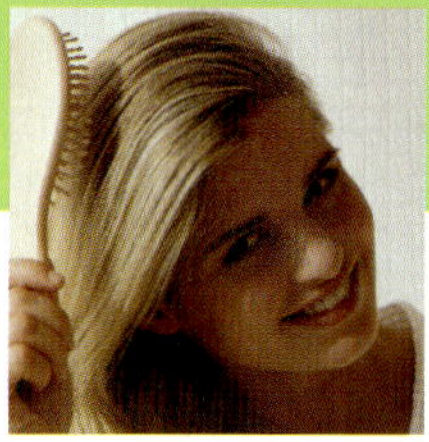

dosiert aufgetragen wird. In vielen kosmetischen Produkten ist es aber nur schwer zu stabilisieren und die Konzentration ist häufig sehr niedrig. In Kosmetikprodukten kommt Vitamin E in Konzentrationen zwischen 0,2% und 15 % vor. Eine günstige Wirkung auf die Haut ist aber erst ab einer Konzentration von mindestens 0,5% zu erwarten.

Hautkrankheiten, bei denen Vitamin E helfen kann:
Akne vulgaris (in Verbindung mit Selen), Hautalterung

Mangelsymptome:
Ein Vitamin-E-Mangel kann zu Veränderungen im kollagenen Bindegewebe führen. Bei Sklerodermie und anderen Bindegewebserkrankungen kann ein Versuch mit Vitamin E deshalb sinnvoll sein.

Fehlt Vitamin E, kann es zu Netzhautschäden im Auge kommen.

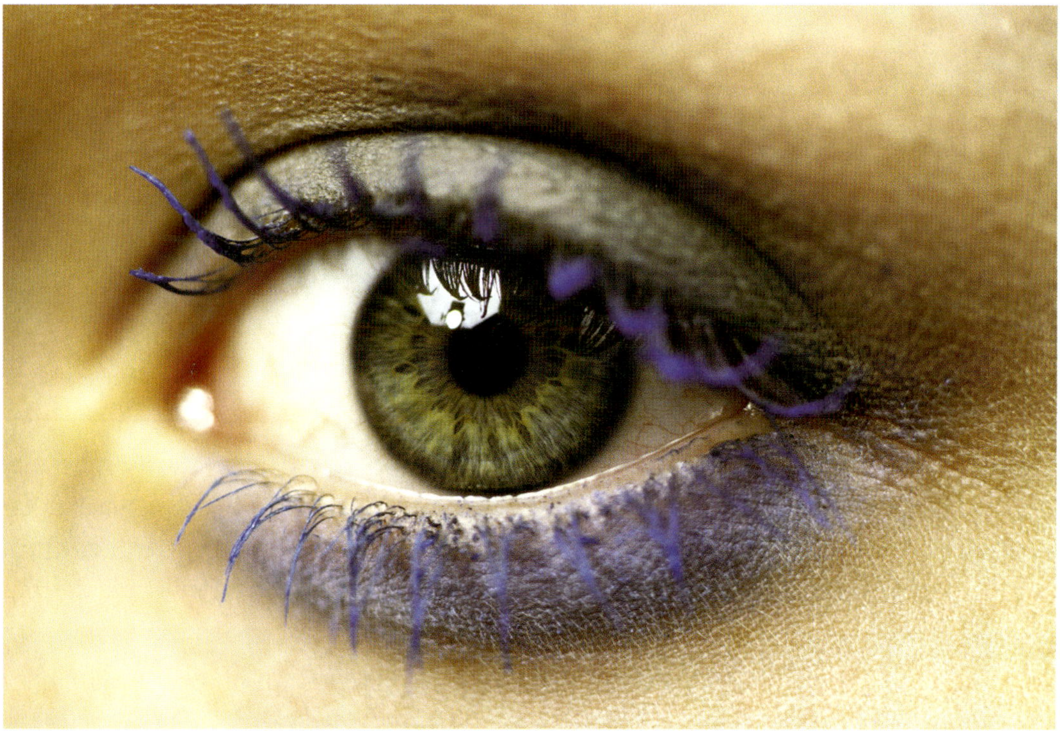

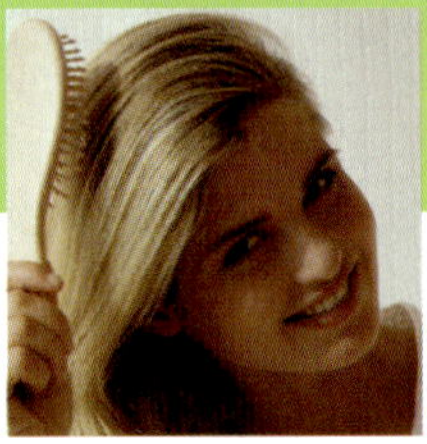

Fehlt Vitamin E, kann es zu Netzhautschäden im Auge und schlimmstenfalls zu Blindheit kommen. Vitamin E beeinflusst auch die Blutbildung und das Nervensystem. Blutarmut und neurologische Störungen sind deshalb weitere Anzeichen eines Vitamin-E-Mangels.

Vorkommen:
Gurken (mit Schale), Blumenkohl, Grünkohl, Spinat, Zucchini (mit Schale), Avocado, Datteln, Nüsse, Mango , Weizenkeimöl, Maiskeimöl, Distelöl, Sonnenblumenöl, Olivenöl, Traubenkernöl, Keime

Vorkommen von Vitamin E

Tagesdosis zur Vermeidung von Mangelzuständen:
8–12 I.E.

Therapeutische Dosis:
50–200 I.E.

Übrigens: Wenn Sie Fischöl- oder Alpha-Linolensäure als Nahrungsergänzung für die Haut verwenden, sollten Sie täglich mindestens 100 bis 150 I.E. Vitamin E einnehmen, um die empfindlichen Fettsäuren zu schützen.

Vitamin H (Biotin)

Bedeutung für die Haut:
Biotin wird nicht umsonst als »Haut- und Haarvitamin« bezeichnet. Biotin spielt eine besondere Rolle im Eiweißstoffwechsel des Körpers und fördert so die ständige Erneuerung und den Gewebeaufbau. Haut, Haare und Fingernägel sind auf eine ausreichende Zufuhr von Schwefel angewiesen. Biotin unterstützt den Transport dieses Nährstoffs in die Zellen. Biotin reguliert auch die Fettproduktion der Talgdrüsen.

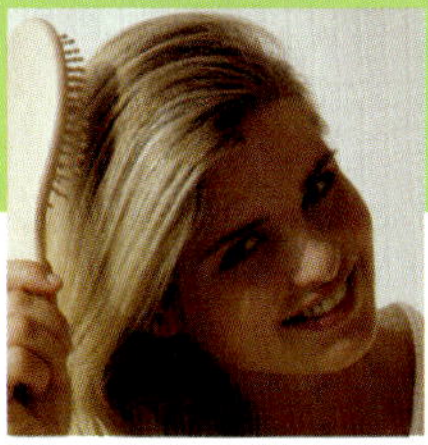

Fehlt Biotin, kommt es zu einer so genannten Seborrhoe, das heißt Haut und Haare werden schneller fettig. Das Vitamin ist neben der Bildung von Hautgeweben auch an der Produktion männlicher Sexualhormone und von Blutzellen beteiligt. Eine ganz besondere Bedeutung hat Biotin für die Festigkeit der Fingernägel. In einer Schweizer Studie erhielten 32 Teilnehmer für sechs bis neun Monate ein Biotinpräparat, das 25 mg Biotin enthielt. Die Dicke der Fingernägel nahm in dieser Zeit um 25% zu und die Brüchigkeit entsprechend ab.

Hautkrankheiten, bei denen Biotin helfen kann:
Haarausfall, brüchige Fingernägel, Rosacea

Mangelsymptome:
Unter Biotinmangel kommt es zu Rötung, Schuppung und gestörter Talgproduktion der Haut.

Vorkommen:
Hülsenfrüchte (Erbsen, Linsen, Bohnen, Soja), Eigelb, Nüsse, Haferflocken.

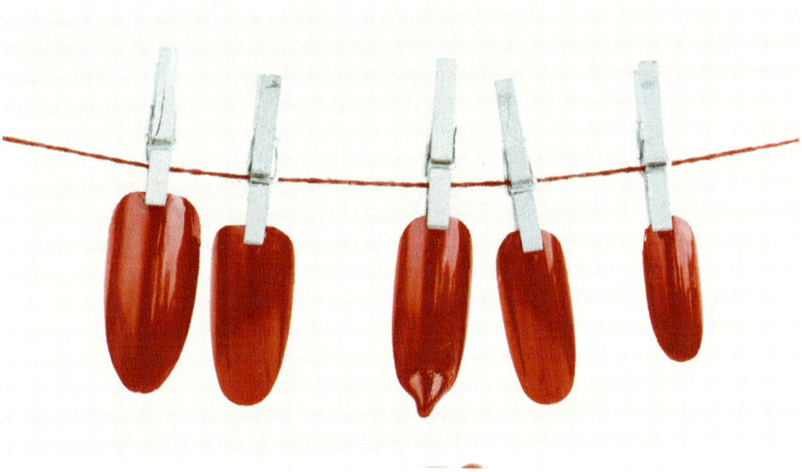

Biotin verbessert nachweislich die Festigkeit der Fingernägel.

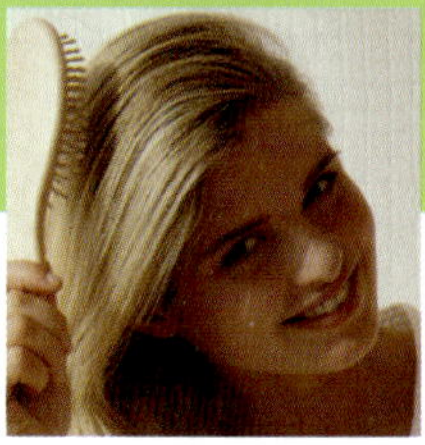

Tagesdosis zur Vermeidung von Mangelzuständen:
0,03–0,1 mg

Therapeutische Dosis:
2,5–10 mg

Zink

Bedeutung für die Haut:
Zink ist Bestandteil von mehr als 300 wichtigen Enzymen unseres Körpers und somit an zahlreichen Stoffwechselprozessen beteiligt. Vor allem durch seine Bedeutung für die Zellteilung, den Eiweißstoffwechsel, das Immunsystem und antioxidative Schutzenzyme spielt Zink eine wichtige Rolle für Haut und Haare.

Zink kann bei zahlreichen Hautkrankheiten helfen

Mangelsymptome:
Wundheilungsstörung, Schuppenbildung, Haarausfall, weiße Flecken auf den Nägeln, erhöhte Infektanfälligkeit, Geruchs- und Geschmacksstörungen

Hautkrankheiten, bei denen Zink helfen kann:
Akne, Haarausfall (kreisrunder und diffuser Haarausfall), Neurodermitis, Wundheilungsstörungen, Herpesinfektionen

Tagesdosis zur Vermeidung von Mangelzuständen:
12–15 mg

Therapeutische Dosis:
25–100 mg

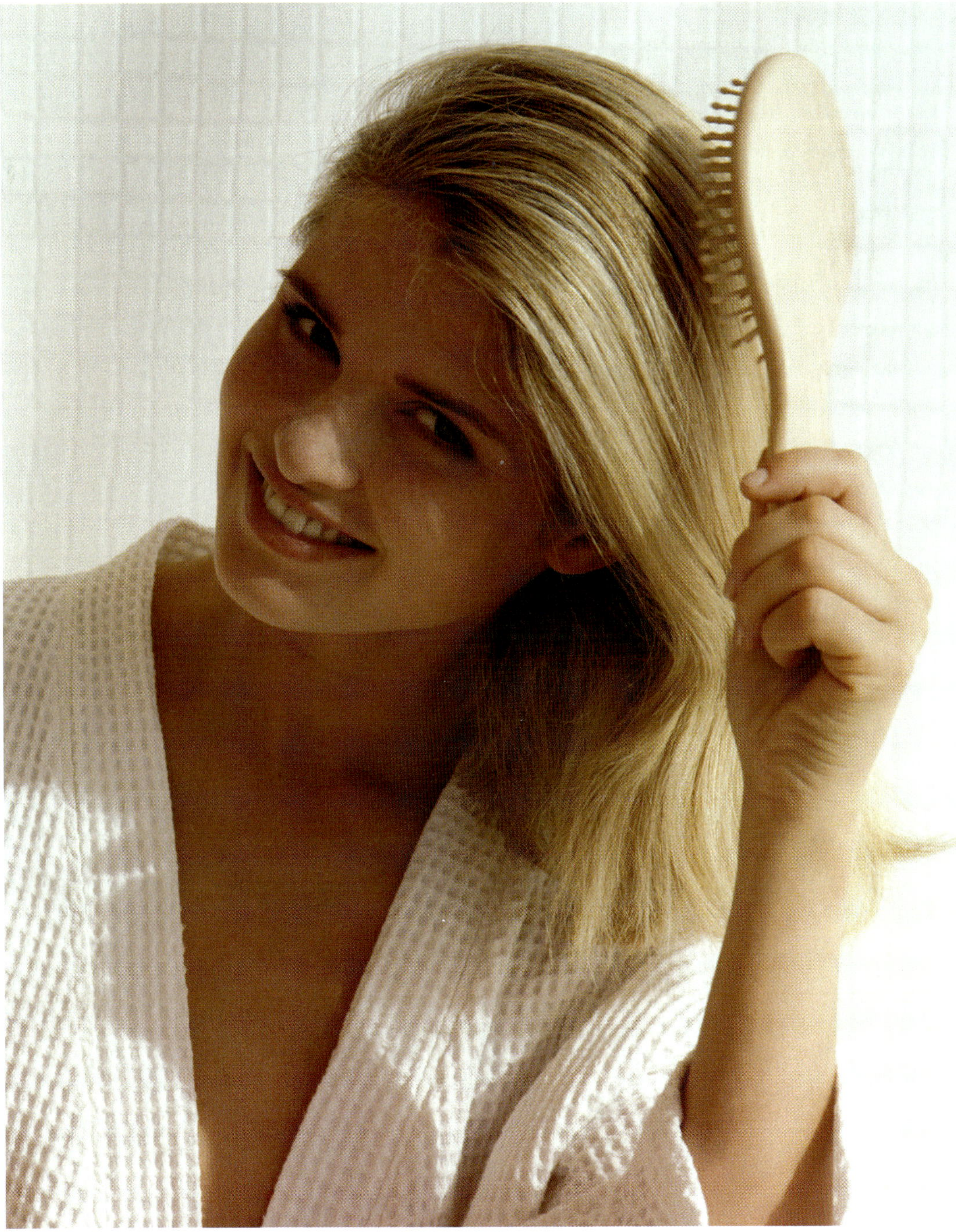

Nicht selten ist ein Zink- und/oder Eisenmangel die Ursache für Haarausfall.

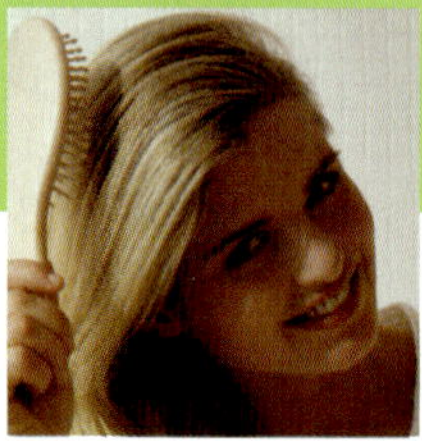

Kupfer

Bedeutung für die Haut:
Kupfer zählt zu den Spurenelementen, die eine wichtige Funktion für die Anregung der Kollagen- und Elastinbildung haben. Bei Kupfermangel kommt es zu einer vorzeitigen Erschlaffung des Bindegewebes.

Das Spurenelement Kupfer ist für die Elastizität des Bindegewebes von Bedeutung

Kupfer wirkt nicht nur von innen, sondern scheint auch äußerlich angewendet eine gewisse hautschützende Wirkung zu haben. In einer Anwendungsbeobachtung der Universität Hamburg konnte festgestellt werden, dass eine kupferhaltige Creme kleine Linien und Fältchen deutlich reduziert.

Mangelsymptome:
Pigmentstörungen an Haut und Haaren, Infektanfälligkeit, Blutarmut

Hautkrankheiten, bei denen Kupfer helfen kann:
Entzündliche Hautkrankheiten wie Schuppenflechte, Neurodermitis

Vorkommen:
Austern, Haselnüsse, dunkle Schokolade, Kakao, Meeresfrüchte, Hülsenfrüchte

Tagesdosis zur Vermeidung von Mangelzuständen:
1–1,5 mg

Therapeutische Dosis:
3 mg (möglichst zusammen mit Zink im Verhältnis 1:10)

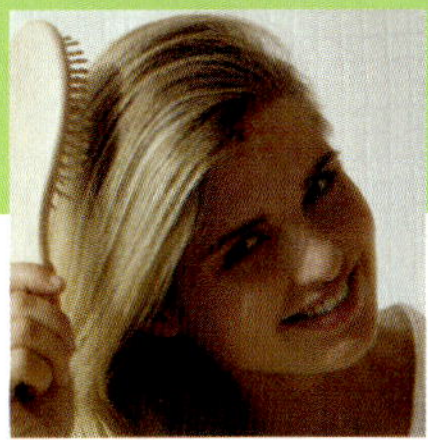

Coenzym Q10

Bedeutung für die Haut:
Coenzym Q 10 (Ubichinon) kommt in nahezu allen Geweben vor und hat hier zwei bedeutende Funktionen: Es spielt eine wichtige Rolle bei der Energiegewinnung und es ist ein bedeutender Schutzstoff (Antioxidans) gegen freie Radikale. Coenzym Q10 neutralisiert freie Sauerstoffradikale und schützt so die Zellen vor Beschädigung oder vorzeitiger Alterung. Allerdings existieren derzeit nur wenige wissenschaftliche Daten zum Einsatz von Coenzym Q10 gegen vorzeitige Hautalterung. Aufgrund der Bedeutung für die Energiegewinnung und als Antioxidans ist es jedoch sehr wahrscheinlich, dass Q10 auch günstige Effekte auf die Haut hat.
Normalerweise wird Coenzym Q10 in ausreichender Menge im Körper gebildet, doch im Alter, bei Fehlernährung oder bei der Einnahme cholesterinsenkender Medikamente ist die Versorgung nicht ausreichend sichergestellt.

Coenzym Q10 ist ein bedeutender Radikalenfänger

Vorkommen:
Hülsenfrüchte, Soja, Eier, Fisch (vor allem fette Fische wie Sardinen oder Makrelen), Fleisch, Mais und Nüsse

Tagesdosis zur Vermeidung von Mangelzuständen:
Für gesunde Menschen mit ausgewogener Ernährung scheint nach dem derzeitigen Stand der Forschung eine zusätzliche Coenzym-Q10-Einnahme nicht notwendig zu sein, Risikogruppen profitieren hingegen von einer Substitution. Ihnen wird eine Tagesdosis von 10 bis 30 mg Q10 empfohlen.

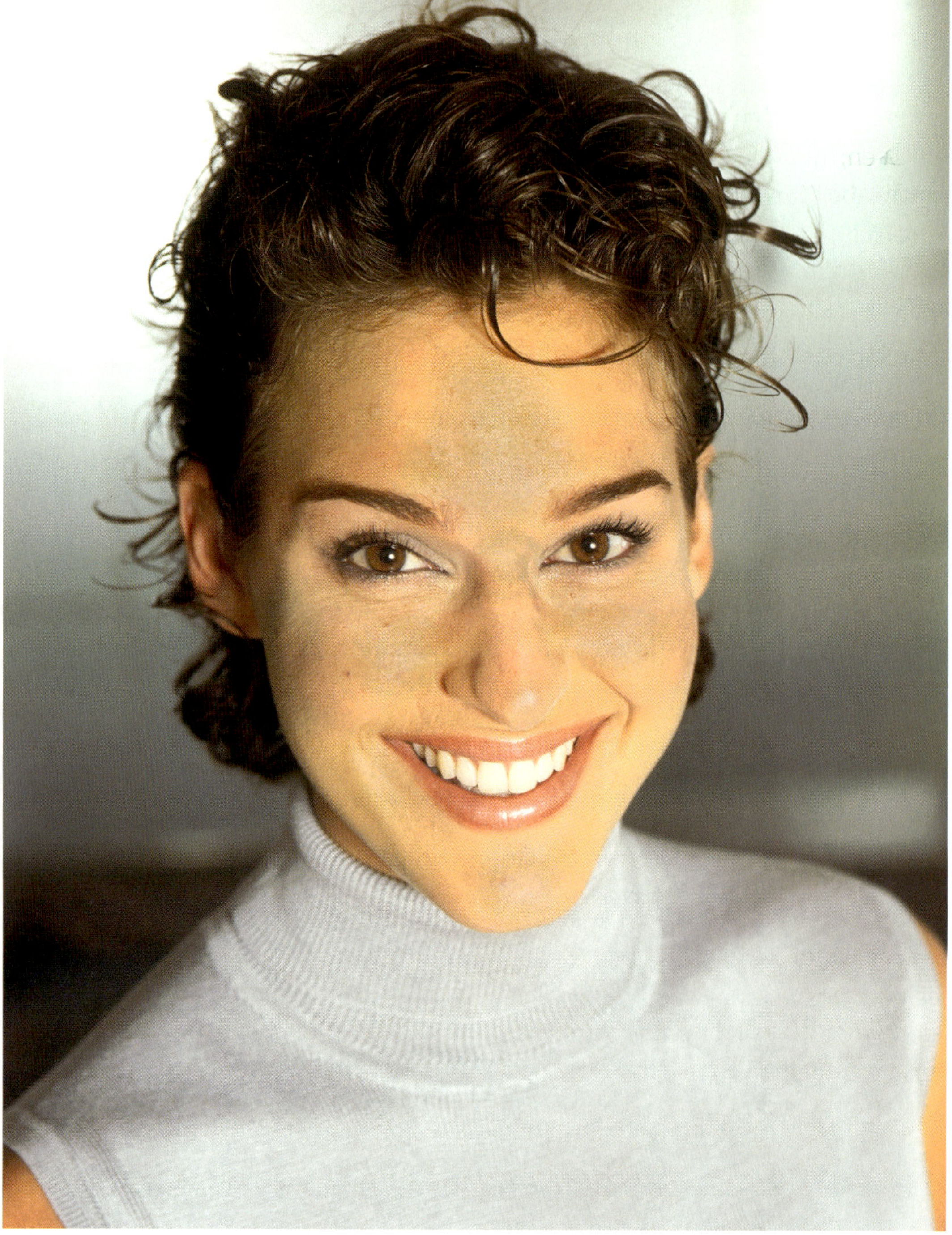

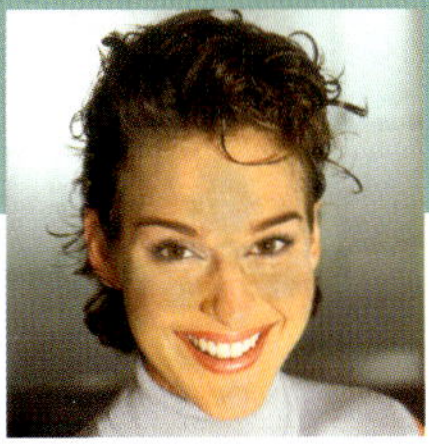

Die Zukunft der Hautpflege

Wer von Hautpflege spricht, meint in der Regel Cremes und Lotionen, die äußerlich angewendet werden. In unserem Buch haben Sie erfahren, dass das der Stand von gestern und heute ist. In der Zukunft werden wir der Ernährung und gezielten Nahrungsergänzung im Rahmen der Hautpflege eine größere Beachtung schenken müssen. Denn die optimale Versorgung der Haut mit allen notwendigen Mirkonährstoffen ist eine wesentliche Voraussetzung für Ausstrahlung, Attraktivität und frisches Aussehen. Doch bei der Verteilung der Nährstoffe steht die Haut in der »Warteschlange« ganz hinten an. Zunächst werden lebenswichtige Organe wie Herz, Gehirn, Lunge oder Nieren bedacht. Wenn dann noch etwas übrig bleibt, ist die Haut an der Reihe. Nur bei einer wirklich ausgewogenen Nahrung kommt auch die Haut auf ihre Kosten. Mangelt es jedoch an wichtigen Schutzstoffen, mangelt es der Haut bald auch an Ausstrahlung und Widerstandskraft. Entzündungsförderer haben dann leichtes Spiel und können so vorzeitig Linien und Falten eingraben und das Gewebe schlaff und unelastisch machen.

Mit welcher Ernährung Sie Ihre Haut lange jung und elastisch halten können, haben wir Ihnen erklärt. Mit den verschiedenen Tests in den einzelnen Kapiteln konnten Sie feststellen, wo die größten Feinde Ihrer Haut lauern. Jetzt liegt es an Ihnen, diese Empfehlungen im Alltag umzusetzen. Sie werden sich dann lange Zeit über eine makellose und glatte Haut freuen können.

Anhang

Literatur

Adebamowo, HC. A., et al.: High school dietary dairy intake and teenage acne. Journal of the American Academy of Dermatology. Feb. 2005; 52(2): 207–214.

Augustin, M.: Naturheilverfahren bei Hautkrankheiten. Stuttgart 2002.

Biesalski, H. K. und U. C. Obermueller-Jevic: UV light, beta-carotene and human skin-beneficial and potentially harmful effects. Arch. Biochem. Biophys. 389, 1-6, 2001.

Böhm, H., Boeing, H., Hempel, J., Raab, B., Kroke, A. (1998): Flavonole, Flavone und Anthocyane als natürliche Antioxidantien in der Nahrung und ihre mögliche Rolle bei der Prävention chronischer Erkrankungen. Z. Ernährungswiss. 37(2) S.147–63

Burgstein, L: Handbuch Nährstoffe, Haug Verlag 2002

Schurgast, H., Burgstein U.: Einkaufsführer Vitamine, Haug Verlag 2003

Cerimele, D., Celleno, L., Serri F.: Physiological changes in ageing skin. Br J Dermatol. 1990; 122 (Suppl 35):13–20.

Döll, M.: Entzündungen. Die heimlichen Killer. München 2005.

Engelhardt, U.: Flavonoide – in Tee, anderen Getränken und Lebensmitteln. Deutsches Tee-Institut Wissenschaftlicher Informationsdienst Tee, Herbst 1999

Franceschi C., Bonafè, M.: Centenarians as a model for healthy aging. Biochem. Soc. Trans. (2003) 31, (457–461)

Fritsch, P.: Dermatologie und Venerologie. Heidelberg 1998

Fuchs, J., Kern, H.: Modulation of UV-light-induced skin inflammation by D-alpha-tocopherol and L-ascorbic acid: a clinical study using solar simulated radiation. Free Radic Biol. Med. 1998; 25(9):1006–12.

Fuchs, J., Packer, L.: Antioxidant protection from solar-simulated radiation-induced suppression of contact hypersensitivity to the recall antigen nickel sulfate in human skin. Free Radic Biol. Med. 1999 Aug; 27 (3–4): 422–7

Gollnick, H. P. M., W. Hopfenmuller, C. Hemmes, S. C. Chun, C. Schmid, K. Sundermeier und H. K. Biesalski: Systemic betacarotene plus topical UV-sunscreen are an optimal protection against harmful effects of natural UV-sunlight: results of the Berlin-Eilath study. Eur. J. Dermatol. 6, 200–205, 1996

Gröber, U., Orthomolekulare Medizin. Stuttgart 2000

Griffith, R. S.:A multicentered study of lysine therapy in herpes simplex infection. Dermatologica 156:257–267, 1978

Gutteridge, J. M., und Halliwell, B.: Free radicals and antioxidants in the year 2000. A historical look to the future. Ann N Y Acad Sci 899:136–147, 2000

Halliwell, B., Gutteridge, J.M.: Role of free radicals and catalytic metal ions in human disease: an overview. Methods Enzymol 186: 1–85, 1990

Henn, T., Stehle, P.: Gesamtpolyphenolgehalt und antioxidative Kapazität handelsüblicher Getränke. Ernährungsumschau 45(9) S. 308–313, 1998

Hertog, M. G., Feskens, E. J., Kromhout, D.: Antioxidant flavonols and coronary heart disease risk. Lancet 349:699, 1997

Hollman, P. C., Hertog, M. G., Katan, M. B.: Role of dietary flavonoids in protection against cancer and coronary heart disease. Biochem Soc Trans 24: 785–789, 1996

Huang, M. T., et al.: Inhibitory effects of curcumin on in vitro lipoxygenase and cyclooxygenase activities in mouse epidermis. Cancer Res. 51, 813–819, 1991

Katiyar, S. K., Elmets, C. A.: Green tea polyphenolic antioxidants and skin photoprotection (Review). Int J Oncol 2001 Jun; 18(6):1307–13

Katiyar, S. K.: Ahmad N, Mukhtar H. Green tea and skin. Arch Dermatol Aug;136(8):989–94, 2000

Kawakishi, S., et al.: Chemistry of ginger components and inhibitory factors of the arachidonic acid cascade. In: Ho, C. T., et al. (Hrsg), Food Phytochemicals for Cancer Prevention II. Washington DC , American Chemical Society, S. 244–250, 1994

Keen, C. L.: Chocolate: Food as Medicine/Medicine as Food. Journal of the American College of Nutrition, Vol. 20, No. 5, 436S–439S, 2001

Kerscher, M.: Dermatokosmetik. Darmstadt 2004

Krinsky, N. I.: The antioxidant and biological properties of the carotenoids. Ann. N.Y. Acad. Sci. 854, 443–447, 1998

Kromhout, D.: Fatty acids, antioxidants, and coronary heart disease from an epidemiological perspective. Lipids 34 S. 27–31, 1999

Krutmann, J., Diepgen, T.: Hautalterung. Grundlagen, Prävention, Therapie. Berlin Heidelberg 2003

Laaksonen, D, E. et al.: Serum fatty acid composition predicts development of impaired fasting glycaemia and diabetes in middle-aged men. Diab Med 19 (2002) 456-464

Landrum, J. T. und R. A. Bone: Lutein, zeaxanthin, and the macular pigment. Arch. Biochem. Biophys. 385, 28–40, 2001

Langley-Evans, S.C.: Consumption of black tea elicits an increase in plasma antioxidant potential in humans. Int J Food Sci Nutr 51:309–315, 2000

Lautenschläger, H.: Essentielle Fettsäuren – Kosmetik von innen und außen. Beauty Forum 4:54–56, 2003

Lee, J., S. Jiang, N. Levine und R. R. Watson: Carotenoid supplementation reduces erythema in human skin after simulated solar radiation exposure. Proc. Soc. Exp. Biol. Med. 223, 170–174, 2000

Leenen, R., Roodenburg, A. J., Tijburg, L. B., und Wiseman, S. A.: A single dose of tea with or without milk increases plasma antioxidant activity in humans. Eur J Clin Nutr 54:87–92, 2000

Lei, Yin et.al.: Skin Aging induced by ultraviolet exposure and tobacco smoking: evidence from epidemiological and molecular studies.

Photodermatol Photoimmunol Photomed 2001; 17: 178–183

Lowe, G. M., L. A. Booth, A. J. Young und R. F. Bilton: Lycopene and beta-carotene protect against oxidative damage in HT29 cells at low concentrations but rapidly lose this capacity at higher doses. Free Radic. Res. 30, 141–151, 1999

Metz, G.: Nicht nur würzig, sondern ausgesprochen gesund. PZ www.pharmazeutische-zeitung.de, 2000

Papanga, G., Miller, N., Rice-Evans, C.A.: The polyphenolic content of fruit and vegetable and their antioxidant activity. What does a serving constitute? Free Radic. Res. 30, S.152–163, 1999

Pellegrini, N., Serafini, M., Colombi, B., Del Rio, D., Salvatore, S., Bianchi, M., Brighenti, F.: Total Antioxidant Capacity of Plant Foods, Beverages and Oils Consumed in Italy Assessed by Three Different In Vitro Assays. J. Nutr. 133:2812–2819, September 2003

Perricone N: The Perricone Prescription. New York 2002

Polasa, K., et al.: Effect of turmeric on urinary muta-gens in smokers. Mutagenesis 7 107–109, 1992

Proteggente, A., Pannala, A., Paganga, G., Buren, L., Wagner, E.: The Antioxidant Activity of Regularly Consumed Fruit and Vegetables Reflects their Phenolic and Vitamin C. Free Radical Research, Volume 36, Number 2, 1 January 2002, pp. 217–233(17)

Rechner, A.: Einfluss der Verarbeitungstechnik auf die Polyphenole und antioxidative Kapazität von Apfel- und Beerenobstsäften. Diss., Giessen 2000,
http://bibd.unigiessen.de/gdoc/2001/uni/d010023/d010023a.pdf

Record, I. R., Dreosti, I. E.: Protection by black tea and green tea against UVB and UVA induced skin cancer in hairless mice. Mutat Res 1998 Nov 9;422(1):191–9

Rimm, E. B., Katan, M. B., Ascherio, A., Stampfer, M. J., Willett, W. C.: Relation between intake of flavonoids and risk for coronary heart disease in male health professionals. Ann Intern Med 125:384–389, 1996.

Sanz, M. J., Ferrandiz, M. L., Cejudo, M., Terencio, M. C., Gil, B., Bustos, G., Ubeda, A., Gunasegaran, R., Alcaraz, M. J.: Influence of a series of natural flavonoids on free radical generating systems and oxidative stress. Xenobiotica 24: 689–699, 1994

Schormüller, J.: Lehrbuch der Lebensmittelchemie. 2. Auflage. Springer Verlag Heidelberg, 1974, S.176f

Schramm, D. D., Wang, J. F., Holt, R. R., Ensunsa, J. L., Gonsalves, J. L., Lazarus, S. A., Schmitz, H. H., German, J. B. und Keen, C. L.: Chocolate procyanidins decrease the leukotriene-prostacyclin ratio in humans and human aortic endothelial cells. Am J Clin Nutr 73: 36–40, 2001

Sherertz, E. F.: Acneiform eruption due to »megadose« vitamins B_6 and B_{12}. Cutis. 1991 Aug; 48(2):119–20.

Stahl, W., U. Heinrich, H. Jungmann, H. Sies und H. Tronnier: Carotenoids and carotenoids plus vitamin E protect against ultraviolet light-induced erythema in humans. Am. J. Clin. Nutr. 71, 795–798, 2000

Stahl, W., U. Heinrich, S. Wiseman, O. Eichler, H. Sies und H. Tronnier: Dietary tomato paste protects against UV-induced erythema in humans. J. Nutr. 131, 1449–1451, 2001

Terezhalmy, G. T.: The use of water-soluble bioflavonoid-ascorbic acid complex in treatment of recurrent herpes labialis. Oral Surgery, Oral Medicine, Oral Pathology, 45 (1) 56–62, 1978

Thiele, J. J., C. Schroeter, S. N. Hsieh, M. Podda und L. Packer: The antioxidant network of the stratum corneum. Curr. Probl. Dermatol. 29, 26–42, 2001

Wenk, J., P. Brenneisen, C. Meewes, M. Wlaschek, T. Peters, R. Blaudschun, W. Ma, L. Kuhr, L. Schneider und K. Scharffetter-Kochanek: UV-induced oxidative stress and photoaging. Curr. Probl. Dermatol. 29, 83–94, 2001

Wiseman, S., Balentine, D.A., Frei, B.: Antioxidants in tea. Crit. Rev. Food Sci. Nutr. 37 (8) S. 705–718, 1997

Wolters, M.: Diet and Psoriasis:Experimental data and clinical relevance. Br J Dermatol 153: 706–14, 2005

Worret W.-I., Gehring W.: Kosmetische Dermatologie. Berlin Heidelberg 2004

Yokozawa, T., Dong, E., Nakagawa, T., Kashiwagi, H., Nakagawa, H., Takeuchi, C., Chung, H. Y.: In Vitro and in vivo Studies on the Radical-Scavenging Activity of Tea. J. Agric. Food Chem. 46:2143–2150, 1998.

Nahrungsergänzung für Ihre Haut

Nachfolgend stellen wir Ihnen einige Produkte vor, die die von uns empfohlenen Fettsäuren, Spurenelemente oder Pflanzenstoffe enthalten und Ihre Haut mit den notwendigen Mikronährstoffen versorgen können. Die Liste erhebt keinen Anspruch auf Vollständigkeit.

Produkte: **Companion Alpha Linolensaeure Kapseln**
Alpha-Linolensäure Dr. Bosshammer
Wirkstoff: Alpha-Linolensäure aus hochgereinigtem Leinöl
Preis: 19,85 Euro
Packungsinhalt: 60 Kapseln
Wirkung: Starke entzündungshemmende Wirkung in der Haut und im gesamten Organismus. Günstigen Einfluss auf Hautalterung und bei entzündlichen Hautkrankheiten (Schuppenflechte, Neurodermitis). Fettet die Haut von innen, deshalb auch als Nahrungsergänzung bei trockener Haut und im Winter geeignet.

Produkt: **Inneov Hautaufbau**
Wirkstoffe: Gemisch aus Omega-6- und Omega-3-Fettsäuren, Lacto-Lycopen, Vitamin C und E
Preis: 25,50 Euro
Packungsinhalt: 84 Kapseln
Wirkung: Günstige Wirkung bei trockener Haut und Spannungsgefühl

Produkt: **Epogam 1000**
Wirkstoff: Nachtkerzensamenöl
Preis: 56,96 Euro
Packungsinhalt: 120 Kapseln
Wirkung: Günstige Wirkung bei trockener Haut, bei Ekzemen und Neurodermitis. Da Nachtkerzenöl eine Omega-6-Fettsäure ist, sollte sie möglichst noch mit einem Omega-3-Fettsäure-Produkt (z.B. Alpha-Linolensäure) kombiniert werden.

Produkt: **Ameu**
Wirkstoff: Fischöl
Preis: 20,06 Euro
Packungsinhalt: 120 Kapseln
Wirkung: Starke entzündungshemmende Wirkung. Günstiger Einfluss auf entzündliche Hautkrankheiten (Schuppenflechte, Neurodermitis).

Produkt: **Merz Spezial Anti-Aging Hautkapseln**
Wirkstoffe: Gemisch aus Omega-6- und Omega-3-Fettsäuren (Borretschöl, Leinöl), Vitamin C, Retinol, Zink, Vitamin E, Coenzym Q10
Preis: 12,99 Euro
Packungsinhalt: 70 Kapseln
Wirkung: Soll den Zellstoffwechsel verbessern, enthält Antioxidantien zur Abwehr freier Radikale und Fettsäuren gegen trockene Haut.

Produkt: **Inneov Hautdichte**
Wirkstoffe: Sojaextrakte, Lacto-Lycopen, Vitamin C
Preis: 25,50 Euro
Packungsinhalt: 60 Kapseln
Wirkung: Empfohlen für Frauen ab 40 bzw. um die Wechseljahre herum. Sojaextrakte enthalten Pflanzenöstrogene und können so fehlende körpereigene Hormone in dieser Phase ergänzen. Soll die Haut dichter und straffer machen.

Adressen

Präventis med
Prof. Dr. Peter Axt · Michaela Axt-Gadermann
Neisser Str. 13
36100 Petersberg
Tel.: (0661) 962 11 13
Fax.: (0661) 962 11 12
E-Mail: info@praeventis-med.de
Internet: www.praeventis-med.de
Seminare und Weiterbildung zu Hautverjüngung, Anti-Aging, Prävention. Ausbildung zum Anti-Aging-Berater (für ApothekerInnen) bzw. Anti-Aging-Trainer (für FitnesstrainerInnen, ErnährungsberaterInnen, PhysiotherapeutInnen u.a.)

Arbeitsgemeinschaft ästhetische Dermatologie
und Kosmetologie e.V.
Dr. med. Matthias Herbst
Generalsekretär
Bergstraße 1
69120 Heidelberg
Tel.: (06221)41 18 29
Fax: (06221)40 20 88
E-Mail: dr.herbst@adk-online.org

Bundesverband Deutscher Kosmetikerinnen e.V.
Schadowstraße 72
40212 Düsseldorf
Tel.: (0211)36 58 91
Fax: (0211)36 94 080
Internet: www.bdk-kosmverb.de

Labor GanzImmun
Hans-Böckler-Str. 109
55128 Mainz
Internet: www.ganzimmun.de

Deutsche Gesellschaft für Ernährung e. V.
Godesberger Allee 18
53175 Bonn
Tel.: (0228)37 76-600

Fax: (0228)37 76-800
E-Mail: webmaster@dge.de
Internet: www.dge.de

Verband der Diätassistenten Deutscher Bundesverband e.V.
Postfach 105112
40210 Düsseldorf
Tel.: (0211)16 21 75
Fax: (0211)35 73 89
Internet: www.vdd.de

Deutscher Allergie- und Asthmabund e.V.
Hindenburgstraße 110
41061 Mönchengladbach
Tel: (02161)81 49 40
Beratungs-Tel.: (02161)1 02 07
Fax: (02161)8 14 94 30
E-Mail: info@daab.de
Internet: www.daab.de

Bundesverband Neurodermitiskranker in Deutschland
Oberstr. 171
56154 Boppard
Tel: (06742)87 13-0
Tel: (06742)27 95
E-Mail: Info@neurodermitis.net
Internet: www.neurodermitis.net

Register

A

Akne 75, 88, 100, 125, 137ff., 165, 173, 177, 180
Allergien 159, 166
Alpha-Linolensäure (ALA) 34, 35, 60, 106, 122, 124, 150 156, 178
Altersflecken 20, 82, 116, 174
Alterungsprozesse 40, 47f., 56, 174
Alterungsschutzzeit 86
Alterungsvorgänge 24, 28, 62
Aminosäuren 40, 120, 161
Anthocyane 56
Antioxidantien 50, 58, 63
antioxidative Kapazität 54
antioxidatives Potenzial 51f.
Apfelsaft 52
Arachidonsäure 17, 33, 35f., 38ff., 43, 56f., 105, 138, 141, 150
Arachidonsäuregehalt 41
Arginin 120ff., 157, 161

B

Barrierefunktion 155
Barrieresystem 155
Basislichtschutz 110
Beerenfrüchte 56
Beerensäfte 108f.
Berlin-Eilath-Studie 131
Betacarotin 110, 131, 136, 166
Bindegewebe 18, 20, 32, 48, 66, 174
Biotin 143f., 165, 178
Blutzucker 56, 72
Blutzuckerspiegel 56, 60, 68ff., 168
Borretschöl 122, 156
Botenstoffe 33ff., 60, 141, 149
Bräunungstabletten 137, 166
B-Vitamine 143f.

C

Calciferol 165
Chrom 60
Cimicifuga 117
Cobalamin 165, 172
Coenzym Q10 183
Cross-Linking 68
Cross-Links 68
CRP 24, 150
Curcuma 54f.

D

Dermis 20
Detergenzien 96
Distelöl 35f., 42, 151
Docosahexaensäure 34

E

Eicosapentaensäure 34, 35, 43, 149
Eigenschutzzeit 76, 80, 84, 86
Eiweiße 32, 40, 68, 104, 108
Eiweißmangel 40
Ekzeme 120, 154ff.
Elastizität 48
Emulgatoren 96f.
Entzündungen 13ff., 56f., 62, 64, 74, 76, 104
Entzündungsaltern 14
Entzündungsfette 34, 36, 38
Entzündungskaskade 68
Entzündungsstress 21, 28, 32, 43, 47ff., 57, 76, 86
Epidermis 20
Erdnussöl 44
Ernährung 9, 16, 24f.
Ernährungsumstellung 29, 32
Eumelanin 76f.

F

Falten 9, 31, 47, 64, 66, 82, 86
Faltenbeschleuniger 17
Faltenbildung 15, 25, 29, 32, 47, 68, 114, 130
Fasern 20, 40, 48, 66
Fasten 40
Fettsäure 17, 32ff., 38, 40, 45, 104, 120, 150, 155
Fettsäurequotient 42ff.
Fettsäureverhältnis 33, 38
Feuchthaltefaktoren 120
Feuchtigkeit 20, 120, 174
Fibroblasten 20
Fisch 16, 26, 33, 38ff., 42, 45, 60, 105, 120
Fischöl 33, 105, 119, 122, 124, 149, 178
Fleisch 34, 38, 40, 45
Fluch der Kelten 144
Folsäure 165
freie Radikale 17f., 32, 47ff., 56, 58f., 77, 110f., 130, 135, 174

G

Gamma-Linolensäure (GLS) 33, 35, 155f.
Gelbwurz 54f.
Gemüse 16, 26, 50, 52, 62, 64, 107, 130
Gemüsesorten 50, 61
Gerbstoffe 57
Getränke 107
Gewebeverklebung 67
Gewürze 16, 32, 151
Glukose 66, 168
glykämische Index 66, 70ff., 107
Glykierung 17f., 168
Glyx-Index 70

H

Hanföl, 36, 42, 156
Haut 11, 14, 16, 18ff., 48, 66, 75ff.
Hautalterung 16ff., 22, 29, 34, 40, 43, 47, 58f., 63ff., 72, 75, 77, 82, 86, 114, 130, 177
Hautbarriere 120
Hautfett 120, 155
Hautkrankheiten 11, 29
Hautkrebs 58
Hautlipide 120, 122
Hautpflege 29, 189
Hautpigmente 20, 76
Hautregeneration 29
Hauttyp 75, 89ff., 102f, 105ff.
Hautunreinheiten 29
Hautvitamine 142f.
Hautzustand 9, 16
Hefetabletten 144
Hering 42, 149
Herpes 160
Herpesinfektion 122, 160, 180
Holundersaft 51
Hormon 40
Hornzellen 20, 148
hs-CRP 22ff.
Hülsenfrüchte 40

I

Inflamm-Aging 13f., 75, 87
Ingwer 56
Innereien 36
Insulin 32, 60, 64, 66, 68
Insulinspiegel 32, 64, 68ff., 72

J

Johannisbeeren 56
Johannisbeersaft 51
Juckreiz 112, 154ff.

K

Karotinoide 110, 130, 136, 165
Karottenfarbstoff 131
Karottensaft 128
Käse 38
Keratinozyten 20, 148
Ketchup 130
Kohlenhydrate 18f., 32, 64ff., 72, 104
Kollagenfasern 20, 66f., 168
Kreuzallergie 159
Kupfer 182

L

Lachs 42, 149
Lebensmittel 32
Lebensstil 14, 16, 24f., 47, 64
Leinöl 36, 42, 60, 119, 149
Leinsamen 60
Lichtalterung 77
Lichtempfindlichkeit 112f.
Lichtschutz 110f.
Lichtschutzfaktor 127, 145, 176
Linolsäure 33, 35
Lycopin 110, 130, 133, 136
Lycopingehalt 130, 132, 135
Lysin 161

M

Maiskeimöl 42
Makrele 42, 149
Melanin 20, 76, 82
Melaninproduktion 174
Melanozyten 20
Melasma 45, 117
Mikronährstoffe 9, 141, 165ff.
Milchprodukte 138ff.
Mischhaut 98ff.
Möhren 110, 128, 135

N

Nachtkerzensamenöl 122, 156
Nährstoffe 31
Nahrungsergänzung 24, 114, 118, 120
Nahrungsergänzungsmittel 150, 156
Nahrungsmittel 9, 16f., 23, 54, 108
Nahrungsmittelallergien 158
Narben 80, 88, 114
Narbenbildung 84
Neurodermitis 122, 154ff., 180, 182
Niacin 165, 170
Nichtraucher 47
normale Haut 98
Nüchternblutzucker 56, 72, 74
Nutricosmetik 165ff.

O

Oberhaut 20, 87
Obst 26, 50, 52, 62, 64, 107, 130
Öle 33ff.
Öl-in-Wasser-Emulsionen 104
Olivenöl 94
Omega-3-Fettsäuren 33ff., 42, 60, 105f., 114, 119, 122, 149, 151
Omega-6-Fettsäuren 17, 33f., 42, 106, 122, 149, 151, 156
ORAC 48, 62
ORAC-Test 51
Oxidation 49

P

Pantothensäure 165
Paranüsse 59f.
Pflanzenöle 34
Pflege 75
Phäomelanin 76f.
Pickel 31, 76, 100, 102, 137ff.
Pigmentbildung 114
Pigmentflecken 47, 80, 84, 86, 88, 114
Pigmentierungstyp 76
Pollen 159
Polyphenole 57f.
Provokationsfaktoren 147
Psoriasis 147ff., 166
Pusteln 144
Pyridoxin 165

R

Radikalenfänger 50f., 57f., 77, 135, 176
Rauchen 18
Raucher 47
Regenerationsfähigkeit 20
Reinigungsprodukte 97, 99
Retinol 165
Riboflavin 165, 169
Rosacea 144ff.
Rotklee 117
Rötung 112, 145
Rotwein 51, 71, 108, 149
Rückfettung 94

S

Sardine 42, 149
Sauerstoffradikale 49, 50
Schokolade 9, 57
Schuppenflechte 88, 147ff., 182
Schutzpotenzial 50
Schutzstoffe 18, 50, 58, 62, 77, 84, 104, 107, 111
Schweinefleisch 36, 150f., 138
Schweineschmalz 38, 138, 150
seborrhoische Haut 100ff
Seidenpapiertest 93
Selen 59, 111, 114, 119, 124, 126, 141, 154
sensible Haut 75, 109ff.
Sesamöl 44
Soja 45, 117
Sojaöl 44
Solarium 47, 79
Sommersprossen 77, 80, 144
Sonne 47
Sonnenbäder 80, 84
Sonnenblumenöl 17, 35f., 42, 151
Sonnenbrand 14, 75, 84, 128, 130, 147, 176
Sonnencreme 80, 129, 135f.
Sonnenlicht 18, 48
Sonnenschutz 25
Sonnentyp 75, 77ff., 90, 102f., 105ff.
Stoffwechseltee 153

T

Talgdrüsen 20, 94
Talgproduktion 92, 104, 147
TAS-Wert 62f.
TEAC-Wert 51
Tee 50, 58f.
Teleangiektasien 145
Tenside 96
Testosteronstoffwechsel 125
Thiamin 165, 168
Thunfisch 42, 149
Tocopherol 165, 176
Tomaten 128
Tomatenfarbstoff 110
Tomatenmark 111, 128f.
Traubenkernöl 36
Traubensilberkerze 117
Trinken 98, 109
trockene Haut 29, 89, 92ff.
Trockenheit 20
Trolox-Einheiten 107, 111
Tyrosinase 115, 174
T-Zone 98, 100, 122

U

Übergewicht 64, 74
Ubichinon 183
Unreinheiten 75f., 125
UV-Licht 112
UV-Strahlen 29, 77, 82, 114, 129f., 136

V

Vegetarier 40, 173
Verbrennungen 88
Vitamin A 119, 126, 165
Vitamin B1 165, 168
Vitamin B2 165,169
Vitamin B12 165, 172
Vitamin B3 165, 170
Vitamin B5 165
Vitamin B6 165
Vitamin C 114ff., 119, 158, 164f., 174
Vitamin D 165
Vitamin E 105, 114, 117, 119, 126, 141, 150, 165, 176
Vitamin H 165, 178

W

Walnussöl 44
Wasser-in-Öl-Emulsionen 94, 103
Wassermelone 110, 128
Weizenkeimöl 44
Wildlachs 39
Wildtiere 39

Z

Zellerneuerung 40
Zellschäden 47
Zimt 56
Zink 111, 114, 124, 126, 141, 147, 154, 158, 162, 180
Zitronensaft 116
Zone-Café 28
Zucker 18, 64ff.
Zuckerkonsum 64ff., 70, 72